EASY STEPS TO TREAT DISEASES WITH

6 ACU-POINTS

THEORY & APPLICATION OF ERIC WANG'S ZANG-FU HOLOGRAPHIC ACUPUNCTURE

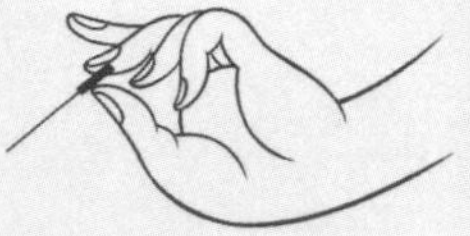

六穴治百病 一本就上手

王氏臟腑全息針法的理論與應用

王信宜
Eric Wang
著

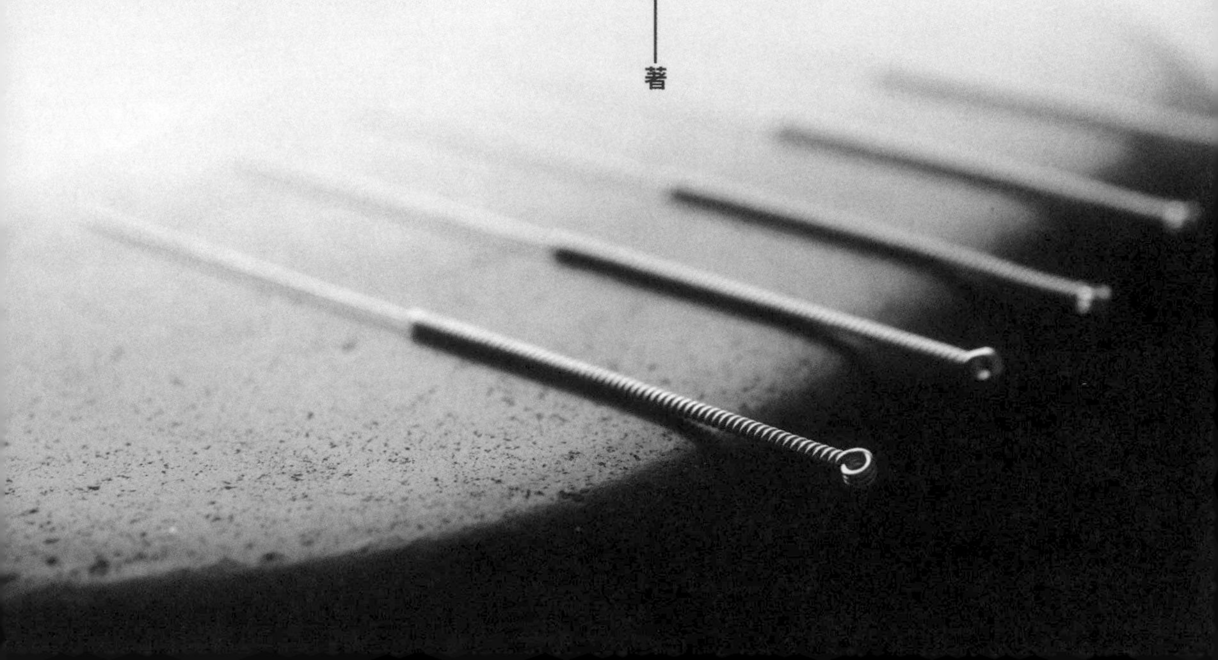

頂禮感恩古今中醫前輩開示針法智慧

也感恩父母與妻子的鼓勵與護持

推薦序

王君的這本著作《六穴治百病，一本就上手：王氏臟腑全息針法的理論與應用》，在眾人的翹首企盼下，終於付梓行世，這實在是讀者們的福氣，也是中醫針灸界的幸事，這絕對是一本值得珍視且要熟讀的好書。

王君在中醫及風水上的造詣頗深，以學術研究的精神態度，不斷地在這些領域中深造，且其領悟整合力極強，能把複雜的學問，用清楚簡單的方式表達，讓讀者能藉由他的領悟與總結，清楚且迅速地將這些知識融會貫通。

王君融會整合了譚氏平衡針法、董氏針法、傳統針法的合穴及太極全息觀點，再加上他長期不斷用心地體悟與實證，在經脈平衡的原理中，發展出他的一套獨特針法－「王氏臟腑全息針法」。這套針法採取著固定的穴位，免去繁瑣的各種配穴法，站在經脈平衡的高度，可以引氣至患處，而通治痛症與臟腑病，是一套執簡御繁，頗具殊勝性的新針法系統。

在針灸的歷史中，從未有以固定的穴位，可通治痛症及臟腑疾病的針法。這套「王氏臟腑全息針法」，可說是千百年來，針灸史上了不起的發明。自 2016 年王君整合發明出這套針法後，即不斷地實踐及推廣，無論是從理論或實踐效果而言，都有其邏輯性及可重複驗證性。

雖說目前針灸界的針法理論學說眾多，每一種針法都有其獨特之處，但以學習上而言，沒有一套針法，能像王君的這套「王氏臟腑全息針法」，可以在短時間內就能學會，無須去記憶各種繁瑣的穴位，及各種穴位的主治功能及配穴。坊間許多的針法學習課程，必須經過初級班、中級班、高級班到面授班等課程，學習者需要花費大量的時間及金錢。但王君的這套針法，僅需數個小時，就可學會其理論及操作方法，無須花費大量的時間及金錢。此外，在實際操作上，不但療效良好且風險性極低。

王君經常受邀於「紐西蘭中醫藥針灸學會」（NZCMAS），在「紐西蘭中醫學院」（NZCCM）進行「王氏臟腑全息針法」的講座及培訓班。在場的都是當地的老中醫，及中醫學院的師生，王君通常會在演講開場後，就會邀請十位有肩背痛的在場中醫師上台接受治療，當場扎針示範，這是一個真功夫的展現時刻，若不是技藝超群，且對其針法深具信心，豈敢在中醫高手雲集的現場直接操作？若是治療無效，豈不十分丟臉漏氣？

然而，王君僅用幾個同樣的穴道，通治頸背痛、腰痛、腳踝痛……等痛症，每次的效果都是立竿見影，當場折服眾人，令人驚艷欣羨不已，真的是「行家一出手，便知有沒有」。

這是針灸醫師所希望能企及的功力，畢竟每位針灸醫師，都希望自己的扎針技術，能夠達到立竿見影的效果。這套針法在針灸界絕對值得引起高度的重視，對針法的推廣意義重大，無論是對針灸醫生的針法技術或患者的福祉，都會產生極大的貢獻。

本書從第貳篇到第伍篇，王君將傳統針法、譚氏平衡針法、董氏針法、合穴及太極全息觀點，做個扼要性的重點敘述，為不具中醫針法背景的讀者，建立基礎的知識，也能夠概要性地瞭解這些針法的特點、合穴的概念及太極全息觀點。在第伍篇中，王君也詳細地敘述十二經脈的合穴穴名意義、位置及其按摩功效，以幫助讀者對合穴有更深入的認識。

本書第陸篇，王君清楚明確地詳述，「王氏臟腑全息針法」是以合穴倒馬針做為治療的核心思維，站在平衡調氣的高度，以達「信息全息平衡」。並說明與譚氏平衡針法、董氏針法，在理論與操作上的歧異之處。

在行針手法上，王君也提出了他所體悟出的「王氏通氣破結針法」，此法強調不能僅停留在傳統針法所要求的「得氣」階段，尤其是在痛症的治療上，一定要做到「通氣破結」。經脈上凝滯不通的氣結或筋結，一經「通氣破結」的手法通破後，患者的疼痛會頓時消失或緩解，這是一個頗為新穎的學術觀點，也確實具有臨床療效，非常令人讚嘆。

本書第柒篇，王君將他所體悟的「王氏臟腑全息針法」，不藏私地將其中的各種祕法傾囊相授，包含經脈組合、穴位定位、操作方法、針法的殊勝性、經驗分享……等等。本書第玖篇，王君也將其針法的適應症、痛症醫案、內科雜病與臟腑病醫案、針法須知等與讀者分享。由此可知，這是一套非常完整的針法體系，包括了詳細完整的針法理論，及具體的操作步驟與方法。

本書第拾篇，由飲食、生活態度、提升精神能量、居家風水環境等方面，探討如何實踐養生之道。王君也分享了平日建議患者所做的保健功法，這些內容非常實用，可做為治療上的配套措施參考。

許多紐西蘭的針灸醫師，殷切期盼著王君能早日將他的這套針法著作成書，做更大的推廣，大家也能藉由深入地研讀學習此書，更加領悟其針法精髓，我們終於盼到這天的到來，在此書出版之際，心中滿懷歡喜讚嘆，樂為之序。

紐西蘭持牌執業針灸師　張家榮

二〇二二年　於紐西蘭奧克蘭

自序

本書是為了廣大的中醫針法愛好者及針灸醫師所寫，但好消息是即使是不具備中醫針法知識的讀者，相信也都能看得懂本書，閱讀理解後就能立即上手操作。

本書是以簡單清楚、條理分明的方式，介紹筆者所發明創造的這套「王氏臟腑全息針法」。人人可在家自學，自助助人，無須精研複雜深奧的中醫理論，也無須背誦數百個穴位的主治功能，也不用勞心費神地記憶何種證型要用何組配穴，只要運用本書所提供的六個穴位組合，就可以通治痛症與臟腑病，簡單易懂可快速上手操作，可省去數年辛苦學習的光陰歲月。亦可讓已經通曉針法及穴位的針灸醫師，更能如虎添翼。施針後數秒內，患者通常就能感到疼痛頓減，不但能讓患者滿意，也可以讓醫者對針法充滿信心。

在筆者的診所裡，許多原本愁容滿面的患者在扎完針後，筆者輕拍患者的患處，並詢問他們現在的感覺如何?患者往往會睜大眼睛驚訝地對著筆者說：「這真是太神了」、「我的天啊，我的疼痛消失了」、「你是怎麼做到的?」而筆者每日在診所中所使用的神奇針法，就是筆者所發明的「王氏臟腑全息針法」。

在筆者發明出「王氏臟腑全息針法」後，自2016年起，筆者即陸續多次應邀至「紐西蘭中醫藥針灸學會」（NZCMAS），在「紐西蘭中醫學院」（NZCCM）進行了多次的「王氏臟腑全息針法」講座及培訓班。回到自己的中醫母校演講，對筆者而言是一項殊榮。在演講的過程當中，最具挑戰性也最重要的部分，是當場示範實作的部分，示範出來的效果，才能夠讓參與的學員信服，畢竟「實踐才是王道」。

在場的許多聽眾，都是經驗老到的中醫師，能讓他們信服的唯有精湛的醫術。筆者會在演講開場後，就會邀請十位有肩背痛、腰痛的聽眾學員上台，由筆者當場扎針示範，扎完針後請他們動一動患處，疼痛通常都能立即消失或緩解，治療效果相當迅速顯著，也讓學員在驚訝震撼之餘，引發了學習的興趣。

有一回，有一位學員的腳踝已經扭傷一年，但扎完針後立即得到緩解，且在二十分鐘後疼痛完全消失。每次在講座中接受治療的學員，基本上都得到立即性的緩解，效果令人相當驚訝！

筆者所發明的這一套針法，除了受到譚特夫老師「譚氏平衡針法」的啟發外，也融合了董景昌老師「董氏針法」的部分理論，及傳統針法理論合穴及太極全息的觀點。在發明創造這一套針法的過程中，筆者常祈求古代針灸前輩賜予筆者智慧靈感的加持，最後才得以幸運地將這些靈感與筆者個人的體悟，整合出這一套全新的針法理論與操作方法。

從古至今，沒有一套針法是不講配穴的，也沒有一套針法是可以用固定的穴位，通治痛症及臟腑疾病。因此，這可以說是一種針法的革命性發明，但這也要感恩這些針灸前輩的啟迪及智慧加持，需要向他們頂禮致敬。

在古代針法的傳承是「非人不傳」，主要是怕「所傳非人」而遭誤用，或僅運用這些醫術斂財。筆者也曾打算「非人不傳」，但一想到從古至今有多少的祕法，就因為非人不傳，或只傳給自己兒子的觀念，最終導致這些祕法失傳，而令人扼腕。

此外，也想到如果有來生的話，筆者希望還能有機會學習到這套針法，所以若是失傳了，豈不是未來也會失去學習本針法的機會嗎？因此，決定推廣這套針法，讓更多的人能夠受益。曾經參加過筆者的講座，或是閱讀本書的讀者，就是與本針法有緣，有緣而志同道合的人，自然能與本針法契應而有所體悟。

筆者的這套針法簡單易懂，六針可治百病，讀者若能將本書的內容反覆研讀，深入地領會體悟，並多加實踐，自能孰能生巧，不但能夠幫助自己，也可以幫助別人。希望將來有機會將這套針法，推廣到一些缺乏醫療資源的地區或國家，對窮困無力就醫的人能有所助益，這就是筆者最大的心願。

紐西蘭持牌執業中醫師暨風水諮商師
王信宜
二〇二二年　於紐西蘭奧克蘭

「王氏臟腑全息針法」英文簡介

Introduction of "Eric Wang's Zang-Fu Holographic Acupuncture"

"Eric Wang's Zang-Fu Holographic Acupuncture" (also named as "Wang's Zang-Fu Acupuncture") is invented by acupuncturist Eric Wang. This is a new acupuncture theory and method, based on Eric's personal enlightenment towards acupuncture. It also incorporates with Dr. Tan's Balance Method Acupuncture and Master Tung's Acupuncture, He-Sea Point Theory, Tai Chi Holography and Correspondence Theory.

This new method emphasizes acupuncture at He-Sea points around the elbows and knees due to abundant Qi at these areas. This method not only alleviates pain symptoms immediately, but also enhances the energy of Zang-Fu organs. The important characteristic of "Eric Wang's Zang-Fu Holographic Acupuncture" is the fixed method and acu-points, which does not require a combination of complicated and different acu-points. Most general diseases of Zang-Fu organs can be treated. It is such a new invention of acupuncture theory and method, and a simple method for complicated diseases.

"Wang's Zang-Fu Acupuncture" brings up a new academic concept of acupuncture. That is, it should not just stay at the stage of "De-Qi" (Gaining the Qi), but go further to achieve the goal of unblocking the Qi stagnation, especially for the cases of pain syndromes. In this book, Eric shares his new acupuncture needling method, "Wang's 3D Activate Qi and Unblocking Stagnation Needling Method", to achieve the goal of unblocking the Qi stagnation. As a result of the unblocking of the Qi stagnation, the pain will disappear or be alleviated immediately.

"Wang's Zang-Fu Acupuncture" focuses on how to balance Qi, so one doesn't need to memorize the function, indication and complicated combination of acu-points. It is simple, effective and practical. Furthermore, the presentation of the same method can treat many different pain syndromes and diseases. It is very effective for various diseases. As this new method can balance 12 meridians at the same time, it demonstrates its superiority in some complicated diseases with the blockage of multiple meridians. It also works well for those cases that clear diagnosis are hard to be made.

王信宜中醫師英文簡介

Introduction to Eric Wang

Eric Wang obtained his Master's Degree in Chinese Literature and Language, and had been a school teacher for 8 years in Taiwan. He had been delving into TCM (Traditional Chinese Medicine) and different acupuncture methods since he was at university in Taiwan.

Eric passed the International Proficiency Examination for Professional Acupuncturist in 2003, held by State Administration of TCM in China. He graduated from NZCCM (New Zealand College of Chinese Medicine) in 2008 with the National Diploma in Acupuncture and Chinese Herb Medicine. Then, Eric was awarded his Bachelor's Degree in Acupuncture and Chinese Medicine from NZCCM in 2012.

After having been studying in TCM and Acupuncture for many years, Eric started to contemplate the deep, profound acupuncture theory in TCM, and the complicated indications and functions of acu-points, which many TCM learners may step back with hesitation. Even though some people who had learned acupuncture for many years, they still lack confidence in treating patients with acupuncture only. With the result, Eric carried on thinking whether he could find a new method, which does not require a combination of complicated and different acu-points. Also, a method could treat general diseases of Zang-Fu organs as well.

Eric had gone for further study and gotten a lot of inspiration from Dr. Tan's Balance Method Acupuncture. He started to adopt the thinking of meridian's balance to replace the thinking of indications and functions of acu-points. Based on such background of learning and contemplation for many years, Eric finally enlightened and invented the new acupuncture method – "Eric Wang's Zang-Fu Holographic Acupuncture". The important characteristic of "Eric Wang's Zang-Fu Holographic Acupuncture" is the fixed method and acu-points, which does not require a combination of complicated and different acu-points. Pain syndromes and most diseases of Zang-Fu organs can be treated. It is such a new invention of acupuncture theory and method, and a simple method for complicated diseases.

Eric is keen to share and propagate his new invention of acupuncture method, "Eric Wang's Zang-Fu Holographic Acupuncture" (also named as "Wang's Zang-Fu Acupuncture"). In the hope of benefiting more acupuncturists and patients, Eric has already held a couple of lectures and workshops at NZCMAS (The New Zealand Chinese Medicine and Acupuncture Society) since 2016. He is opening up a new era in Acupuncture.

「王氏臟腑全息針法」簡介

「王氏臟腑全息針法」，是由紐西蘭的王信宜中醫師所發明的一套創新針法系統理論。此針法為王醫師的體悟與實證，並融會整合譚氏平衡針法、董氏針法、傳統合穴及太極全息相應的部分理論觀點，所總結發明出的新針法理論及方法。此法著重在肘膝關節合穴附近經氣深聚處扎針，除了可迅速治療一般痛症外，並可同時提升臟腑能量。

「王氏臟腑全息針法」，其不同於其他針法之最大特色，是在於它採取著固定的穴位，免去繁瑣的各種配穴法，且通治臟腑病，是一套執簡御繁之殊勝性的新針法系統。

「王氏臟腑全息針法」也提出了一個新的針法學術觀點，即不能僅停留在傳統針法所要求的「得氣」階段，尤其是在痛症的治療上，一定要做到「通氣破結」。在本書中，王醫師也會介紹他所體悟出的「王氏三維通氣破結行針法」（簡稱王氏通氣破結針法），只要能做到通氣破結，氣結一通，疼痛會立即消失或緩解，治療效果立竿見影。

「王氏臟腑全息針法」，是站在平衡調氣的高度上，以「合穴倒馬針」做為治療的核心思維，而達到「信息全息平衡」。無須強記各種穴位的主治功能及複雜的配穴，不但具有簡易高效的臨床操作性，也是異病同治的具體展現，對許多病症均能起到顯著的療效。對於一些複雜不易辨證的疾病，此針法更能展現其優越性，因其可同時平衡十二條經脈，所以亦可在不易辨證的情況下，起到相當的療效。

王信宜中醫師簡介

王信宜中醫師，台灣國立中山大學中文碩士，曾在台灣任職高中職國文老師八年。其於大學期間，即對中醫產生濃厚的學習興趣，並開始研究中醫理論及學習針法。2003 年前往中國大陸，參加中國國家中醫藥管理局所舉辦的國際針灸醫師資格考試，取得國際針灸醫師 A 級證書。2004 年王醫師移民紐西蘭，在同年進入紐西蘭中醫學院 (NZCCM) 修習中醫針灸，2008 年畢業於紐西蘭中醫學院，取得國家證書，並開始持牌執業。2012 年取得紐西蘭中醫藥和針灸學士學位。

經過多年的中醫理論和針法學習後，王醫師有感於中醫針灸理論博大精深，實不易熟習掌握，且穴位主治功能過於繁複，讓許多有志學習中醫者望而卻步，甚至經過多年學習後，仍缺乏單用扎針就能治病的信心。因此，王醫師不斷地思索研究，冀能創造出一套執簡御繁的針法系統。

王醫師後來學習了譚特夫老師的譚氏平衡針法，得到很大的啟發，開始以經脈的平衡思維，取代過去穴位的主治功能思維。在這樣的基礎上，經多年的苦思體悟與實踐，王醫師終於悟出了一套新的針法系統，並將此法命名為「王氏臟腑全息針法」。此針法的特色，是在於採取著固定的穴位，可免去繁瑣的各種配穴法，且能通治臟腑病，是一套執簡御繁之殊勝性的新針法系統。

從2016年起，王醫師多次應邀至「紐西蘭中醫藥針灸學會」(NZCMAS)，進行「王氏臟腑全息針法」的講座和培訓班，已嘉惠了許多的針法醫生及患者，並開拓出一個嶄新的針法新紀元。

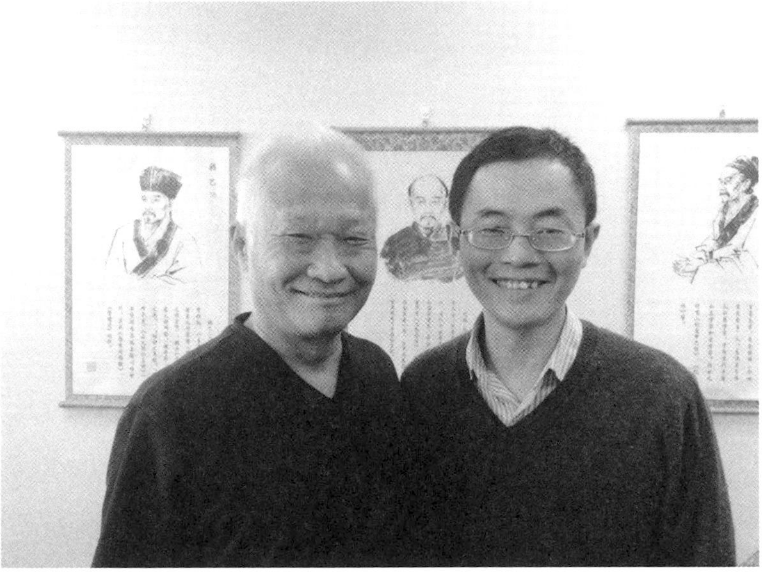

王信宜醫師（右位）與譚氏平衡針法發明人譚特夫老師合影

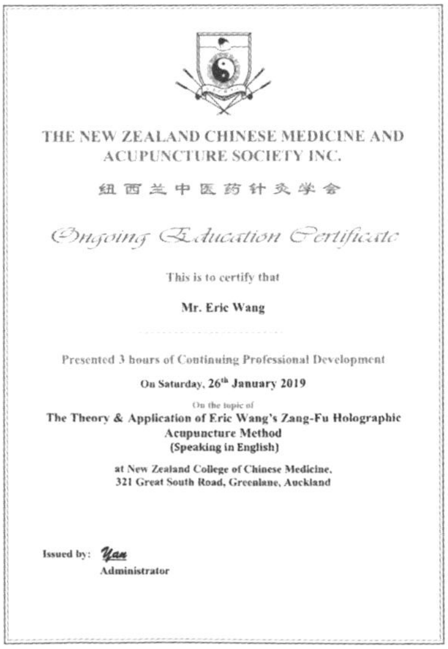

THE NEW ZEALAND CHINESE MEDICINE AND ACUPUNCTURE SOCIETY INC.

紐西兰中医药针灸学会

Ongoing Education Certificate

This is to certify that

Mr. Eric Wang

Presented 3 hours of Continuing Professional Development

On Saturday, 26th January 2019

On the topic of

The Theory & Application of Eric Wang's Zang-Fu Holographic Acupuncture Method
(Speaking in English)

at New Zealand College of Chinese Medicine,
321 Great South Road, Greenlane, Auckland

Issued by: Yan
Administrator

王信宜醫師於2019年，在「新西蘭中醫藥針灸學會」(NZCMAS)的演講講座證書

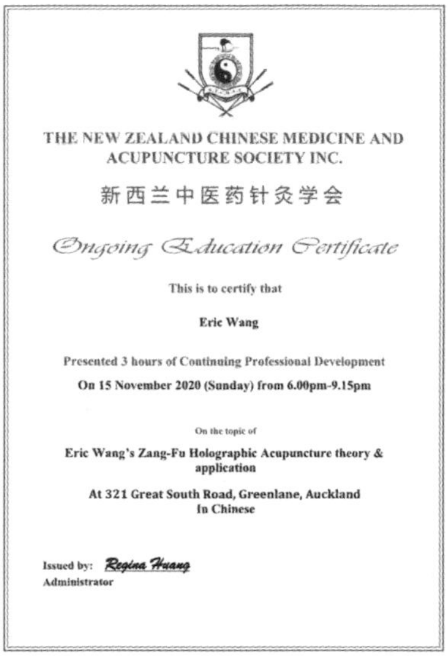
THE NEW ZEALAND CHINESE MEDICINE AND ACUPUNCTURE SOCIETY INC.

新西兰中医药针灸学会

Ongoing Education Certificate

This is to certify that

Eric Wang

Presented 3 hours of Continuing Professional Development

On 15 November 2020 (Sunday) from 6.00pm-9.15pm

On the topic of

Eric Wang's Zang-Fu Holographic Acupuncture theory & application

At 321 Great South Road, Greenlane, Auckland
In Chinese

Issued by: Regina Huang
Administrator

王信宜醫師於2020年，在「新西蘭中醫藥針灸學會」(NZCMAS)的演講講座證書

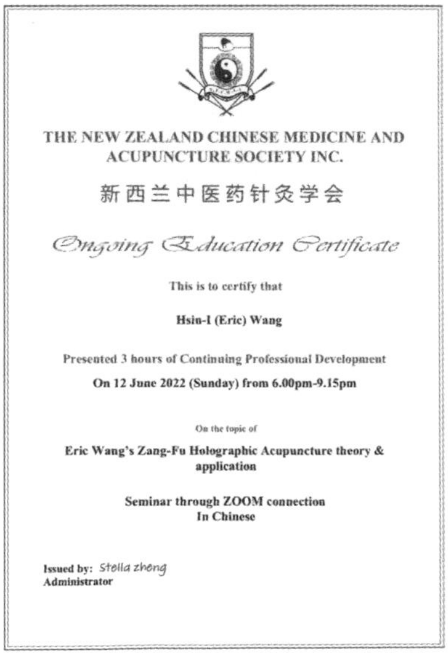
THE NEW ZEALAND CHINESE MEDICINE AND ACUPUNCTURE SOCIETY INC.

新西兰中医药针灸学会

Ongoing Education Certificate

This is to certify that

Hsin-I (Eric) Wang

Presented 3 hours of Continuing Professional Development

On 12 June 2022 (Sunday) from 6.00pm-9.15pm

On the topic of

Eric Wang's Zang-Fu Holographic Acupuncture theory & application

Seminar through ZOOM connection
In Chinese

Issued by: Stella zheng
Administrator

王信宜醫師於2022年，在「新西蘭中醫藥針灸學會」(NZCMAS)的演講講座證書

目錄

推薦序 …… 4
自序 …… 8
「王氏臟腑全息針法」英文簡介 …… 12
王信宜中醫師英文簡介 …… 13
「王氏臟腑全息針法」簡介 …… 14
王信宜中醫師簡介 …… 16

壹、前言 …… 28

貳、傳統針法與十二經脈簡介 …… 38

一、傳統針法的基本手法與注意事項 …… 40
（一）針刺療法 …… 40
（二）針刺療法的步驟與得氣原則 …… 41
（三）基本針刺手法 …… 42
（四）輔助手法 …… 45

（五）補瀉手法……46
（六）針刺角度及注意事項……49
二、十二經脈簡介……50

參、譚氏平衡針法簡介……58
一、針法一二三與譚針特點……62
二、治療痛症的六個平衡系統……63
三、治療臟腑病的靜態與動態平衡系統……73

肆、董氏針法簡介……76
一、全息對應……80
二、對應關係……81
三、體應原則……82
四、臟腑別通……85
五、倒馬針法……86

六、動氣針法 88

伍、合穴與太極全息簡介 90

一、合穴簡介 92
二、合穴的穴名意義與位置 95
三、按摩合穴的功效 107
四、太極全息簡介 127

陸、王氏臟腑全息針法的核心理論 132

一、以經脈平衡治療痛症 137
二、平衡十二經脈以通治臟腑病 140
三、以合穴倒馬針做為治療的核心思維 144
四、運用太極全息以達信息全息平衡 147
五、王氏通氣破結針法 149
六、王氏臟腑全息針法與譚針、董針的歧異處 153

（一）使用合穴倒馬針組合，而不是使用譚針穴位……153
（二）屬於信息全息平衡，而不是比例對應式全息平衡……154
（三）僅扎單側穴位，即可平衡全身經脈……155
（四）無須選用證型，即可通治臟腑病……155
（五）可同時治療痛症及臟腑病，標本同治……156
（六）僅使用董氏針法的原則，而不用其穴位……156

柒、王氏臟腑全息針法祕要……158

一、王氏臟腑全息針法的治療模型發展歷程……160
（一）原始期的治療模型：四肢全息十二針……163
（二）過渡中的治療模型：單側手足全息十二針……165
（三）定型後的治療模型：單側手或足全息六針……168
二、王氏臟腑全息針法的穴位及其定位……169
（一）肘陽六針……172
（二）肘陰六針……176
（三）膝陽六針……181
（四）膝陰六針……184

三、王氏臟腑全息針法的針刺角度、深度、時間與手法 188
（一）針刺角度 188
（二）針刺深度 188
（三）留針時間 190
（四）王氏通氣破結針法 191
四、王氏臟腑全息針法的針刺部位選取原則 192
五、王氏臟腑全息針法的治療原則 193
（一）扎單經或三經同扎 193
（二）治療複雜性的臟腑疾病，均用六針 197
（三）以少針多刺為原則 198
（四）一條經脈只扎兩針 202
（五）氣血較虛者，扎手或足的三陽經 203
（六）任督二脈的平衡 204
（七）結合動氣針法與拍打引氣 205
（八）運用體應原則 206
（九）深刺透穴原則 208

六、王氏臟腑全息針法的殊勝性……209
（一）穴位都在肘膝關節周圍，安全性高且易於施行針術……209
（二）理論精確，創新實用……210
（三）易懂、易學、易操作、易精通、效果好……210
（四）無須結合其他療法……211
（五）可避免因結合其他輔助療法所帶來的風險……211
（六）無須持續行針，療效良好……211
（七）通治痛症及臟腑病……212
（八）模糊辨證下的療效亦佳……214
（九）引氣治病，可達複合性的治療效果……214
（十）針數固定為偶數，便於確認……215
七、王氏臟腑全息針法的經驗分享……216
1. 筆者偏愛使用肘陽六針……216
2. 曲池合穴倒馬深扎功效大……217
3. 穴位與傳統穴位不同……220
4. 合穴倒馬穴與合穴的距離……220
5. 善用體應原則……221

6. 本經自治的合穴倒馬……221
7. 精準辨別病經的重要……222
8. 同時存在痛症及臟腑病症狀，以痛症優先處理……224
9. 疼痛感的轉移……225
10. 辨識病因的重要……226
11. 拍打引氣的位置……229
12. 辨識療效反覆的原因……229
13. 合穴與其所屬經脈在五行上的關係……232
14. 經脈時辰的考量……233
15. 經脈與臟腑連屬的思路……235
16. 結合中醫理論的思路……236
17. 結合刮痧療法……240
18. 四診合參……242
捌、痛症的診斷與治療步驟練習……244
玖、王氏臟腑全息針法的適應症及針法須知……258

一、王氏臟腑全息針法的適應症……261
（一）痛症醫案……262
（二）內科雜病與臟腑病醫案……289
二、使用王氏臟腑全息針法須知……302
拾、養生之道與保健功法……308
一、身心靈的調整……313
（一）飲食習慣的調整……313
（二）生活方式及心態的調整……319
（三）提升精神能量……324
（四）改善居家風水氣場……326
二、保健功法……329
拾壹、結論……352
附錄、常見問題Q&A……359

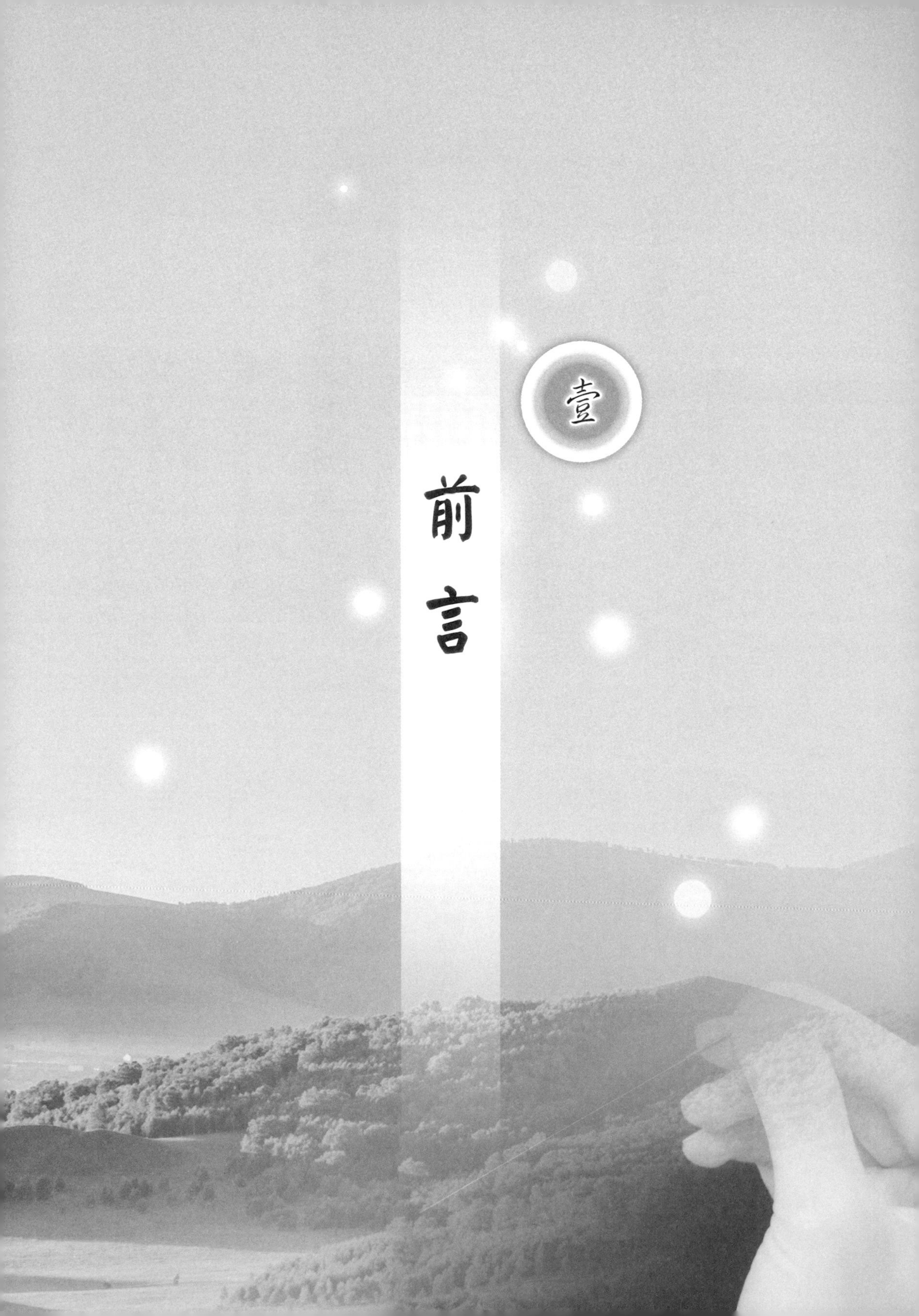

壹

前言

壹 前言

在長期的臨床實踐中，筆者總結歸納了影響身心平衡的兩個關鍵因素，一為能量低落，二為能量堵塞，而且這兩個因素又會互為因果。在身體能量低落的情況下，能量流動緩慢而造成經脈與臟腑的堵塞，堵塞後又造成了能量更為低落，在這樣的惡性循環下，也導致了身體的許多功能無法正常運作。

因此，如何提升身體的氣血能量，及疏通經脈與臟腑的能量堵塞，是重要的健康課題。而筆者所發明的「王氏臟腑全息針法」，正可為以上所提及的兩大健康課題，提供有效的解決之道。本針法除了可迅速治療一般痛症，緩解各種肌肉及關節疼痛的問題外，且能通治臟腑病。對於處於亞健康狀態的人群，則可提升全身氣血能量，強化自身免疫力。

在本書中，筆者會將筆者所發明的「王氏臟腑全息針法」，以簡單易懂且條理分明的方式敘述說明，讓讀者能在最短的時間內，熟悉掌握這項針法的理論與操作，即使是沒有中醫針法背景的讀者，也能一讀就懂，理解之後就能加以運用操作。

在目前的針法界中名家輩出且針法各異，諸如傳統針法、譚氏平衡針法、董氏針法、臍針、腹針、腕踝針、頭皮針、手針……等。就如同八仙過海各顯神通般，各家均有其特色。

筆者認為一項針法要能普傳於世，至少要具備以下三種條件，其一，要具備實戰能力，操作使用上要真能見到療效，即「實踐才是王道」。其二，要簡單易學且容易上手，就算是沒有老師當面傳授，也能夠自我學習。無須花費大量的時間與金錢，去參加初級班、中級班、高級班、面授班等講座課程，這些開銷也不是人人都可以負擔得起。其三，安全性要高，所扎的穴位，必須是極為安全的穴位，不會對身體造成傷害。如在傳統針法中，針刺頭頸部的風池穴、或眼睛周圍的睛明穴、或背部的背俞穴……等穴位，若是沒有專業老師的正確指導，對穴位針刺過深或針刺角度錯誤，都會對身體造成傷害。

而筆者所發明的「王氏臟腑全息針法」，完全符合以上的三個條件。其一，這套「王氏臟腑全息針法」禁得起驗證，實戰效果強。每當筆者應邀至「紐西蘭中醫藥針灸學會」（NZCMAS），在「紐西蘭中醫學院」（NZCCM）進行「王氏臟腑全息針法」的講座及培訓班時，筆者在開場後就會邀請十位有肩背痛、腰痛的聽眾學員上台，由筆者當場扎針示範，扎完針後請他們動一動患處，治療效果都是相當迅速，也讓學員在驚訝震撼之餘，引發了學習的興趣。

台下的聽眾學員，有許多前輩是筆者在校時的中醫老師，以及在紐西蘭執業多年的老中醫，若不是看到真正立即性的顯著療效，也很難引起他們的學習興趣。為什麼筆者這麼有信心，敢在經驗老到的中醫師們面前示範，這也是由於筆者天天都使用這套針法為患者治病，已經累積了大量的治療經驗，與無比的信心。

傳統針法是屬於單一目標、單一思維的治療法，在治療上有其針對性，如要治療頭痛就是單治頭痛，無法做到既能治頭痛，同時又可治腰痛、膝蓋痛……等痛症。而「王氏臟腑全息針法」是站在平衡調氣的高度在治病，以「合穴倒馬針」做為治療的核心思維，合穴的能量強大，再加上結合使用筆者所發明的「王氏通氣破結針法」後，引氣至患處，氣引至何處，就治到何處。即便患者有多個部位的疼痛，可在主要痛症的部位得到緩解後，再引氣到下一個疼痛的部位。

有一位七十五歲的女性患者，就診時被西醫診斷為風濕性多肌痛症（Polymyalgia rheumatica），已疼痛五個月，覺得身體非常僵硬，移動困難，所有的大關節均感疼痛，手也不靈活，右側較左側嚴重，就診時肩膀、手指及腳踝均感僵硬不適。筆者考慮患者的疼痛為全身性問題，先以三寸針扎左側大腸經的曲池合穴倒馬以透穴，由於大腸經為陽明經，是一條多氣多血的經脈，對活絡全身氣血較有幫助。接著扎左側三焦經與小腸經的合穴倒馬，並輕拍她的肩膀，患者的肩膀疼痛頓減，令她頗為驚訝。接著輕拍她的腳踝，並請她走動一下，她又再次感到驚訝，因其腳踝的疼痛也大減。接著輕拍她的手腕，拔伸一下手指，患者的手部立即感到靈活舒暢，患者直呼神奇。此例即具體地展現「王氏臟腑全息針法」的優勢，將氣引至何處，病就可治到何處，可同時治療多種痛症。

其二，筆者的這套針法，簡單易學且容易上手，講授時間再加上示範操作，在幾個小時內就可完成。即使讀者無法參加「王氏臟腑全息針法」的講座研習，也能夠在家自我學習。筆者相信「大道至簡」，「王氏臟腑全息針法」將針法化繁為簡，並可執簡御繁。筆者的目的是要幫助世人遠離疾病苦痛，所以願將祕法公布並加以推廣。有心學習的人，只要用心學習幾個小時，就能瞭解其中奧妙，後續只是再藉由不斷地實踐，以增加對此針法的體悟與信心。

其三，筆者的這套針法的穴位，都在肘膝關節的周圍，這些區域非常安全，且一般所使用的針具長度，大多是一寸半的針，所以非常安全。

「王氏臟腑全息針法」雖具備可普傳於世的條件，但未來發展如何則隨順因緣，筆者僅是盡一份心，希望能對社會盡一點棉薄之力。

筆者在紐西蘭執業中醫多年，深感針灸醫師所面臨到最大的危機及困境，並非是來自於其他的治療師行業，如物理治療師、整脊師……等行業的競爭，而是來自於針灸醫師自身的信心危機，對扎針取得療效的信心有多少。

筆者在剛開始的行醫數年間，也是使用中醫學院體制所教導的傳統針法、刮痧、拔罐、推拿、中藥蒸氣……等療法，對患者進行綜合治療。在這樣的綜合治療下，患者對於療效是挺滿意的，但筆者當時其實也很懷疑扎針的效果究竟有多少，甚至認為光是刮痧的效果，恐怕都會比扎針好，扎針似乎只是在做做樣子，缺乏單用針法就可治病的信心。自己都不太相信將針扎在這些穴位上，即可針到病除，或使痛症得到立即性的緩解。當時扎針必須得要配合其他的刮痧、拔罐、推拿……等療法，做綜合治療才行，但究竟患者的病是怎麼治好的也說不清楚。

後來在某個機緣下，長居於美國的譚特夫老師，連續兩年來紐西蘭推廣他的「譚氏平衡針法」，筆者也參與了譚老師所講授指導的核心基礎班及進階研習班，那也是譚老師最後一次來紐西蘭教學，隔不到兩年，他就仙逝了。

學習譚氏平衡針法，可說是筆者在中醫行醫之路上的轉捩點。徐志摩曾說：「我的眼是康橋教我睜的」，筆者必須恭敬地說：「我的針法之眼是譚氏平衡針法教我睜的」。學習譚氏平衡針法後，筆者才知道原來還有這種針法平衡的思路，與中醫學院所教授的傳統針法方式大相逕庭，實在不可思議。雖然現在筆者都是採用自己發明的這套「王氏臟腑全息針法」在治病，但筆者必須禮敬譚老師，感恩譚老師在平衡針法上的啟迪。

在學習譚氏平衡針法後，筆者受到相當大的啟發，開始思索如何用針法平衡的方式治療病患，而不是像之前針刺傳統穴位的操作法，只是用幾個特定穴或是經驗穴治病，沒有一個整體性的架構與系統的邏輯性。

譚老師曾說過，學習過譚氏平衡針法的針法醫生，最後大概只會剩下三成的學習者，會繼續使用平衡針法的思路治病。七成的學習者最後還是會回到傳統針法的老路子上。究其原因，其一是對平衡針法的信心不足，不太相信可以透過遠端取穴以達經脈平衡，而不用在疼痛的患處上扎針；其二是對自己過去所擁有的技術難以放下；其三則是怕使用了新方法之後，自己先前的患者會流失。因為先前在治療患者時，除了扎針之外，還會輔以拔罐、刮痧、推拿、中藥蒸氣……等療法，看起來是治療內容豐富且服務周到的整體配套，如果現在只剩下扎針，而不輔以其他療法，患者難免會有落差感，感覺服務品質變差了，也會導致患者的流失。

筆者當然也曾有過這樣內心的掙扎過程，但幸好與患者做好良好的溝通，取得信任後，漸漸的對大多數的患者採用譚氏平衡針法治療，在取得立即顯效的前提下，患者也樂於接受，就這樣筆者以譚氏平衡針法，取代了原本使用的傳統針法與其他的輔助療法，轉型成功而成為一位真正的針法醫生。

在實踐譚氏平衡針法的過程中，治療痛症的效果可說是非常良好，操作方法亦是簡單易懂。但在內科雜病與臟腑病的治療上，以譚氏平衡針法而言，必須要先辨別各種疾病的證型，且根據所採用的八卦法、季節卦、五行卦等不同方法，需隨之選用不同的穴位。也需根據不同人格特質的患者，而選擇不同的治療模型，其法頗為深奧。針對這些精深較難理解之處，筆者就在思索有沒有可能創造出一種更為簡便的方式，只需一種治療模型，就能治療所有的疾病證型，及不同人格特質的患者。

此外，筆者也深受董氏（董景昌老師）針法的啟發，從中學習了許多實用有效的治療思路及操作方法。因此，筆者也不斷地思索，是否能將傳統針法與這兩位針法大師的長處做出結合，並創造出一種可執簡御繁且操作簡便的新針法。筆者心中祈求這些針灸前輩大師們的指引，給予筆者智慧與創造力的加持，經過不斷地體悟實踐及改良下，最後總結發明出這一套「王氏臟腑全息針法」。

「王氏臟腑全息針法」是一套易學、易懂、易精通的針法，不同於傳統針法需要背誦數百個穴位的主治功能，也無須記憶繁瑣的配穴。而是站在平衡調氣的高度，以「合穴倒馬針」做為治療的核心，藉由「信息全息平衡」，引氣至患處，可同時處理多部位的痛症及臟腑病，這是一套極為高效便捷，且能執簡御繁的針法。

「王氏臟腑全息針法」是一套新的針法，雖然還在發展起步的階段，但其理論與操作法則均已成型且成熟，在此願將此祕法公開，願有緣的讀者與醫者，能共同弘揚本針法，一起為世人的健康，盡一份心力。

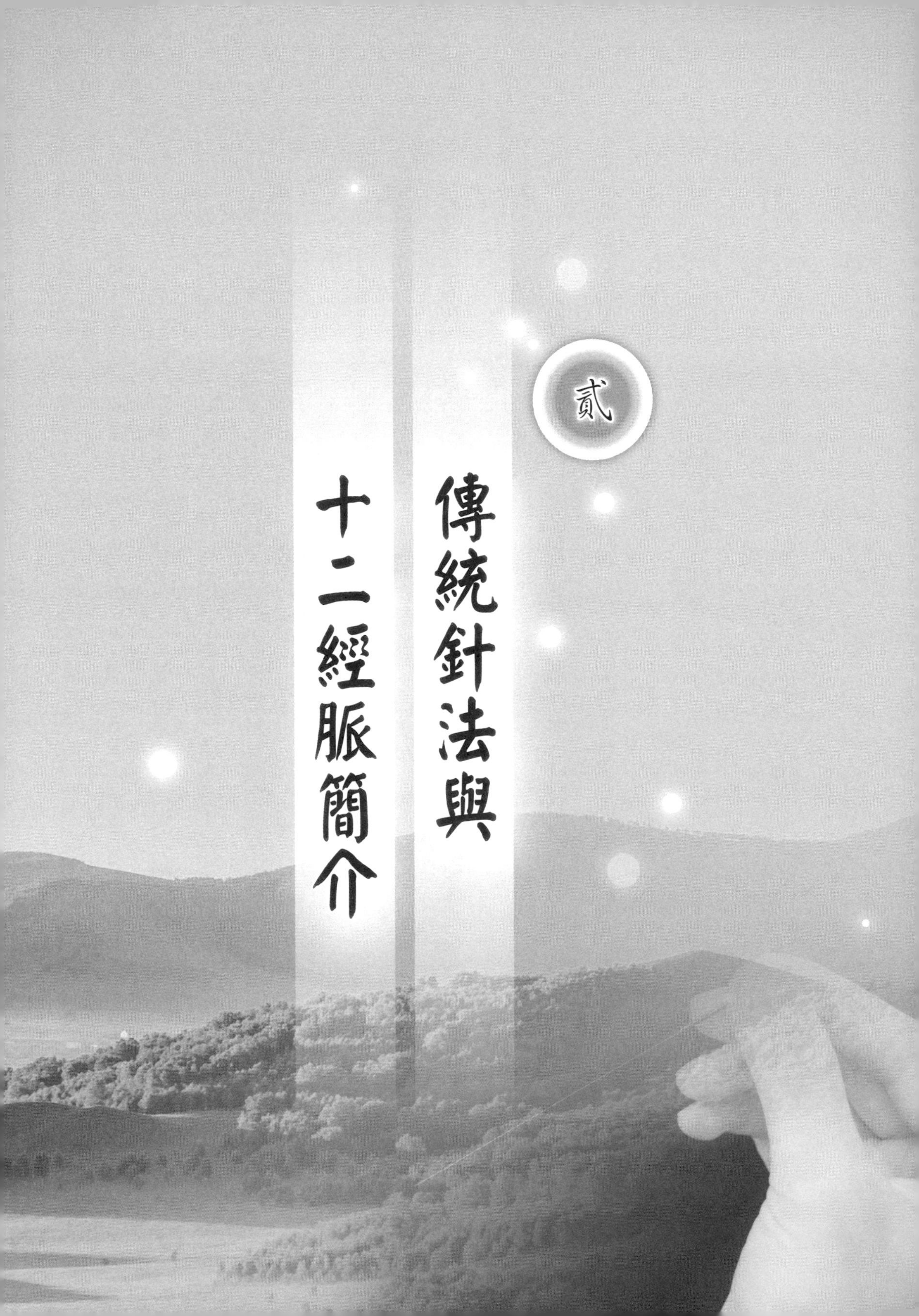

貳

傳統針法與十二經脈簡介

貳

傳統針法與十二經脈簡介

由於本書的設定，是要讓即使不具中醫針法基礎的讀者，也能一讀就懂，懂了之後就能立即操作。因此，對於中醫傳統針法的基本手法、角度及注意事項，也會略加介紹。傳統針法中有諸多複合式手法，如：燒山火、透天涼、青龍擺尾、白虎搖頭、蒼龜探穴……等，由於與「王氏臟腑全息針法」無關，在本篇中不做探討說明。對這些針法內容有興趣深入瞭解的讀者，可再自行閱讀相關書籍。

一、傳統針法的基本手法與注意事項

（一）針刺療法

所謂的「針刺療法」，是指在經絡的穴位或患處，以針具施以針刺手法，以預防或治療疾病的方法。針具的種類繁多，除了一般傳統所使用的毫針、三稜針、皮膚針……等針具外，也包括了現代所發明使用的針刀、水針、穴位埋線、激光針……等等。

無論是傳統的體針，或是屬於全息微系統的耳針、頭皮針、腕踝針、鼻針、足針、面針、腹針、臍針，或是強調奇穴的「董氏針法」，或是強調經脈平衡系統的「譚氏平衡針法」、「王氏臟腑全息針法」，雖其在針法的理論系統，及施針部位上有所不同，但都是屬於針刺療法的範疇。

在本篇中的探討，主要是以毫針為主，不涉及其他的針具或放血療法。

（二）針刺療法的步驟與得氣原則

以傳統體針的針刺療法而言，在明確的辨證診斷後，會選用相對應的穴位及配穴做針刺調節。針刺穴位後，醫者會感覺到手下的針有沉緊感，患者也會產生痠麻脹重之感，此即「得氣」。古人對「得氣」的感覺敘述，形容為「如魚吞鉤」之感，就好像是釣魚時，魚吞到魚鉤的感覺。若是醫者針下空虛而無沉緊感，且患者的扎針部位也沒有痠脹之感，則必須要透過行針手法，以加強循經感傳的針感，或是採取「留針候氣」之法，將留針的時間延長，以等待得氣感的到來。

針刺的步驟如下，進針後可採取基本的行針手法，如捻轉法、提插法等，並可加以彈法、刮法、搖法、搓法、飛法和搗法……等輔助手法，其目的是在加強循經感傳的針感效果。在基本針刺手法的基礎上，針對患者的體質或疾病性質，還可加上補瀉手法，臨床上有六種常見的補瀉手法，為捻轉補瀉法、提插補瀉法、迎隨補瀉法、徐疾補瀉法、呼吸補瀉法、開闔補瀉法，下文會加以介紹。

（三）基本針刺手法

透過針刺手法，以達「得氣」的目的，也可維持和加強針感，並可達陰陽平衡、疏通經絡、補虛瀉實……等作用。

基本的針刺手法，可分為「捻轉法」和「提插法」兩種。

1. 捻轉法

「捻轉法」即當針扎入穴位的一定深度後，醫者用拇、食二指夾住針柄，並將針柄來回旋轉捻動。順時針和逆時針方向的捻轉幅度和速度需相等，且要反覆捻轉並均勻施力。捻轉的幅度和頻率，可根據患者的體質及病情來決定。一般而言，捻轉的幅度小、頻率慢、刺激量小者為「補法」，適用於虛證和慢性病；反之，捻轉的幅度大、頻率快、刺激量大者為「瀉法」，適用於實證和急性病。捻轉的幅度，一般掌握在一百八十度到三百六十度之間，不要做太大幅度的捻轉，以免刺激量過大，而造成患者疼痛、驚嚇，甚至導致暈針。

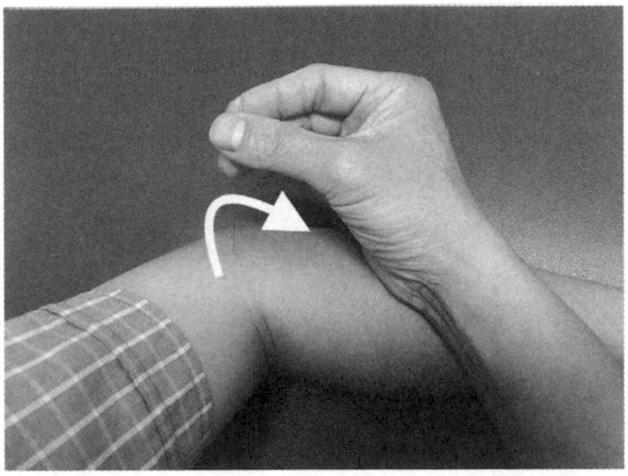

順時針方向的捻轉

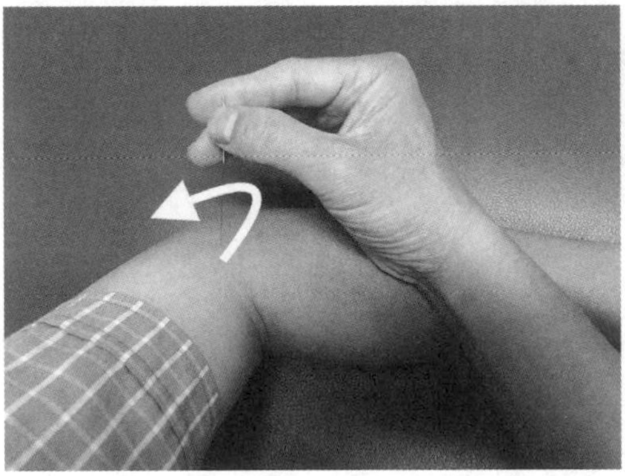

逆時針方向的捻轉

2. 提插法

「提插法」即當針扎入穴位的一定深度後，醫者用拇、食二指夾住針柄，並將針柄上提和下插。將針上提和下插的幅度和速度需相等，且要反覆提插並均勻施力。提插的幅度和頻率，可根據患者的體質及病情來決定。一般而言，提插的幅度小、頻率慢、刺激量小，且重插輕提者為「補法」，適用於虛證和慢性病；反之，提插的幅度大、頻率快、刺激量大，且輕插重提者為「瀉法」，適用於實證和急性病。原則上雖說如此，提插的幅度和頻率，還是不宜過大或過快，以免刺激量過大，而造成患者的不適感。

在臨床治療上，「捻轉法」和「提插法」亦可加以結合，做綜合應用。

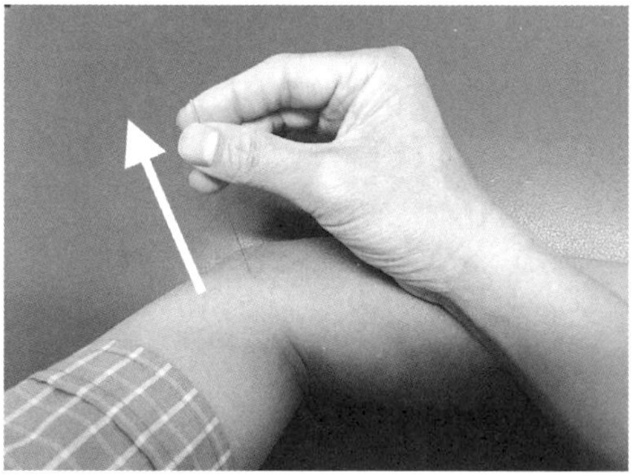

將針上提

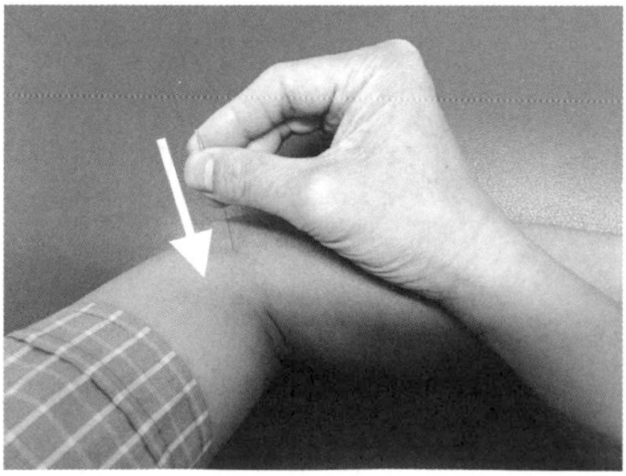

將針下插

（四）輔助手法

傳統針法在毫針施針的輔助手法上，有彈法、刮法、搖法、搓法、飛法和搗法等方法，其目的是在加強循經感傳的針感效果。

1. 彈法：是醫者以手指輕輕彈動針柄（針尾），使針尾微微震顫晃動。
2. 刮法：是醫者以拇指抵住針尾，然後用食指指甲由下而上輕刮針柄。
3. 搖法：是醫者使針體直立或臥倒後，輕輕搖動針體。
4. 搓法：是醫者將針體向同一方向捻轉，以增強刺激。
5. 飛法：是醫者將針大幅度的捻轉後，然後將持針的拇指和食指瞬間張開，似飛鳥展翅狀，並將該手法反覆多次。
6. 搗法：又稱「雀啄法」，針刺到一定深度得氣後，將針尖在原位做小幅度的上下快速提插，如雀鳥啄食狀。

在「王氏臟腑全息針法」的針刺手法上，不採用傳統針法中加強循經感傳的輔助手法，而是應用筆者所發明的「王氏通氣破結針法」，有關該針刺手法，在第陸篇的第五節＜王氏通氣破結針法＞中，會有詳細的說明。

（五）補瀉手法

傳統針法在毫針施針的補瀉手法上，臨床上有以下六種常見手法，為捻轉補瀉法、提插補瀉法、迎隨補瀉法、徐疾補瀉法、呼吸補瀉法、開闔補瀉法等方法。

1. 捻轉補瀉法

前文已提及，在針下得氣後，捻轉的幅度小、頻率慢、刺激量小者為補法；而捻轉的幅度大、頻率快、刺激量大者為瀉法。

2. 提插補瀉法

前文已提及，在針下得氣後，提插的幅度小、頻率慢、刺激量小，且重插輕提者為補法；而提插的幅度大、頻率快、刺激量大，且輕插重提者為瀉法。

3. 迎隨補瀉法

進針時，若針尖順隨著經脈循行的方向刺入為補法；反之，針尖逆迎著經脈循行的方向刺入則為瀉法。以針刺虎口處的手陽明大腸經「合谷穴」為例，由於手陽明大腸經的經脈走向，是從食指往上走到頭部，所以若將針尖朝向手腕方向刺入為順行（隨法），即為補法；反之，若將針尖朝向食指指尖方向刺入為逆行（迎法），則為瀉法。

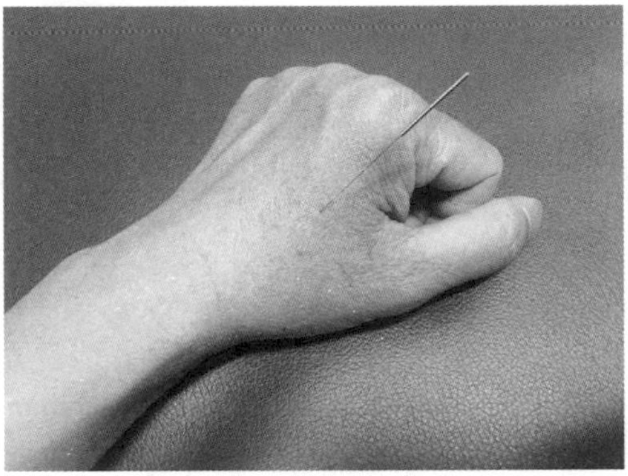

針尖朝向手腕方向刺入為順行（隨法），即為補法

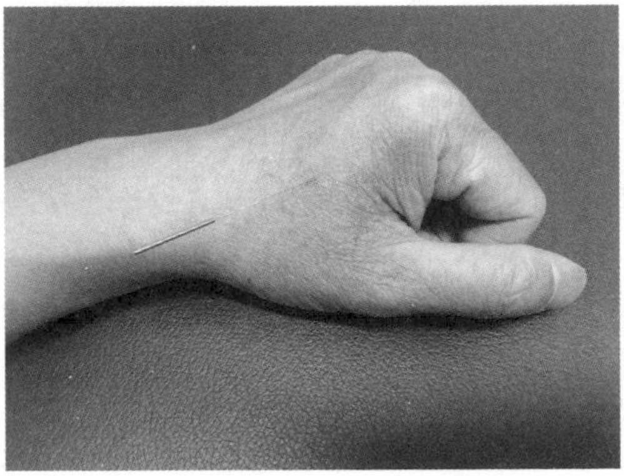

針尖朝向食指指尖方向刺入為逆行（迎法），則為瀉法

4. 徐疾補瀉法

進針時先在淺部候氣，得氣後徐徐刺入，稍作捻轉，而出針時疾速者為補法；而進針時疾速刺入，一次到位進入應刺的深度候氣，多做捻轉刺激，出針時徐徐分層而退者為瀉法。

5. 呼吸補瀉法

患者呼氣時進針，吸氣時出針為補法；吸氣時進針，呼氣時出針為瀉法。

6. 開闔補瀉法

出針後迅速按住針孔，使氣不外瀉者為補法；出針時搖大針孔而不立即按住針孔，使氣外瀉者為瀉法。

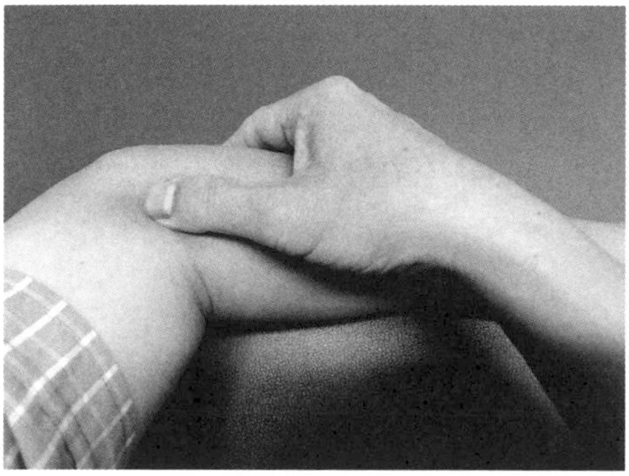

出針後迅速按住針孔，使氣不外瀉者為補法

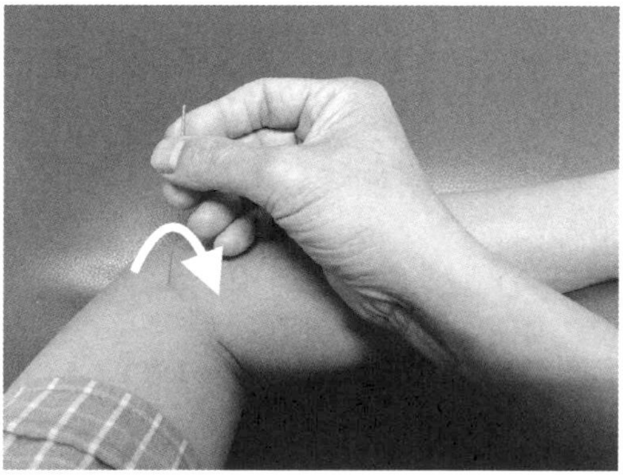

出針時搖大針孔而不立即按住針孔，使氣外洩者為瀉法

此外，還有一種略帶爭議性的「平補平瀉法」，即進針得氣後，均勻地提插、捻轉後即可出針。但有些中醫師不認同有「平補平瀉法」的說法，認為針刺的作用，是在調節經絡虛實，非補即瀉，「平補平瀉」的概念沒有意義。在此只是讓讀者知道有這個說法，當作參考。

（六）針刺角度及注意事項

1. 需使用一次性真空殺菌的針具。
2. 學習傳統針法的初學者，切勿針刺風險係數高的穴位。對於一些胸部及上背部的穴位，需採取十五度到四十五度角的角度斜刺，不可直刺與深刺，以免造成氣胸的危險。
3. 患者若是太過虛弱，或在飽餐、飲酒後的情況下，皆不宜扎針。
4. 不可在孕婦的下腹部、腰部、尾骶骨等處扎針。
5. 使用「捻轉法」時，不可做太大幅度的捻轉，以免刺激量過大，而造成患者的疼痛、驚嚇，甚至導致暈針。也不可只做單一方向的捻轉，以免造成肌肉纖維纏繞在針體上，而造成滯針的現象。同樣地，使用「提插法」時，提插的幅度和頻率，也不宜過大或過快，以免造成患者的不適感。

6. 不可將整個針體扎入肌肉中，至少要留三分之一的針體在體表外，萬一針體折斷時，仍可從體表外取出。

7. 出針時，若發現有滯針的情況時，要沉著不可驚慌，可先取出其他部位的針，再回過頭來起出滯留之針；亦可先按摩患者的其他部位，待患者轉移注意力後，再將滯針起出；或將該滯針留置在原位，過數分鐘後，待針下的肌肉鬆弛後，再將針取出。

8. 若患者出現暈針現象，需迅速將所有的針起出，讓患者平躺，喝溫水或人參水補氣，若患者已暈厥，須立即以指甲掐其人中穴使其甦醒。對易暈針的患者而言，最好是選擇仰躺的扎針體位，以避免暈針。

二、十二經脈簡介

前文提及扎針是扎在經絡上，而經絡的範圍極廣，如十二經脈、十二經別、奇經八脈、十五絡脈、十二經筋、十二皮部……等等。既然談到「經絡」，除了「十二經脈」之外，在本節中也會將「絡脈」的概念稍微帶過。在本書中，主要是介紹與「王氏臟腑全息針法」相關的十二經脈，其他的經絡，則不在本書的探討範圍，有興趣深入的讀者，可參閱相關書籍。

經絡是經脈和絡脈的總稱，在人體的經絡系統中，是以十二經脈為主幹，又稱為「十二正經」，就如同國道一般；而十五絡脈，包括了十二經脈和任、督二脈各自別出一絡，再加上脾之大絡，總計十五條，稱為「十五絡脈」，就如同省道、縣道連結交通的功能一般。經絡做為運行氣血的通道，是人體功能的調控系統，聯繫著臟腑和體表及全身各部位的通道，經絡的分布縱橫交貫，將人體的上下內外、臟腑、肢節連結為一體。

中醫學經典名著《黃帝內經・靈樞・經脈》提到：「經脈者，所以能決死生，處百病，調虛實，不可不通」，這段話即在說明，經脈的暢通與否，是決定生死的關鍵，透過調理疏通經脈，可以治療百病，並對虛證或實證進行補虛瀉實的調理。因此，不可使經脈堵塞不通。

《黃帝內經・靈樞・本藏》也提及：「經脈者，所以行血氣而榮陰陽，濡筋骨，利關節者也」，經脈是運行全身氣血的主要通道，透過經脈的疏通，可以運行氣血與調和陰陽，濡潤筋骨且滑利關節。

由此可知經脈的重要性，以下介紹十二經脈與流注循行的次序。十二經脈構成了一個周而復始、如環無端的循環系統。其流注次序是：從手太陰肺經開始→手陽明大腸經→足陽明胃經→足太陰脾經→手少陰心經→手太陽小腸經→足太陽膀胱經→足少陰腎經→手厥陰心包經→手少陽三焦經→足少陽膽經→足厥陰肝經→最後回到手太陰肺經，再開始新一輪的循環。

其走向和交接規律是：手三陰經的走向從胸部走向手指，在手指末端與手三陽經交接；手三陽經從手指末端往上走到頭面部，在頭面部與足三陽經交接；足三陽經從頭面部往下走到足趾部，在足趾末端與足三陰經交接；足三陰經從足趾部往上走到胸腹部，在胸腹部與手三陰經交接。

由於「王氏臟腑全息針法」是使用十二經脈做為經脈平衡的依據。因此，對於十二經脈的走向，我們必須要有所瞭解。中醫諺語云：「學醫不知經絡，開口動手便錯」，將經脈的路線了然於心，對學習「王氏臟腑全息針法」至關重要。

以下援引《黃帝內經・靈樞・經脈》的敘述，由手太陰肺經開始的「十二經脈」循行路線。讀者無須記憶，這裡的文字敘述只是做個參考，上網即可查詢到十二經脈的循行路線，在 Youtube 上可找到十二經脈循行路線與搭配穴位的動畫影片。

1. 手太陰肺經的循行路線：

肺手太陰之脈，起於中焦，下絡大腸，還循胃口，上膈屬肺。從肺系橫出腋下，下循臑內，行少陰心主之前，下肘中，循臂內上骨下廉，入寸口。上魚，循魚際，出大指之端；其支者，從腕後直出次指內廉，出其端。

2. 手陽明大腸經的循行路線：

大腸手陽明之脈，起於大指次指之端，循指上廉，出合谷兩骨之間，上入兩筋之中，循臂上廉，入肘外廉，上臑外前廉，上肩，出髃骨之前廉，上出於柱骨之會上，下入缺盆絡肺，下膈屬大腸；其支者，從缺盆上頸貫頰，入下齒中，還出挾口，交人中，左之右，右之左，上挾鼻孔。

3. 足陽明胃經的循行路線：

胃足陽明之脈，起於鼻之交頞中，旁約太陽之脈，下循鼻外，入上齒中，還出挾口環唇，下交承漿，卻循頤後下廉，出大迎，循頰車，上耳前，過客主人，循髮際，至額顱；其支者，從大迎前下人迎，循喉嚨，入缺盆，下膈，屬胃絡脾；其直者，從缺盆下乳內廉，下挾臍，入氣街中；其支者，起於胃口，下循腹裡，下至氣街中而合，以下髀關，抵伏兔，下膝臏中，下循脛外廉，下足跗，入中趾內間；其支者，下廉三寸而別，下入中趾外間；其支者，別跗上，入大趾間，出其端。

4. 足太陰脾經的循行路線：

脾足太陰之脈，起於大趾之端，循趾內側白肉際，過核骨後，上內踝前廉，上踹內，循脛骨後，交出厥陰之前，上膝股內前廉，入腹屬脾絡胃，上膈挾咽，連舌本，散舌下；其支者，復從胃別上膈，注心中。

5. 手少陰心經的循行路線：

心手少陰之脈，起於心中，出屬心系，下膈絡小腸；其支者，從心系上挾咽，繫目系；其直者，復從心系卻上肺，下出腋下，循臑內後廉，行手太陰心主之後，下肘內，循臂內後廉，抵掌後銳骨之端，入掌內後廉，循小指之內，出其端。

6. 手太陽小腸經的循行路線：

小腸手太陽之脈，起於小指之端。循手外側上腕，出踝中。直上循臂骨下廉，出肘內側兩筋之間，上循臑外後廉，出肩解，繞肩胛，交肩上，入缺盆，絡心，循咽下膈，抵胃屬小腸；其支者，從缺盆循頸上頰，至目銳眥，卻入耳中；其支者，別頰上頗，抵鼻，至目內眥，斜絡於顴。

7. 足太陽膀胱經的循行路線：

膀胱足太陽之脈，起於目內眥，上額交巔；其支者，從巔至耳上角；其直者，從巔入絡腦，還出別下項，循肩髆內，挾脊抵腰中，入循膂，絡腎屬膀胱；其支者，從腰中下挾脊，貫臀入膕中；其支者，從髆內左右別下貫胛，挾脊內，過髀樞，循髀外，從後廉下合膕中，以下貫踹內，出外踝之後，循京骨，至小趾外側。

8. 足少陰腎經的循行路線：

腎足少陰之脈，起於小趾之下，邪（斜）走足心，出於然谷之下。循內踝之後，別入跟中，以上踹內，出膕內廉，上股內後廉，貫脊，屬腎絡膀胱；其直者，從腎上貫肝膈，入肺中，循喉嚨，挾舌本；其支者，從肺出絡心，注胸中。

9. 手厥陰心包經的循行路線：

心主手厥陰心包絡之脈，起於胸中，出屬心包絡，下膈，歷絡三焦；其支者，循胸出脅，下腋三寸，上抵腋下循臑內，行太陰少陰之間，入肘中，下臂行兩筋之間，入掌中，循中指，出其端；其支者，別掌中，循小指次指出其端。

10. 手少陽三焦經的循行路線：

三焦手少陽之脈，起於小指次指之端，上出兩指之間，循手表腕，出臂外兩骨之間，上貫肘，循臑外上肩，而交出足少陽之後。入缺盆，布膻中，散絡心包，下膈循屬三焦；其支者，從膻中上出缺盆，上項繫耳後，直上出耳上角，以屈下頰出䪼；其支者，從耳後入耳中，出走耳前，過客主人前交頰，至目銳眥。

11. 足少陽膽經的循行路線：

膽足少陽之脈，起於目銳眥，上抵頭角，下耳後，循頸行手少陽之前，至肩上，卻交出手少陽之後，入缺盆；其支者，從耳後入耳中，出走耳前，至目銳眥後；其支者，別銳眥，下大迎，合手少陽，抵於䪼，下加頰車，下頸合缺盆，以下胸中，貫膈，絡肝屬膽，循脅裡，出氣街，繞毛際，橫入髀厭中；其直者，從缺盆下腋，循胸過季脅，下合髀厭中，以下循髀陽，出膝外廉，下外輔骨之前，直下抵絕骨之端，下出外踝之前，循足跗上，入小趾次趾之間；其支者，別跗上，入大趾之間，循大趾歧骨內出其端，還貫爪甲，出三毛。

12. 足厥陰肝經的循行路線：

肝足厥陰之脈，起於大趾叢毛之際，上循足跗上廉，去內踝一寸，上髁八寸，交出太陰之後，上膕內廉，循股陰入毛中，過陰器，抵小腹，挾胃，屬肝絡膽，上貫膈，布脅肋，循喉嚨之後，上入頏顙，連目系，上出額，與督脈會於巔；其支者，從目系下頰裡，環唇內；其支者，復從肝別貫膈，上注肺。

以上為十二經脈循行路線的敘述，雖然筆者的「王氏臟腑全息針法」，並不是採用傳統的穴位治療，但仍然是藉由傳統的十二經脈，做為經脈平衡的應用依據，以平衡疏通失調或堵塞的經脈。因此，讀者對於十二經脈的循行路線，必須要能精確掌握，在運用「王氏臟腑全息針法」進行經脈平衡時，才能達到最佳的療效。

參

譚氏平衡針法簡介

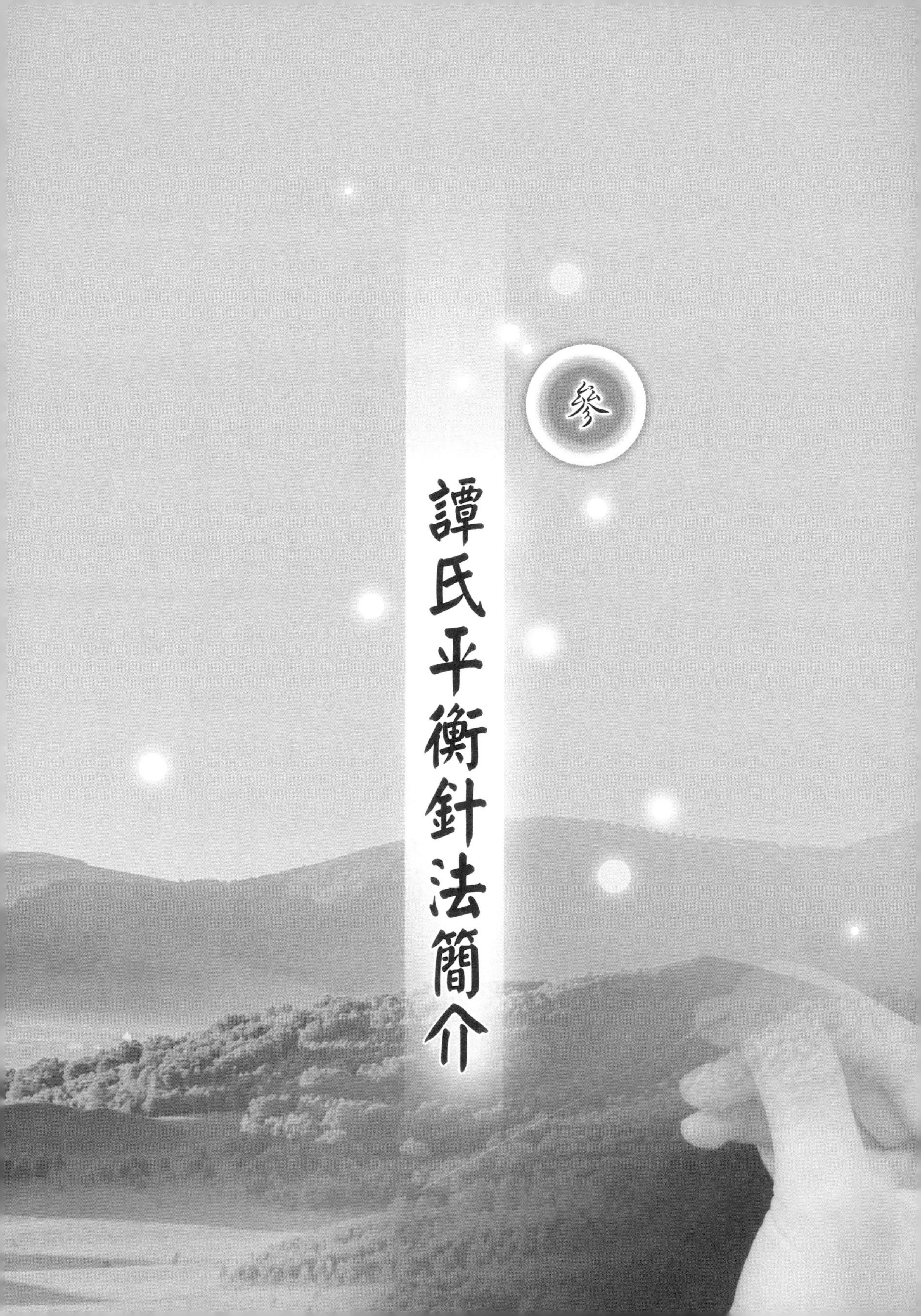

參

譚氏平衡針法簡介

由於「王氏臟腑全息針法」整合融會了「譚氏平衡針法」及「董氏針法」的部分針法理論，所以在介紹「王氏臟腑全息針法」之前，筆者在本篇及第肆篇中，會先將「譚氏平衡針法」及「董氏針法」做個簡介，讓讀者對這兩位大師的針法理論有個概略性的認識，有興趣的讀者，可自行做更深入的學習。

「譚氏平衡針法」，是譚特夫醫師所發明。譚特夫醫師出生於台灣，有中醫的家學淵源，但他當時並未在台灣走中醫之路，而是選擇到美國攻讀工程學，在他獲得工程學博士學位後，也利用時間，進修中醫及針灸的知識。其後他也取得了美國的行醫執照，開啟了工程博士的行醫之路。

譚老師對中醫經典理論深入地研讀思索，並結合臨床病症的印證，他總結了一套以經脈診病施針的針法，由於譚老師有著理工專業的背景，他也將理工的系統平衡理論與方法，融入到他所體會的針法系統中。這是一套完善且有系統邏輯的針法理論，對於痛症能起到立竿見影的治療效果，對於臟腑病也頗具療效，他將這套方法命名為「譚氏天應穴平衡針法」，一般簡稱為「譚氏平衡針法」或「譚針」。

譚老師為了傳播推廣這套針法，以提升針法醫師的技術，不惜辛苦地在美、歐、中南美洲、大洋洲等多國巡迴講學，到了晚年身體健康狀況已不佳時，還是講學不輟，這種精神實在令人感佩。如今「譚氏平衡針法」享譽針法界，雖然他已仙逝，但仍有許多海內外弟子，繼續推展著「譚氏平衡針法」的教學。

「譚氏平衡針法」強調針法診斷辨證的重點，是使用「經脈辨證」，而不是使用中醫所採取的「臟腑辨證」、「八綱辨證」、「三焦辨證」、「氣血津液辨證」，扎針取穴不是根據脾氣虛、腎氣虛、腎陽虛……等辨證之法來決定穴位。他認為中醫藥和針法是兩個不同的理論系統，辨證的方法也有所不同，針法的理論與辨證應該要採用「經脈辨證」。而譚老師所使用的這套方法，是以針法為治療的運用範圍，而不包括艾灸之法。

一、針法一二三與譚針特點

「譚氏平衡針法」中，提出「針法一二三」（Acupuncture 123）的理論，認為針法的治療，必須要按照以下三個步驟進行：

◎ 針法步驟一（Acupuncture 1）：診斷疼痛的患處在哪條或哪些經脈上。

◎ 針法步驟二（Acupuncture 2）：根據患處的經脈，而選取其相應的平衡經脈。

◎ 針法步驟三（Acupuncture 3）：在所選取的平衡經脈上，找出全息影像所對應的阿是穴下針治療。

首先診斷疼痛的患處在哪條或哪些經脈上，第二步驟再選取能平衡調整該病經的相應經脈。然後在相應的經脈上，依據全息對應的比例，在全息對應的反應點（阿是穴）上扎針，這就是針法一二三(Acupuncture 123)的理論及操作。此法是以傳統的經脈診斷方法診病，即辨識所病何經，再結合現代的全息理論，在選取的平衡經脈上，對照比例上的阿是穴痛點取穴。

所謂的「阿是穴」，即按壓該處，患者會因疼痛而發出「阿」的叫聲，即在該處施針。

傳統的針法不談針法的步驟二，直接從步驟一跳到步驟三，並未考慮到經脈平衡的重要性，所以使用針刺治療的療效不穩定，有時效果不錯，有時卻會面臨到效果不佳的窘境，無法保證治療的療效。而「譚氏平衡針法」強調步驟二的重要性，按部就班才可確保治療的療效。

筆者在此僅對「譚氏平衡針法」稍加介紹，有興趣的讀者可再自行深入研究。在「譚氏平衡針法」的第二步驟中，選取平衡經脈前，首先要辨別是以治療痛症為主，還是要以治療臟腑病為主。若是以治療痛症為主，則著重於局部的經脈平衡；若是以治療臟腑病為主，則須採用靜態與動態的平衡系統，以進行整體的平衡。

二、治療痛症的六個平衡系統

如果是以治療痛症為主，首先在針法步驟一，確認患處是在哪條或哪些經脈上？確認後就要思索需選用哪條或哪些相應經脈做平衡。譚老師整合出六個系統的平衡法如下：

1. 系統一：同名經平衡法

系統一的同名經平衡法，即取手足同名的經脈以做對應。若是疼痛部位，大約是位在右側手陽明大腸經手三里穴的位置，則在左側的足陽明胃經，大約是在足三里穴附近找疼痛點扎針。此平衡法要採用對側扎法，即右病左治，左病右治。左手痛針刺右腳，左腳痛則針刺右手。但必須是扎在同一個名字的經脈上，如上例同為陽明經，只是手足的不同。又或同為太陰經的手太陰肺經與足太陰脾經，或同為太陽經的手太陽小腸經與足太陽膀胱經……等，只是一為手，一為足的差別，即手陰經可與同名的足陰經相互平衡，手陽經可與同名的足陽經相互平衡。

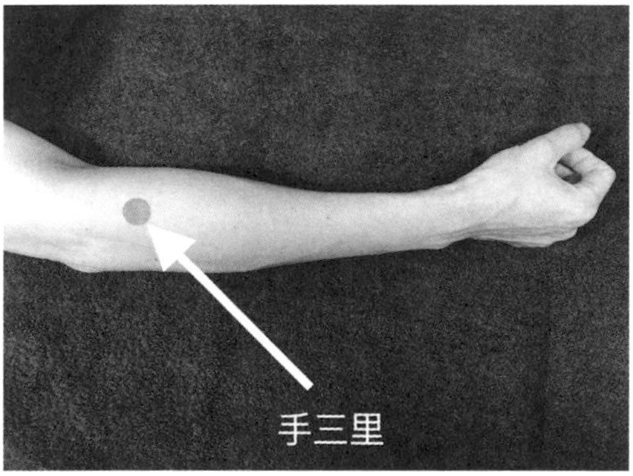

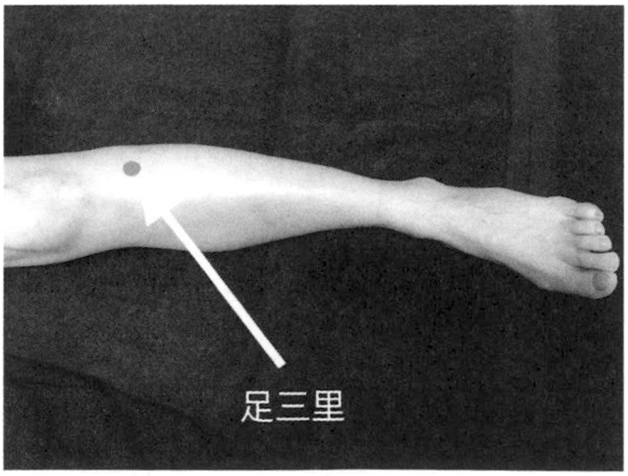

2. 系統二：別經平衡法

譚針當中系統二的別經平衡法，即中醫理論「臟腑別通」的運用。在系統二的別經平衡法強調，「太陽經」通「太陰經」、「少陽經」通「少陰經」、「陽明經」通「厥陰經」。足太陽膀胱經別通於手太陰肺經，手太陽小腸經別通於足太陰脾經；手少陽三焦經別通於足少陰腎經，足少陽膽經別通於手少陰心經；手陽明大腸經別通於足厥陰肝經，足陽明胃經別通於手厥陰心包經。

以此平衡系統治療的話，左右兩側都可扎，不一定要扎對側。以上述提到的右側手陽明大腸經痛（大約在手三里穴的位置）之例而言，若用系統二別經（臟腑別通）的平衡法，由於手陽明大腸經別通於足厥陰肝經，則可在肝經曲泉穴下約兩寸處找壓痛點，左右腳皆可扎。

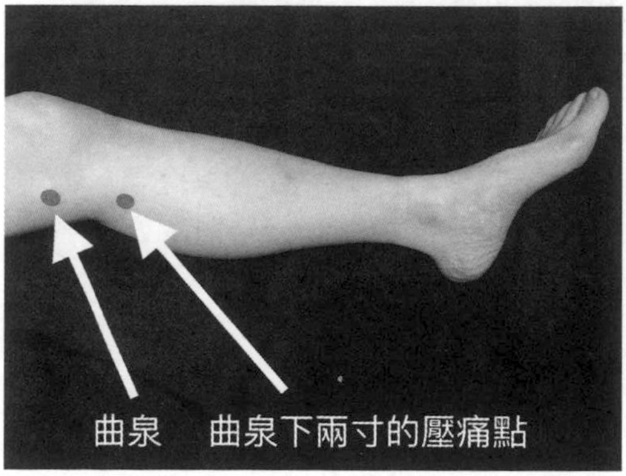

同理，如果腳踝痛，痛點是在左側足厥陰肝經大約在中封穴處，就可以選用任一側手陽明大腸經，在手腕大約在陽谿穴附近，找壓痛點扎針。這種對應是手對足的對應平衡，即手陰經可與相應的足陽經相互平衡，手陽經可與相應的足陰經相互平衡。

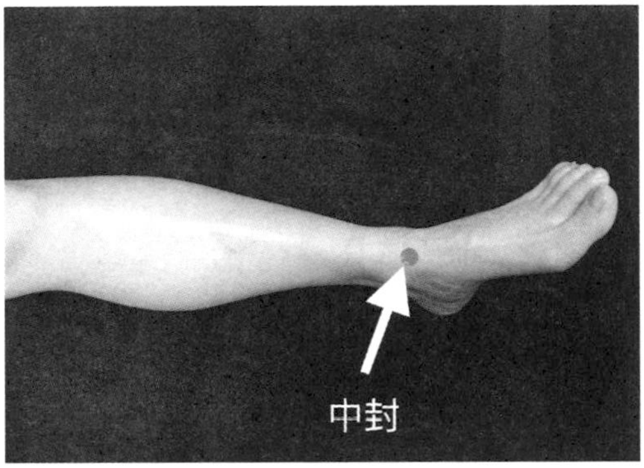

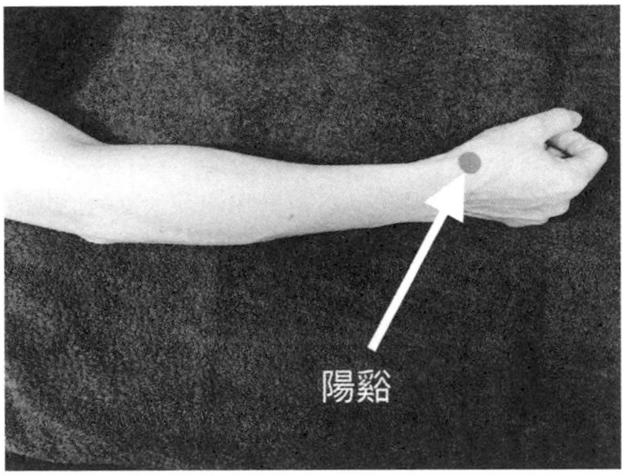

3. 系統三：表裡經平衡法

對針灸的學習者而言，表裡經的對應，應該是相當熟悉的平衡法。所謂的表裡經對應，是指手與足的三陽經，分別會和手與足的三陰經對應。例如手少陽三焦經與手厥陰心包經，即為表裡對應的兩條經脈；又如足陽明胃經與足太陰脾經，也是表裡對應的兩條經脈。這種對應是手對手，足對足的對應平衡。

以上述提及的右側手陽明大腸經痛（大約在手三里穴的位置）之例而言，若用系統三的表裡經平衡法，就會選用左側的手太陰肺經，可在尺澤穴下約兩寸的位置找壓痛點下針。這種對應是手對手、足對足的對應平衡，即手陽經可與相應的手陰經相互平衡，而足陽經可與相應的足陰經相互平衡，此平衡系統需扎對側。

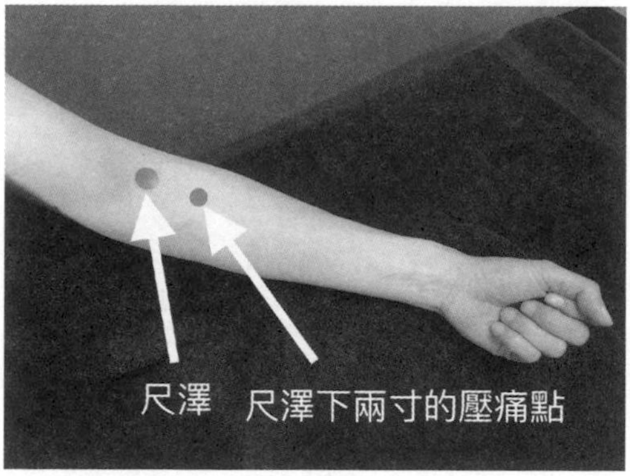

4. 系統四：對位時辰平衡法

系統四的平衡法，是以傳統的時鐘來看，中國古代傳統的一個時辰，是現代的兩小時，一天有十二個時辰，而在傳統時鐘上，相對位置的時辰所對應的經脈，可相互平衡。

例如：半夜十一點到凌晨一點的子時，與中午十一點到下午一點的午時，是位在相對的位置上。以經脈流注的時辰而言，子時走的是膽經，午時走的是心經，所以足少陽膽經可與手少陰心經相互平衡。又如早上寅時三點到五點的手太陰肺經，可與下午申時三點到五點的足太陽膀胱經相互平衡。在這個平衡法中，有幾組的經脈平衡，會與系統二的別經(臟腑別通)平衡法相同，系統四也是手對足的對應平衡，即手陰經可與相應的足陽經相互平衡，手陽經可與相應的足陰經相互平衡，扎任一側皆可。

5. 系統五：相鄰時辰平衡法

按傳統十二時辰的時鐘順序對應的經脈，十二經脈對應十二時辰，在時辰上鄰接，且為同陰陽屬性的經脈可相互平衡。如早上五點到早上七點為卯時，走的是手陽明大腸經，而早上七點到早上九點為辰時，走的是足陽明胃經，兩經又同為陽經，所以手陽明大腸經可與足陽明胃經相互平衡。

又如屬於陰經的腎經（酉時—下午五點到晚上七點），可與下一個時辰，同樣是屬於陰經的心包經（戌時—晚上七點到晚上九點）相互平衡，這個平衡法中，有幾組的經脈平衡，會與系統一的同名經平衡法相同。系統五也是手與足的對應平衡，手陰經可與相應的足陰經相互平衡，手陽經可與相應的足陽經相互平衡，此平衡系統需扎對側。

6. 系統六：本經自治平衡法

這個系統在譚老師的書上並未被提及，但在課堂上的教學，他也提及這種平衡法，即扎在患處的經脈上，但仍然是採用遠端取穴。

譚老師技巧性地整合這六種平衡系統，連數字的安排都有其寓意，系統一、三、五是奇數，只能扎對側；系統二、四、六是偶數，可以扎任一側，設計頗具智慧巧思。

譚老師提到，以上的六種平衡系統，原則上選用任何一種平衡系統都有療效，但不同的平衡系統對不同的人而言，可能會產生不同的治療效果。如有些人對系統一的療效最佳，有些人則是使用系統二的療效更加顯著。即使是同一位患者，但在不同部位的疼痛，也可能需要運用不同的平衡系統，以取得最佳的療效。如治療某患者的頭痛，使用系統一的療效最好，但對該患者的肩痛而言，反而是採用系統二的療效更佳。譚老師強調根據他的經驗，系統三的表裡經平衡法，對新傷的療效較好。

而選好要平衡的經脈後，對痛症而言，可以用局部的平衡方式即可，局部的平衡又可分為：

1. 鏡像反射全息（The Mirroring Format）
2. 影像反射全息（The Imaging Format）

譚老師特別強調，不能略過找出平衡經脈的第二步驟，而直接跳到「鏡像反射全息」或「影像反射全息」的第三步驟。

如果是治療四肢的痛症，需使用「鏡像反射全息」，所謂「鏡像反射全息」，是指上肢以手肘為中心，下肢以膝蓋為中心的相互對應平衡。即手指對應腳趾，手掌對應腳掌，手腕對應腳踝，前臂對應小腿，手肘對應膝蓋，上臂對應大腿，肩膀對應臀部，這就是所謂的「正鏡」。如手陽明大腸經的「曲池穴」位於肘部，以譚氏平衡針法的「鏡像反射全息」而言，可治療對側膝痛。此外，也可以顛倒過來對應，如上臂對應小腿，前臂對應大腿……等，這就是所謂的「反鏡」。

如果是治療軀幹或顏面部的痛症，則需使用「影像反射全息」，所謂「影像反射全息」，是指四肢與軀幹、顏面部的全息對應平衡。手和足都可與軀幹、顏面部相互對應平衡，軀幹以肚臍為中心，顏面部以眼睛為中心，四肢以肘膝為中心，彼此可相互對應平衡。

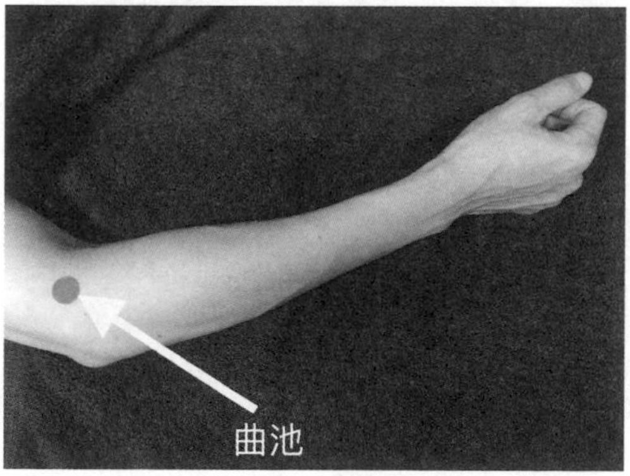

肘、膝都可對應肚臍及腰椎第二節，或是顏面部的眼、耳、頭後枕部，如手陽明大腸經的「曲池穴」，以「譚氏平衡針法」的「影像反射全息」而言，可治療腹臍、腰部、眼、耳、頭後枕部等問題；而上臂和大腿都可以對應上腹部、肋骨、胸部、中上背部，或是顏面部的前額；又如手腕及腳踝都可以對應生殖器、膀胱、尾骶骨，或是顏面部的嘴巴，這就是所謂

的「正影」。

如果顛倒過來對應，上臂和大腿都可以對應下腹部和下背部，或是顏面部的鼻子；又如手腕及腳踝都可以對應頭部，或是顏面部額頭到頭頂的區間，這就是所謂的「反影」。

因此，就在所選取的平衡經脈上，根據「鏡像反射全息」或「影像反射全息」，找出對應的壓痛點扎針。治療軀幹或頭面的問題，譚老師較喜歡使用直接的「正影」對應，因其較容易計算對應比例。

「譚氏平衡針法」的理論及方法，就是運用經脈平衡的理論，首先辨識患處在哪條或哪些經脈上，再找出與之相應的平衡經脈，最後再根據現代全息理論，依照「鏡像反射全息」或「影像反射全息」的對應，找出平衡經脈上對應的壓痛點扎針。

「譚氏平衡針法」所依據的理論，如手足同名經、表裡經、時辰的子午流注等理論，這些內容在中醫針灸教材中亦有所論述，但就是缺少了如何具體運用的部分。而譚老師對針灸界的偉大貢獻，就是將這些片段的理論知識，整合成六種系統，創造出一套具體可操作的系統邏輯性的針法理論。不管是何種痛症，皆可按照針法一二三這三個步驟，以進行診斷與施針治療。這種屬於理工背景的系統邏輯性思維，正可補傳統針法理論中的不足之處。

三、治療臟腑病的靜態與動態平衡系統

如果是屬於臟腑病的問題，如高血壓、糖尿病等疾病，由於是屬於全身功能性的失調，而不是屬於痛症，就不能只是使用局部的平衡法，而必須是使用整體的平衡法。

譚老師也發揮他理工背景的專業，將屬於理工系統的平衡理論與方法，融入到他所體悟發明的針法系統中，建構了靜態平衡和動態平衡的結構。舉例而言，在他的「太陰陽明證型」的結構中，右手可扎手太陰肺經，左手扎手陽明大腸經，右足扎足陽明胃經，左足扎足太陰脾經。如此一來，整個平衡系統會非常穩固，呈現右手平衡左手，右足平衡左足（系統三的表裡經平衡）；以及右手平衡左足，左手平衡右足（系統一的同名經平衡），這是屬於「靜態平衡」的結構。

另一方面，在這樣的結構中，也呈現右手陰→左手陽→左足陰→右足陽的「動態平衡」。

「太陰陽明證型」如下圖所示，左右側可互換，互換時手足要同時換，才不會破壞平衡的證型。

以過敏流清涕的症狀而言，譚老師強調，針法醫師的思維要不同於開藥方的中醫師，所以無需考慮患者是屬於風熱、風寒……等證型，也無須辨識疾病是在哪一個臟腑，重點是需辨識出所病何經。以過敏流清涕的症狀為例，因其症狀牽涉到鼻子周圍的經脈，故而診斷為病在手陽明大腸經及足陽明胃經，接下來就需將這兩條經脈，置入平衡的結構模型中，並找出相應的平衡經脈，以符合靜態平衡和動態平衡的結構模型。

在思考的邏輯上，已經知道手陽明大腸經及足陽明胃經會相互平衡，假設以扎左手的手陽明大腸經及右足的足陽明胃經為前提，接著就要思考哪一條足經及手經，可與手陽明大腸經及足陽明胃經相互平衡。如果是選用系統二的別經（臟腑別通）平衡法，則可用足厥陰肝經與手陽明大腸經相互平衡，及以手厥陰心包經與足陽明胃經相互平衡。

譚氏平衡針法太陰陽明證型

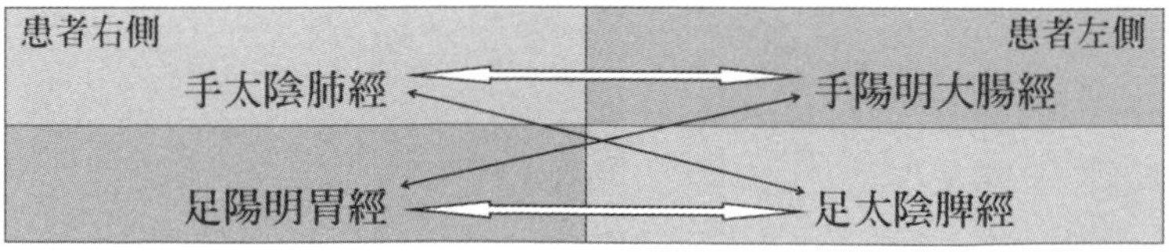

如此一來，整個平衡系統會非常穩固，呈現右手平衡右足，左手平衡左足（系統二的別經平衡）；以及右手平衡左足，左手平衡右足（系統一的同名經平衡），這是屬於靜態平衡的結構。而在這樣的結構中，也呈現右手陰↓左手陽↓左足陰↓右足陽的陰陽動態平衡。左右陰陽也可互換，但不能手足同側是陽，或同側為陰，這樣就無法達到陰陽動態平衡了。這種平衡證型稱為「厥陰陽明證型」，如下圖所示：

此外，也可以選用前述的「太陰陽明證型」，亦可達到平衡。確定了選用平衡經脈的結構後，接著就根據「影像反射全息」的對應，找出這四條平衡經脈上所對應的壓痛點扎針。

在選用何種證型上，則要根據患者的症狀，與其人格特質而定。以上為「譚氏平衡針法」的基礎核心思維，有興趣的讀者可再自行深入研究。

譚氏平衡針法厥陰陽明證型

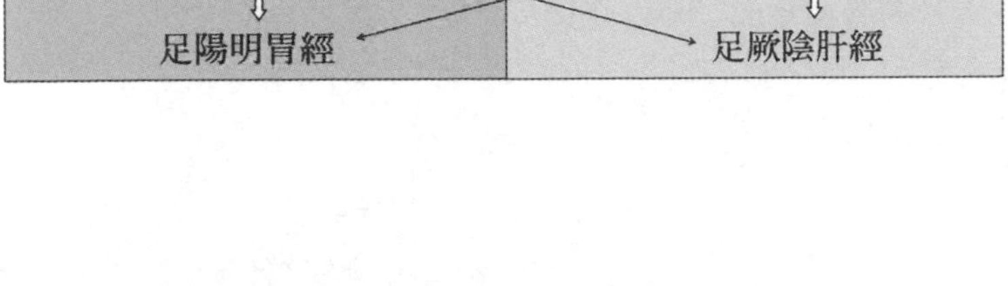

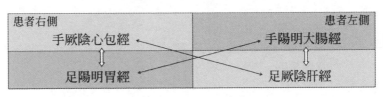

肆

董氏針法簡介

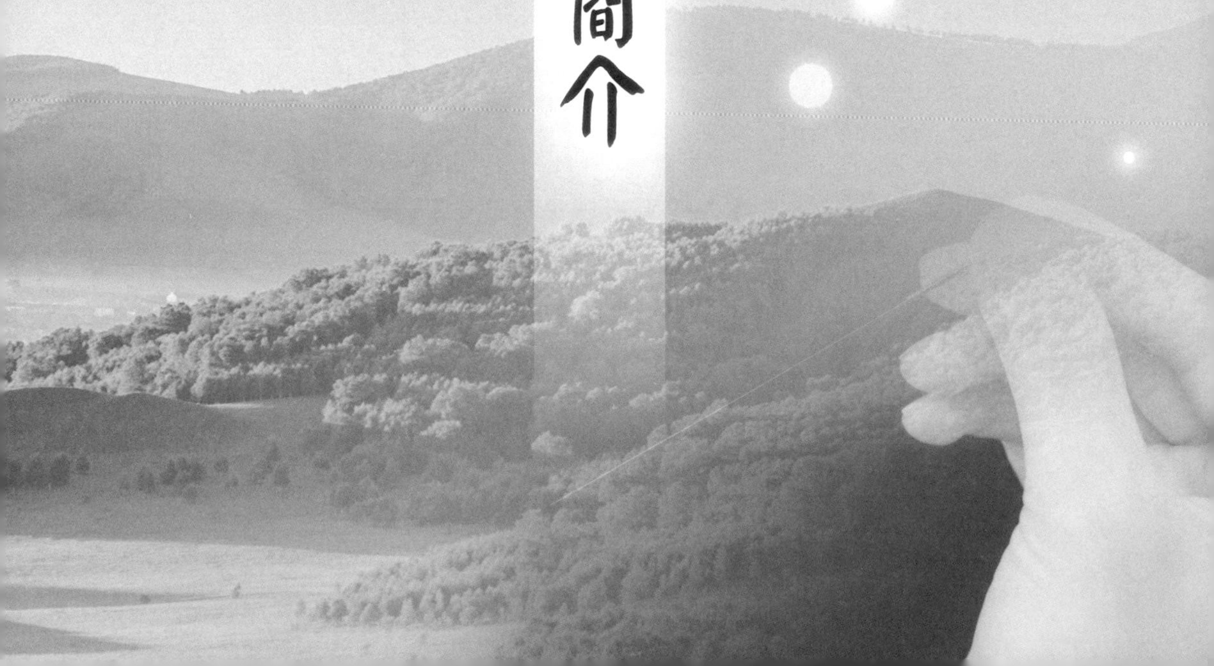

肆 董氏針法簡介

以下筆者對「董氏針法」略作介紹，「董氏針法」為董公景昌先生所創，董氏針法及穴位異於傳統十四正經正穴，自成一家之學，此法強調取穴少、見效快且治療範圍廣，在針灸學術上獨樹一幟，經董公的弟子推廣，已傳播至海外，為針灸學者所推崇。

董氏奇穴分布在手指、手掌、前臂、上臂、足趾、足掌、小腿、大腿、耳朵、頭面以及後背、前胸等十二個部位。原書以「一一部位」即手指部位，「二二部位」即手掌部位，由一一到十十部位，再加上後背及前胸，共十二個部位。雖然這些穴位不同於傳統十四正經正穴，但都與十四正經相關，所以董公命名為「董氏正經奇穴」，而不是「董氏經外奇穴」。

「董氏針法」的針刺手法中，有倒馬針法、動氣針法等方法。「董氏針法」不使用彈、刮、飛、搗等針刺輔助手法，也不強調手法上的補瀉，方法相當簡明。

此外，董公除了以毫針通經調氣外，也相當重視放血療法，以三稜針刺絡放血，刺血的部位可遍及全身，如肘窩、膝膕、側額、舌下、十二井穴、十宣、耳背、下臂、小腿、腳踝等。

董公認為只要患者有氣血瘀滯不通的症狀，無論患者是屬於何種體質皆可放血，放血後疾病才會好轉。且氣血瘀滯嚴重時，則針藥的治療效果不佳，因為氣血閉塞不通，針藥便不能達到病所，無法發揮作用，必須要先放出惡血，以打通氣血循環，氣血通暢後再採用針藥之法，針藥才能發揮其療效。

董公刺絡放血取穴多半遠離患處，正合「瀉絡遠針」之古法，與一般時下放血取局部「阿是穴」的做法不同。《黃帝內經・素問・針解》提到：「菀陳則除之者，出惡血也」，以三稜針刺絡放血，即可去除陳年瘀血、惡血，調理臟腑陰陽之平衡。

「董氏針法」除了有奇穴的運用外，其針法理論與針刺操作方法也頗具特色，筆者略舉數點說明如下：

一、全息對應

董氏奇穴的穴位分布，和全息律有極其相似之處。董公強調任一局部皆能治療全身疾病，雖然將全身分為十二個區域，但每一個區域都可以治療全身疾病，這就是全息的精妙所在。董氏奇穴中有一組極富盛名的組合穴「靈骨、大白」，如果以全息律而言，則大白主上焦，靈骨主下焦，此二穴都是以深刺為主，可通貫三焦，所以這兩穴的組合效果極大，可說是五臟皆治，治療的運用範圍極廣。

全息律的理論，認為整體中任何一個獨立的部分，皆是整體信息的縮影。佛家云：「一花一世界，一葉一如來」、「芥子含須彌」，小小的芥子種子，也蘊藏了須彌山或是宇宙的全息。

在董氏奇穴中，有許多特效奇穴的發現，均與全息對應的原理有關。因此，在學習董氏奇穴時，要用全息的角度去

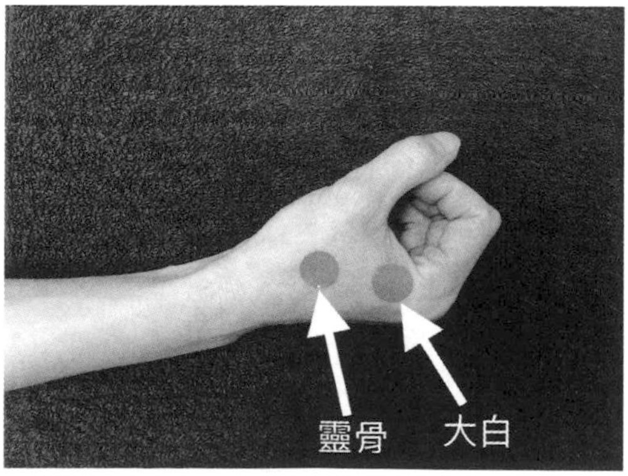

思維，該穴位在人體全息的對應關係，而不是像學習傳統穴位一樣，去強記每個穴位的主治功能。

二、對應關係

「對應關係」包含等高對應、手足順對、手足逆對、手軀順對、手軀逆對、足軀順對、足軀逆對……等對應關係，與譚氏平衡針法「鏡像反射全息」及「影像反射全息」的觀點一致。

筆者將手軀順對、手軀逆對、足軀順對、足軀逆對的對應關係，圖示如下，以幫助讀者理解。

頭與軀幹	頭	胸脘(背)	臍	下腹(腰)	陰部
手軀順對	肩	上臂	肘	下臂	手
手軀逆對	手	下臂	肘	上臂	肩
足軀順對	髖	大腿	膝	小腿	足
足軀逆對	足	小腿	膝	大腿	髖

三、體應原則

「體應原則」的要點就是：「以骨治骨、以筋治筋、以肉治肉、以脈治脈、以皮治皮」。譚老師在其「譚氏平衡針法」中，也經常將「體應原則」運用在其治療上。如以治療肩胛骨的疼痛為例，肩胛骨的問題是病在小腸經，雖然也有其他平衡法可以對應平衡，如可使用系統一的膀胱經、或系統二的脾經、或系統三的心經做平衡，但是他選擇了系統四的肝經，為何會選肝經的原因，這是因為肩胛骨為骨，而肝經在小腿上的循行路線也是行於骨上，此即「以骨治骨」的「體應原則」應用。譚老師也強調以骨治骨的效果較好，他認為這是一個針灸學上的祕密。

董公在治療骨刺時常用「削骨針」，即針刺時要貼近骨縫進針，或針刺時需深刺接近骨面，治療的療效會較理想。又如貼筋進針可治筋病，所以在手肘大筋兩側的肺經

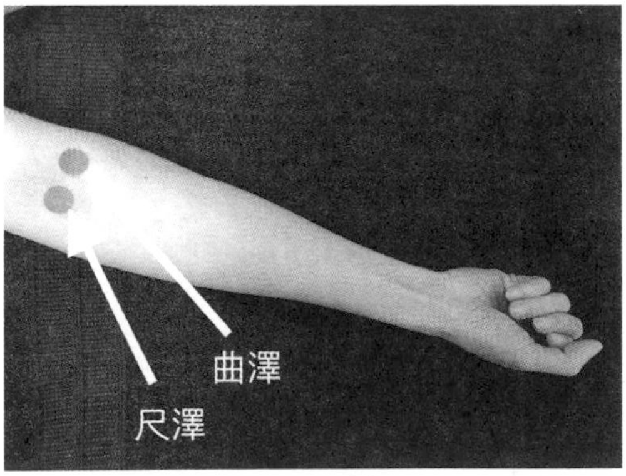

尺澤穴和心包經曲澤穴，治療筋病的效果較好，這也是體現了「同聲相應，同氣相求」的原理。

阿基里斯腱也是人體的一條大筋，在七七部位的腳後筋上有正筋、正宗兩穴，以相鄰的此二穴為倒馬針法，可治頸筋僵硬，這不但是因為「以筋治筋」的運用，同時也是全息的對應，是屬於足軀逆對的全息，若以腳掌對應頭部，腳踝則對應於脖子，而腳後筋（阿基里斯腱）則對應於頸筋。

又如大腿八八部位的駟馬上、中、下三穴，位在肌肉豐富處，所以可治肌肉萎縮症的問題，此即「以肉治肉」的應用。此外，三針同扎也是與全身上、中、下焦全息相應。

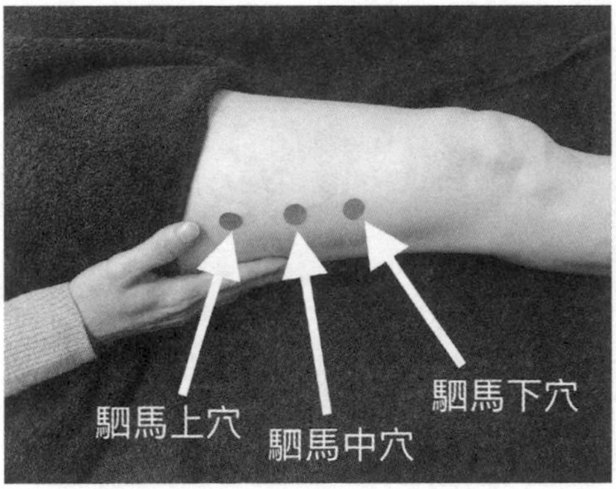

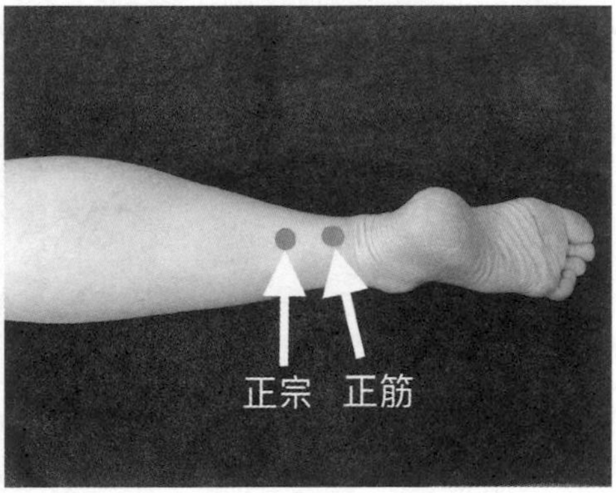

如果在血管旁的穴位進針，則有調整脈管血液循環的功能，如在上臂四四部位的地宗穴貼近脈管處進針，此即「以脈治脈」的運用。此外，刺絡出血，即刺血療法，也可以視為「以脈治脈」的運用。

而董公在「以皮治皮」的刺皮法上，採取在肌肉豐厚處，如八八部位的駟馬上、中、下穴針治皮膚病，是屬於「培土生金法」的運用。中醫理論提到「肺主皮毛」、「虛則補其母」，皮膚有病是屬於肺系統的問題，可藉由補脾以補肺的不足。這是由於五行的相生關係中，肺屬金，脾屬土，土能生金，金不足則可透過補土而生金。針刺肌肉豐厚處，就等於是在治脾。脾能健旺，亦能強化肺系統的機能，肺的宣發功能得以宣通暢達，皮膚病也會得到改善，但不宜深刺，以應皮毛之淺表。

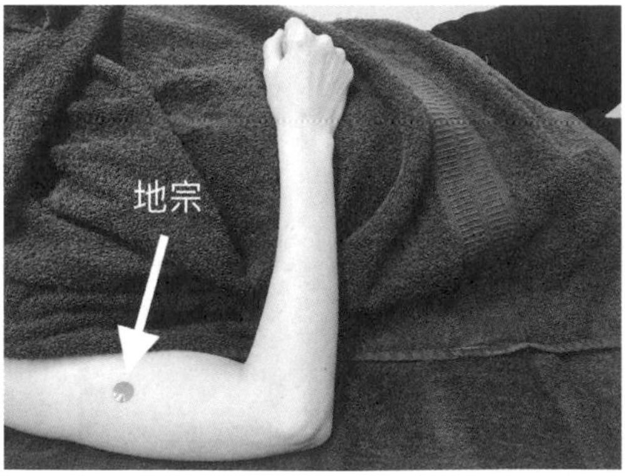

中醫理論也提到「肝主筋、心主血、脾主肉、肺主皮毛、腎主骨」，由於「同聲相應，同氣相求」的原理，治筋就等於是治肝，治血脈就等於是治心，治肉就等於是治脾，治皮毛

就等於是治肺，治骨就等於治腎。因此，可貼骨進針以治腎的問題，可貼筋進針以治肝的問題，可貼血管壁緣進針或刺絡放血以治心的問題，可在肌肉豐厚處進針以治脾的問題，可在肌肉豐厚處的皮膚淺層進針以治肺的問題。

四、臟腑別通

「臟腑別通」即「譚氏平衡針法」中系統二的別經平衡法，這也是在「董氏針法」中應用極廣的方法。如二二部位的重子、重仙在肺經上，但也可治膀胱經的背痛，此即「臟腑別通」理論中的肺與膀胱通；二二部位的中白、下白在三焦經上，治腎虛腰痛的作用極佳，此即「臟腑別通」理論中的三焦與腎通。此外，在臟腑別通的理論中，也包括脾與小腸通，心與膽通，肝與大腸通，胃與心包通。即足太陰脾經通手太陽小腸經，手少陰心經通足少陽膽經，足厥陰肝經通手陽明大腸經，足陽明胃經通手厥陰心包經。

五、倒馬針法

「倒馬針法」是董公所創，利用兩針或三針並列的方式，以加強療效的針法組合，在董氏奇穴或十四經穴中，都可以運用此一針法，以加強療效。此一針法也經常與「動氣針法」結合使用，療效相當顯著。董公認為久病痹症，若只用一、兩針來治療，則療效不彰且不持久，

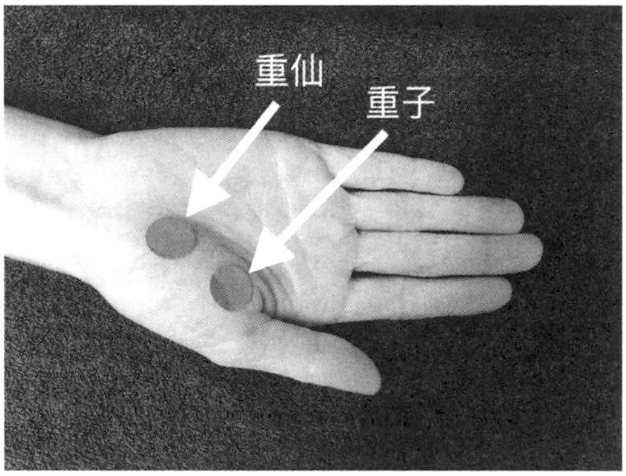

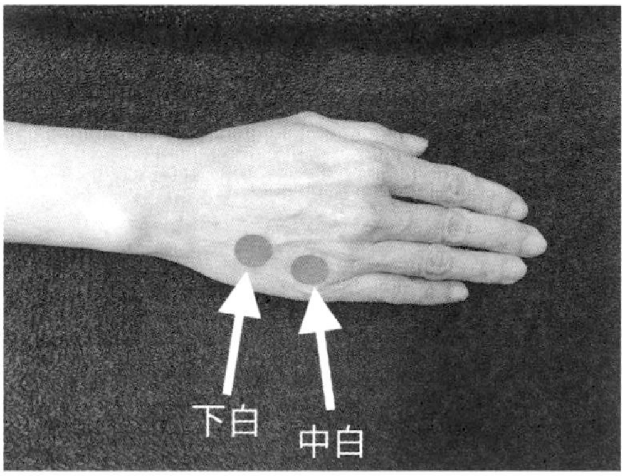

故發展出「董氏針法」特有的「倒馬針法」。

具體操作法如下：

先在某一穴位施針（如靈骨穴），然後在同經鄰近的穴位上再刺一針（如大白穴），這樣就會形成所謂的「倒馬針」。在倒馬針的基礎上，可結合「動氣針法」以加強療效。在董氏奇穴中，有相當高的比例是屬於倒馬組合的穴位，如八八部位的駟馬上、中、下三穴合用，為治療肺病、鼻炎、皮膚病的要穴組合，可見董公十分重視此針法的運用。

這種取鄰近兩針或三針同時並列的針法，較之散列多針的力量與療效更為強大，兩針或三針並列，有協同強化療效的作用。且倒馬針兩針或三針並列，也是寓含全息的意味，若三針並列，可視為以上針治上焦，中針治中焦，下針治下焦的意義。若兩針並列，則有以上針治上部，下針治下部的意義。

為何稱此法為「倒馬針法」呢？據說董公很喜歡馬，所以在董氏奇穴的部分穴位命名上，也與馬有關，如八八部位的足駟馬穴。而此針法稱為「倒馬針法」的意思，是指馬如果缺少了一隻腳，只剩下三隻腳的話便會倒下，故此倒馬的意思便是「馬倒」。其運用於針法的治療上，即是指以三根針相鄰的組合做針刺治療之意。在董氏奇穴的倒馬組合中，兩穴為一組的倒馬組合較少，而三穴為一組的倒馬組合較多。

六、動氣針法

「董氏針法」不拘泥於針刺補瀉之法，董公研究創出「平補平瀉」的特殊針法，除了前文所提及的「倒馬針法」外，還有「動氣針法」。

「動氣針法」的具體操作如下：

先決定要針刺的穴位，在健側取穴扎針，進針後有痠麻脹重等感覺時，即為「得氣」。讓患者患部稍作伸展活動，以引導針氣行氣至患部，病痛便可立即減輕，表示所針刺之穴位與患處之氣相引，並達到疏導平衡，視情況留針或出針。

如病程較久，可留針稍久，中間捻針數次以行氣，可讓患者再活動患部，以引氣至患部。

除了讓患者活動患處外，更須配合呼吸與意念，患者之意念觀想尤為重要，觀想患處的阻滯之氣漸漸通暢，疼痛越來越輕，此為結合氣功與針刺之導引行氣針法。

如病在胸腹部的部位，不能伸展活動，可用按摩或深呼吸，使所針之穴位與患處之氣相引而達到平衡，例如治療胸悶胸痛，可針刺內關穴並讓患者深呼吸，胸悶的症狀可立刻得到緩解。

董公常採用「交經巨刺」法，以遠處穴道疏導配以「動氣針法」，其療效頗佳。尤其對於痛症的治療，往往能立即止痛，起到立竿見影的效果。如治療坐骨神經痛的患者，可針刺健側靈骨穴和大白穴的倒馬組合，並讓患者活動腰腿，可立即止痛。為何可以達到收效甚速的原因，第一是奇穴有奇用，第二是「倒馬針法」的運用，第三則是「動氣針法」的功效。

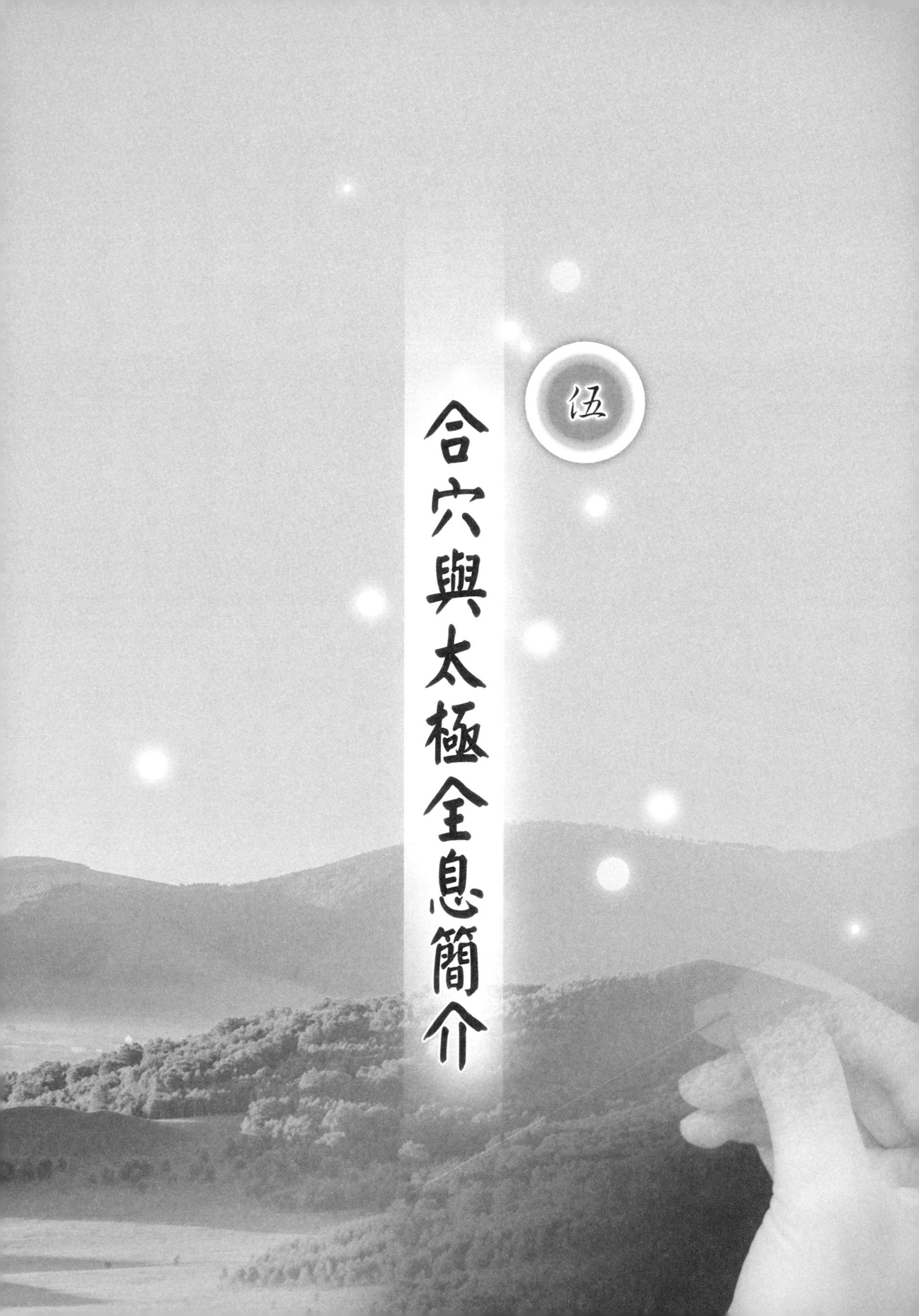

伍
合穴與太極全息簡介

伍

合穴與太極全息簡介

「王氏臟腑全息針法」，除了整合融會「譚氏平衡針法」及「董氏針法」的部分針法理論外，也汲取了傳統針灸理論「五輸穴」中的「合穴」，及「太極全息」的部分觀點。以汲取合穴的觀點而言，並不是取其在「五輸穴」或「下合穴」中的主治功能，只是取其在「五輸穴」中，「為經氣匯合，如江河入大海」的意涵。

雖然「王氏臟腑全息針法」在合穴的使用上，並不是取其在「五輸穴」的主治功能，但既是合穴，自然也會包含了這些功能在內，以下就為中醫初學者簡單地介紹「合穴」。

一、合穴簡介

在說明「合穴」前，必須先簡單地介紹「五輸穴」。「五輸穴」，即「井、滎、輸、經、合」五穴的總稱。五輸穴的位置，是位於四肢由手指端到肘部，或腳趾端到膝部的穴位，每條經脈都有其自身的五輸穴。十二條經脈，共有六十個穴位，在臨床治療上的應用相當廣泛。

《黃帝內經‧靈樞‧九針十二原》提到：「所出為井，所溜為滎，所注為俞，所行為經，所入為合，二十七氣所行，皆在五俞也」。古人用自然界中水流由小到大的變化，來類比形容各經脈的脈氣運行，由小到大、由淺到深的過程。五輸穴中按「井、滎、輸、經、合」的排列順序，從四肢末端向肘、膝方向依次排列。

「井」穴多位於手指端或腳趾端，猶如出水的源頭，是經氣所出的部位，即「所出為井」。十二經脈各有一個井穴，合稱「十二井穴」，為治療突然昏倒中風的「閉證」要穴。「閉證」可見突然昏倒、不省人事、牙關緊閉、兩手緊握、大小便閉塞不通……等急症，可在十指指尖以採血針放血，以疏通閉塞的經氣。

指尖是經脈經氣的交接之處，「閉證」為經氣閉塞不通，在指尖放血可使閉塞的經氣得以通暢，此為開鬱通竅的急救要穴。但要注意的是，這種放血法只能用於「閉證」，而不可用於「脫證」。「脫證」可見突然昏倒、不省人事、目合口張、手撒肢冷、汗多、大小便自遺……等症狀，可艾灸百會、關元、神闕、足三里等強壯穴，以溫通陽氣而回陽救逆。

「閉證」是兩手緊握，而「脫證」是兩手打開，這一點一定要辨識清楚，否則會導致病情更加危險。《難經・六十八難》提到：「井主心下滿」，也說明井穴可用來治療心下脹滿的問題。

「滎」穴多位於掌指或跖趾關節之前，比喻水流尚微，滎迂未成大流，但脈氣到此漸大，井泉已成小流，即「所溜為滎」。《難經・六十八難》提到：「滎主身熱」，說明滎穴主要是應用於發熱病證，如咽喉腫痛、口腔潰瘍……等內火所引起的毛病。

「輸」穴多位於掌指或跖趾關節之後，猶如水流由小而大、由淺漸深，經氣漸盛流注到該部位，即「所注為俞（輸）」。《難經・六十八難》提到：「輸主體重節痛」，說明輸穴主要應用於身體沉重、關節疼痛等問題。

「經」穴多位於腕踝關節以上至前臂或脛部，猶如水流變大如同大的江河一般，是經氣正盛運行的部位，即「所行為經」。《難經・六十八難》提到：「經主喘咳寒熱」，說明經穴主要應用於咳喘及畏寒發熱等問題。

「合」穴位於肘膝關節附近，如同江河水流匯入湖海，是經氣由此深入，進而會合於臟腑的部位，即「所入為合」。《難經・六十八難》提到：「合主逆氣而泄」，說明合穴主要應用於治療臟腑病的經氣逆行及泄瀉等問題。

我們可以將手指端或腳趾端，想像是一口水井（井穴），且井水不斷地向外噴湧出，形成了迂迴的小水流（滎穴），接著成為一條小溪（輸穴），水量越來越大而成為大江河（經穴），最後匯聚到大海（合穴）。

以上為五輸穴的概述，包含其經氣由小至大的流布，及其主治功能。「王氏臟腑全息針法」在合穴的運用上，只取其「為經氣匯合，如江河入大海」的意涵。

二、合穴的穴名意義與位置

有志學習針灸者，若能對穴位名稱做深入的探討，就能對該穴位的命名意義及其主治功能，有著更深入的體悟。由於「王氏臟腑全息針法」所使用的穴位，是以合穴為中心，再搭配合穴的倒馬穴做運用。所以在本節中，筆者會引述說明每個合穴的穴名意義及其位置，使讀者對合穴能有較深入的認識。

此外，在本篇第三節，也提出按摩合穴的功效，若讀者不敢扎針，也可以按摩推拿合穴，做為自我保健的方法。

不過，在此還是要提醒讀者，「王氏臟腑全息針法」是以經脈的平衡，做為理論及治療的核心思維，而不是以穴位的主治功能做為核心思維，所以並不強調針刺或按摩合穴的主治功能。這是以本針法的核心理論而言，但在實際的治療中，按摩合穴既有其原本穴位的主治功效，而同時推拿按摩三陰經及三陽經的合穴，亦有平衡經脈、疏通經絡、滑利關節等療效。

在本節中，會依照手三陰經、手三陽經、足三陰經、足三陽經的順序，說明每條經脈合穴的穴名意義與位置。這些合穴的名稱出處，除了手少陰心經的少海穴外，其他均出自於《黃帝內經・靈樞・本輸》，所以在下文中不另做贅述。

而每個穴位的位置，筆者除了引述《黃帝內經・靈樞・本輸》對該穴位位置的說明外，也會說明該穴位的現代取穴法。讀者需注意的是，在《黃帝內經・靈樞・本輸》中所敘述的部分穴位取穴法，和現代常用的取穴法，可能會略有不同。如手太陽小腸經合穴小海穴的取穴法，《黃帝內經・靈樞・本輸》云：「小海，在肘內大骨之外，去端半寸，陷者中也，伸臂而得之，為合」；而在現代常用的小海穴取穴法，則為屈肘時，在尺骨鷹嘴與肱骨內上髁之間的凹陷處取穴。古代是「伸臂而得之」，而現代則是屈肘時取之，在此說明，做為讀者的參考。

在每個穴位後，會標示該穴位的英文國際代號，以做為讀者的參考。

1. 肺經的合穴—尺澤

◎尺澤穴（LU5）的穴名意義

尺澤，「尺」，為長度的單位。人體的腕橫紋後一寸稱為「關」，由關後至肘橫紋稱為「尺」，即指橈骨莖突後的前臂長度為「尺」；「澤」，為聚水之處，如沼澤、湖澤。本穴為手太陰肺經之合穴，五行屬水，喻手太陰脈氣至此處，如同到了水的歸聚處，故名尺澤。

◎尺澤穴的位置

《黃帝內經‧靈樞‧本輸》云：「尺澤，肘中之動脈也，

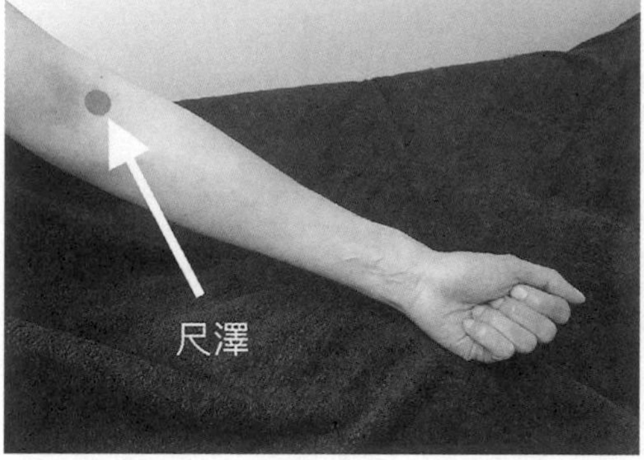

為合」。取穴時手掌朝上，略微屈肘，該穴位於肘橫紋上，肱二頭肌腱的橈側緣凹陷處，即手臂內側中央處有粗腱的外側。

2. 心包經的合穴—曲澤

◎曲澤穴（PC3）的穴名意義

曲澤，「曲」，屈曲也；「澤」，水之歸聚處，如沼澤、湖澤也。本穴為手厥陰心包經之合穴，五行屬水，喻手厥陰脈氣至此屈曲處，如同到了水的歸聚處，故名曲澤。另一說法為，曲澤的位置因與曲池和尺澤齊平，故名為曲澤，在此也提供該說法以做參考。

◎曲澤穴的位置

《黃帝內經・靈樞・本輸》云：「曲澤，肘內廉下陷者之中也，屈而得之，為合」。取穴時手掌朝上，略微屈肘，該穴

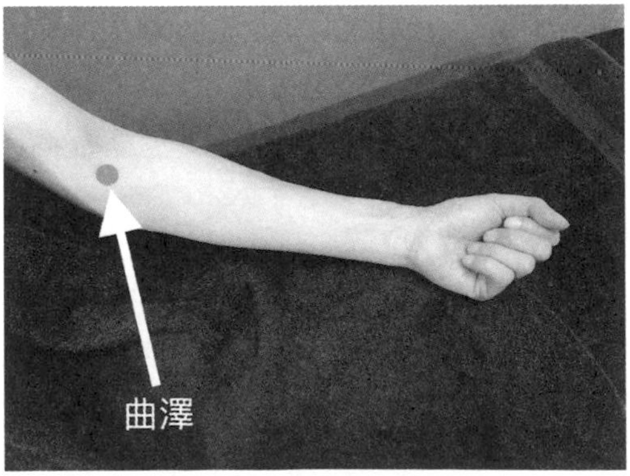

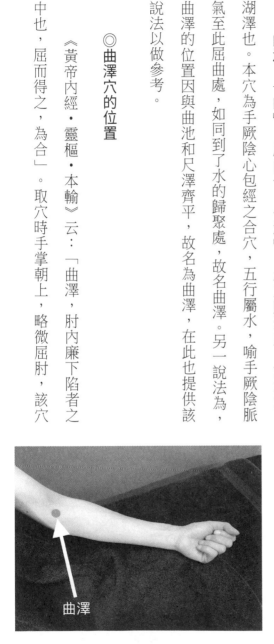

位於肘橫紋上，肱二頭肌腱的尺側緣凹陷處。

3. 心經的合穴—少海

◎少海穴（HT3）的穴名意義

少海，「少」，指手少陰心經；「海」，指百川匯合為海。本穴為手少陰心經之合穴，五行屬水，喻手少陰脈氣至此處，猶如水流入大海，故名少海。另一說法為，「少」，指手少陰心經；「海」，指本穴的主治範圍極為廣泛，如同大海一般，含括表裡虛實寒熱諸症，及七情失調等情志病。

◎少海穴的位置

《黃帝內經・靈樞・本輸》並無特別提及少海穴為合穴，直到晉朝皇甫謐的《針灸甲乙經》，才提出手少陰心經五輸穴的說法，打破當時「心不受邪，以心包代之」的觀點，並以少

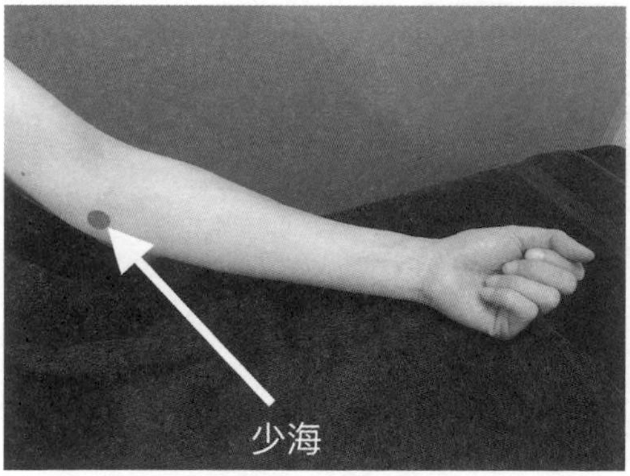

海穴為手少陰心經的合穴，在該書中也提出少海穴的位置，在「在肘內廉節後陷者中，動脈應手」。取穴時屈肘，該穴位在肘橫紋內側端與肱骨內上髁連線的中點處。

4. 大腸經的合穴—曲池

◎曲池穴（LI11）的穴名意義

曲池，「曲」，屈曲也；「池」，指水池。本穴為手陽明大腸經之合穴，五行屬土，喻手陽明脈氣至此屈曲處，如水注入池中，故名曲池。此外，在取穴時，要屈肘取之，肘橫紋頭處會出現凹陷，形狀如淺池一般，故名曲池。

◎曲池穴的位置

《黃帝內經・靈樞・本輸》云：「曲池，在肘外輔骨陷者中，屈臂而得之，為合」。取穴時側腕屈肘，該穴位在肘橫紋橈側端的凹陷處。

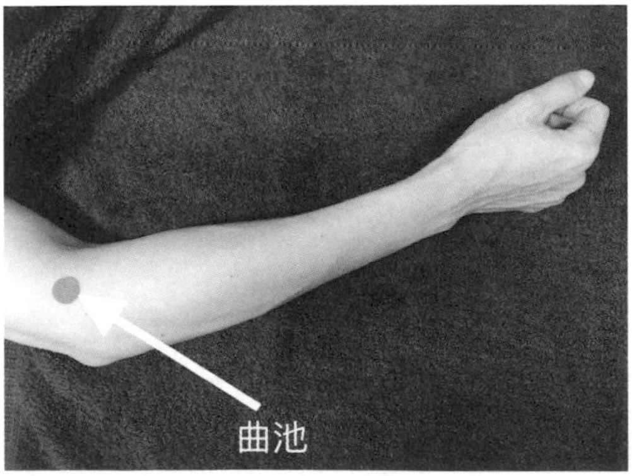

5. 三焦經的合穴—天井

◎天井穴（SJ10）的穴名意義

天井，「天」，天部也；「井」，指挖地能取水的深洞。本穴為手少陽三焦經之合穴，五行屬土，該穴位於上臂尺骨鷹嘴之上，居於天位，且該穴凹陷極深，猶如深井，故名天井。

◎天井穴的位置

《黃帝內經・靈樞・本輸》云：「天井，在肘外大骨之上，陷者中也，為合，屈肘乃得之」。取穴時，該穴位在肘尖尺骨鷹嘴後上方一寸的凹陷處。

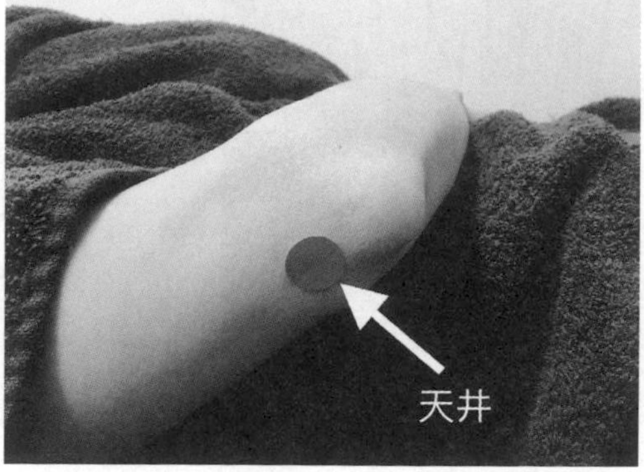

6. 小腸經的合穴—小海

◎小海穴（SI8）的穴名意義

小海，「小」，指手太陽小腸經；「海」，指百川匯合成海。本穴為手太陽小腸經之合穴，五行屬土，喻手太陽脈氣至此處，猶如水流入大海，故名小海。

◎小海穴的位置

《黃帝內經・靈樞・本輸》云：「小海，在肘內大骨之外，去端半寸，陷者中也，伸臂而得之，為合」。取穴時屈肘，穴位在尺骨鷹嘴與肱骨內上髁之間的凹陷處。

7. 脾經的合穴—陰陵泉

◎陰陵泉穴（SP9）的穴名意義

陰陵泉，「陰」，指膝之內側為陰；「陵」，指脛骨內側髁高起如山陵；「泉」，指髁下處凹陷如泉。即陰側山陵下的深泉，故名陰陵泉。本穴為足太陰脾經之合穴，五行屬水。

◎陰陵泉穴的位置

《黃帝內經・靈樞・本輸》云：「陰之陵泉，輔骨之下，

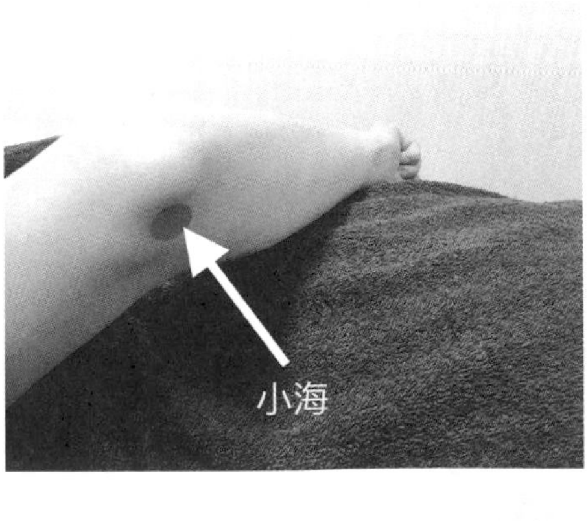

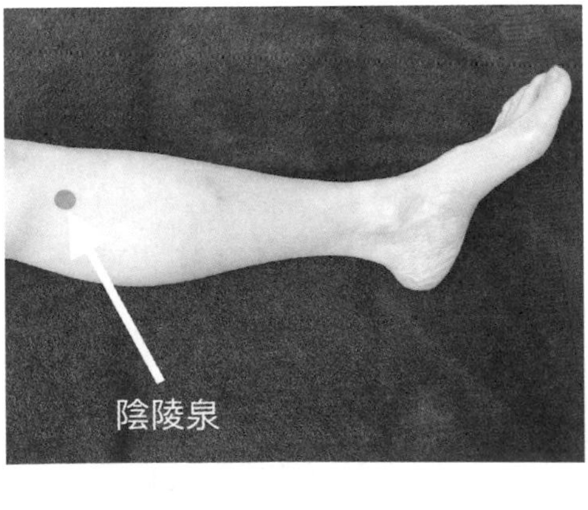

陷者之中也，伸而得之，為合」。取穴時，穴位在脛骨內側髁後下方凹陷處。

8. 肝經的合穴—曲泉

◎曲泉穴（LIV8）或（LR8）的穴名意義

曲泉，「曲」，指屈曲；「泉」，指穴位凹陷如泉。穴位在膝內側橫紋頭上方的凹陷處，取穴時要屈曲膝蓋，故名曲泉。

本穴為足厥陰肝經之合穴，五行屬水。

◎曲泉穴的位置

《黃帝內經・靈樞・本輸》云：「曲泉，輔骨之下，大筋之上也，屈膝而得之，為合」。取穴時要屈膝，穴位在膝內側橫紋頭上方的凹陷處，位於股骨內側髁之後，半膜肌、半腱肌止端的上方凹陷處。

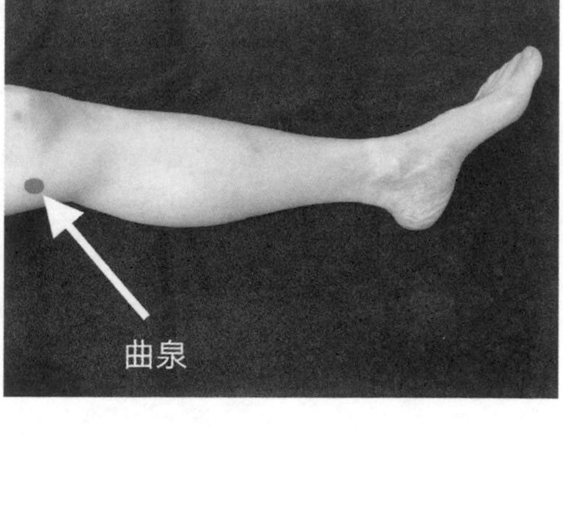

9. 腎經的合穴—陰谷

◎陰谷穴（KD10）或（KI10）的穴名意義

陰谷，「陰」，指膝的陰側；「谷」，指穴位凹陷如谷，故名陰谷。本穴為足少陰腎經之合穴，五行屬水。

◎陰谷穴的位置

《黃帝內經・靈樞・本輸》云：「陰谷，輔骨之後，大筋之下，小筋之上也，按之應手，屈膝而得之，為合」。取穴時屈膝，該穴位於脛骨內側髁之後，膕窩橫紋內側，在半膜肌和半腱肌之間的凹陷處。

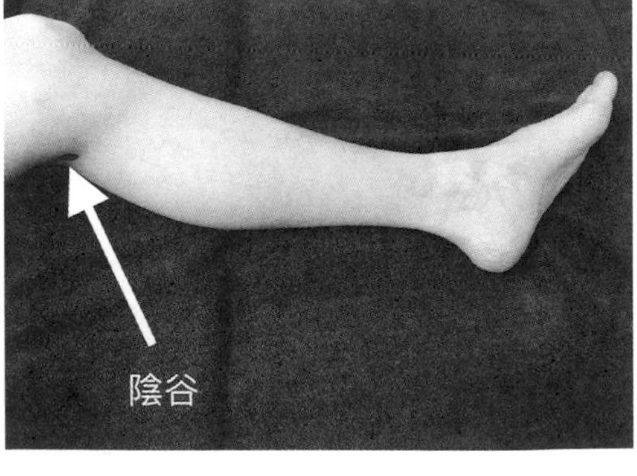

10. 胃經的合穴—足三里

◎足三里穴（ST36）的穴名意義

足三里，「足」，下肢也；「三里」，指三寸。犢鼻下三寸，故名足三里。本穴為足陽明胃經之合穴，五行屬土。另一說法為，古代的「里」與「理」字通用，而本穴統治腹部上、中、下三部之症，故稱「三里」。本穴在下肢，故名足三里，以表示與上肢的手三里有別。

◎足三里穴的位置

《黃帝內經・靈樞・本輸》云：「下陵（足三里），膝下三寸，胻骨外三里也，為合」。取穴時屈膝，穴位在犢鼻下三寸，距脛骨外側一橫指處。

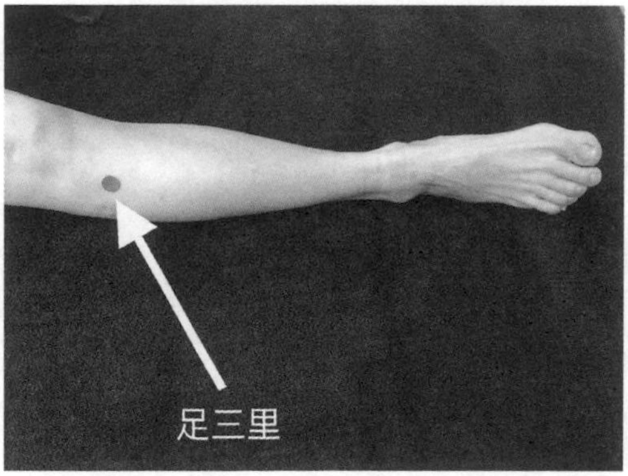

11. 膽經的合穴—陽陵泉

◎陽陵泉穴（GB34）的穴名意義

陽陵泉，「陽」，指膝之外側為陽；「陵」，指腓骨小頭高起如山陵；「泉」，指腓骨小頭下凹陷如泉。即陽側山陵下的深泉，故名陽陵泉。本穴為足少陽膽經之合穴，五行屬土。

◎陽陵泉穴的位置

《黃帝內經・靈樞・本輸》云：「陽之陵泉，在膝外陷者中也，為合，伸而得之」。取穴時，穴位在腓骨小頭前下緣的凹陷處。

12. 膀胱經的合穴—委中

◎委中穴（BL40）的穴名意義

「委」，委屈膝蓋，即屈膝取穴；「中」，膕窩橫紋中點，故名委中。另一說法為，突然觸碰此穴，會令人下肢委頓，立刻跪倒。本穴為足太陽膀胱經之合穴，五行屬土。

◎委中穴的位置

《黃帝內經・靈樞・本輸》云：「委中，膕中央，為合，委而取之」。取穴時微屈膝，在膕窩橫紋中點，當股二頭肌腱和半腱肌腱的中點。

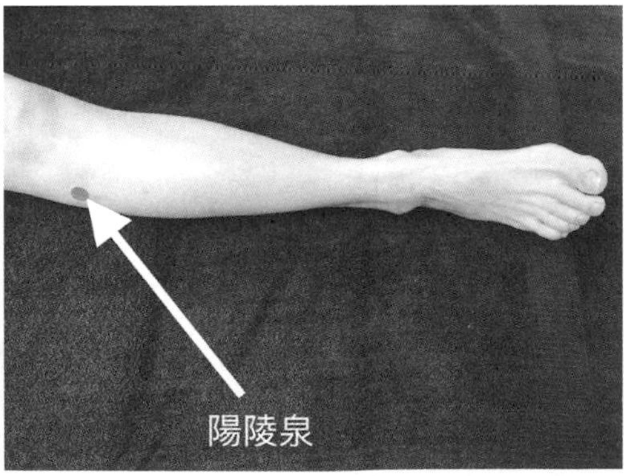

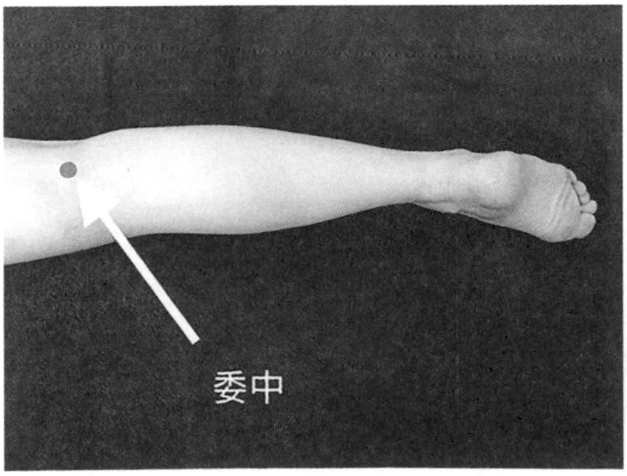

三、按摩合穴的功效

即使讀者不敢扎針，也可以在肘膝的合穴關節處自我按摩推拿，做為日常的保健。關節是最容易形成氣血阻塞之處，所以中醫經常提到要滑利關節，即指潤滑關節而利於活動。

所有的合穴都是位於肘膝關節附近的位置，按摩推拿合穴，除了有滑利關節的作用外，也有緩和關節痠痛、疏通經絡、調和陰陽的作用，可做為平日的自我保健功法。

《難經・六十八難》云：「合主逆氣而泄」。「合」是指合穴，「主」是指主治，「逆氣」是指氣機上逆的病症，如「腎不納氣」所造成的氣喘咳嗽等症狀。此外，腎開竅於二陰（二陰是指前陰的尿道口、陰道口，後陰則指肛門），若腎受邪則腎氣不足以制約二陰功能，就會導致產生遺尿、遺精、大小便失禁等「泄下」症狀，此皆由於腎氣虛衰、真元虧損而引起的病症。

以五行的屬性而言，陰經合穴的五行屬水，能補腎水之不足，也可以治療由於腎氣不足所導致的逆氣和泄下等問題。而陽經合穴的五行屬土，能補脾胃之不足，可治療胃疾，如中氣不足所導致的氣逆虛喘等問題，及因脾胃之土氣虛衰，土不剋水而導致水氣氾濫的泄瀉拉肚子等問題。

除了腎和胃有「逆氣而泄」的問題外，其他臟腑也可能會產生「逆氣而泄」的症狀，如肺氣逆的咳喘、肝氣逆的肝陽上亢、肝鬱剋脾的泄瀉……等。合穴能調整臟腑機能而扶正祛邪，且合穴位於肘膝處，所以可治療肘膝部位的疼痛，以上是屬於所有合穴在治療功能上共通性的部分。

而每條經脈上的合穴，對該經脈循行所通過的路線，都具有疏通的作用，這是屬於經脈上的穴位，能治療該經脈循行路線的疼痛與症狀，所謂「經脈所過，主治所及」。此外，亦可疏通與該經脈相連通的臟腑疾病，如曲池穴為大腸經的合穴，不但可治療手肘疼痛，也能治療大腸經循行路線的疼痛，如前臂痛等。此外，也可以治療腸道疾病，如便祕等大腸疾患。

因此，思考合穴的功效，要以邏輯性的方式推演歸納，不是去死背硬記，筆者將以上所提及的合穴功效，歸納為以下幾點說明，讀者可再自行舉一反三。

◎合穴功效

1. 治療肘膝問題。

2. 治療合穴所屬經脈循行路線的疼痛與症狀，即「經脈所過，主治所及」。
3. 治療與該經脈連通的臟腑疾病。
4. 陰經的合穴屬水，可補腎水不足與治療水液代謝問題；陽經的合穴屬土，可補胃土的中氣虛弱不足。
5. 可治療合穴所屬經脈及臟腑「逆氣而泄」的問題。
6. 根據該合穴的五行屬土或水，與該經脈的五行屬性，所產生的生剋關係，可藉此對該經脈進行補虛瀉實的調節。

有關第六點所述之合穴與該經脈的五行關係，以三焦經的合穴天井穴為例，三焦經的五行屬火，而天井穴的五行為土，在五行的相生關係中火生土，所以天井穴即為三焦經的子穴，凡是三焦經的實證或熱證，都可以扎天井穴以瀉之，此即經脈理論中「實則瀉其子」的用法。

又如肝經合穴曲泉穴的五行為水，而肝經的五行屬木，在五行的相生關係中水生木，所以曲泉穴即為肝經的母穴，凡是肝經的虛證或寒證，都可以扎曲泉穴以補之，此即經脈理論中「虛則補其母」的用法；又如心經的合穴少海穴的五行屬水，而心經的五行屬火，在五行的相剋關係中水能剋火，所以凡是各種心火過盛所導致的症狀，都可以扎少海穴以制之。

以下筆者對推拿按摩肘膝關節合穴的功效略做說明，無法涵蓋所有的主治功能，有興趣的讀者，可再自行深入研究。

1. 肺經的合穴—尺澤

尺澤穴是肺經的合穴，五行屬水，而肺經的五行屬金，以五行的相生關係而言，金會生水，所以尺澤穴為肺經的子穴，可治療肺經的實證或熱證。因此，對於肺經實熱證所引起的咳嗽氣喘、胸部脹痛、支氣管炎、肺炎、咽喉腫痛、青春痘等病症，皆能有所助益。推拿按壓這個穴位，有清肺熱、降逆氣、治咳逆上氣等功效。

按摩尺澤穴的具體方法是，略微屈肘靠胸腹前，用另一手的拇指指腹放在該穴上，其餘四指放在前臂及肘尖的部位以托住手肘，在尺澤穴按揉三分鐘。然後，換手按揉對側的尺澤穴三分鐘。按揉的時間可彈性調整，若時間充裕，可先以順時針的方向按揉，接著再以逆時針的方向按揉。按摩推拿時不可用力過猛，宜用柔緩的滲透力刺激穴位，以達痠脹感為原則。按壓的力道與時長，及按摩推拿至有痠脹感的程度，此為按摩推拿的通則，以下不再贅述。

按摩推拿尺澤穴，除了有以上功能外，因其位置在肘關節處，所以也可以治療肘關節的疾病，如網球肘等症狀。此外，中醫五行理論中提及，在五行的相生關係中金可生水，尺澤穴的五行屬水，除了可瀉肺的實熱證外，亦可透過按摩尺澤穴而調整肺氣，以達補腎水的功效，所以也是很好的補腎穴，可以透過降肺氣而補腎，特別適合治療「上實下虛」的高血壓患者。

所謂的「上實下虛」，即指有口乾舌燥、容易上火、嘴破口臭的上實症狀，再加上又有腹部發冷、大便不成形、腰痠腿冷的下虛症狀。按摩推拿尺澤穴，可透過瀉肺經，能將過盛或壅堵的能量，轉化到腎經以補腎，可說是一舉兩得，這種方法稱為「瀉肺補腎法」。

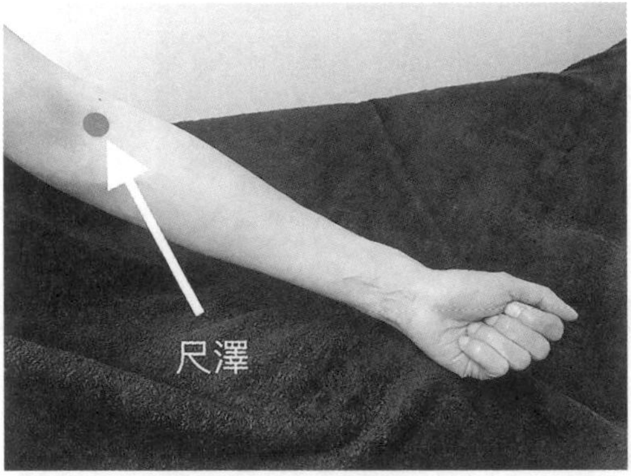

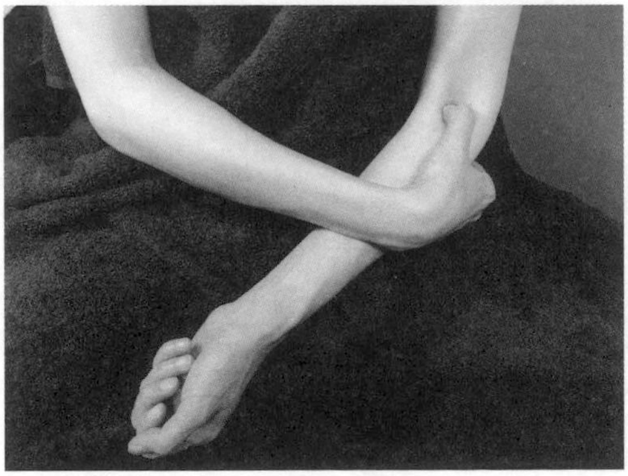

2. 心包經的合穴—曲澤

曲澤穴是心包經的合穴，按摩此穴可緩解胸悶、心慌、心痛、中暑、胃痛、嘔吐、臂痛等症狀，經常按摩本穴也可以保護心腦血管。此外，前文已提及手厥陰心包經可以平衡足陽明胃經，所以曲澤穴不但具有心包經穴位可治療心臟疾病的功效，且對於伴有胃部不適、噁心、嘔吐等症狀的心臟病患者尤為適宜。

按摩曲澤穴的方法，和按摩尺澤穴的方法相同，只是位置上的不同。曲澤穴在肱二頭肌腱的尺側緣的凹陷處，而尺澤穴在肱二頭肌腱的橈側緣的凹陷處。

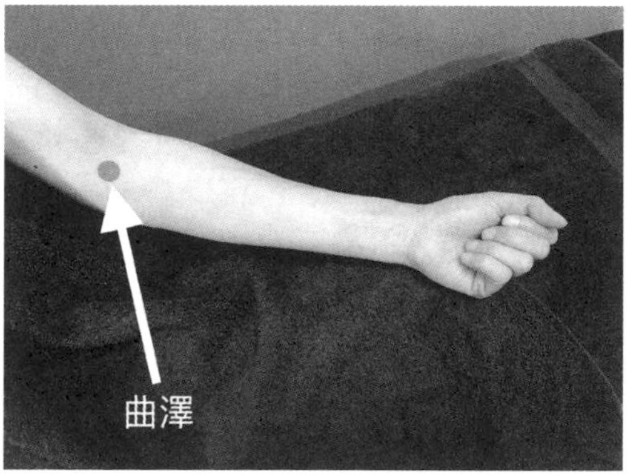

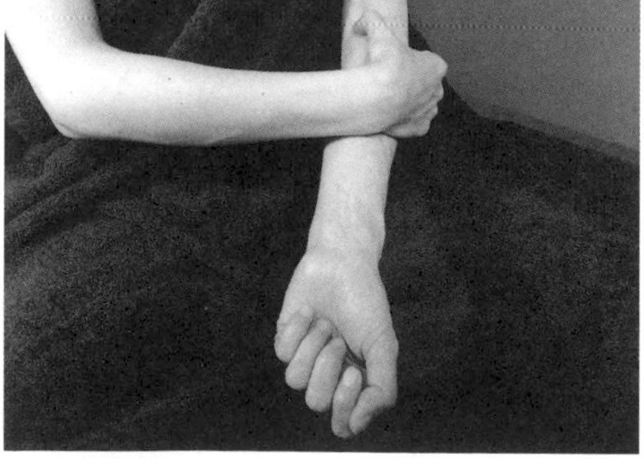

3. 心經的合穴—少海

少海穴是屬於心經的合穴，五行屬水。在五行的相剋關係中水能剋火，所以凡是各種心火過盛所導致的症狀，都可以按摩少海穴，如心區痛、心煩而導致失眠等，都可按壓少海穴以緩解症狀。

由於心主神志，有關神志方面的問題，如心神不寧、心情抑鬱、精神官能症等，持續推拿按摩少海穴以疏通心氣，可紓解抑鬱的心情。

前文提及《難經・六十八難》云：「合主逆氣而泄」，所以若是由於心煩上火的喉嚨痛，這也是屬於心經「逆氣」的問題，也可以透過按摩少海穴而得到緩解。

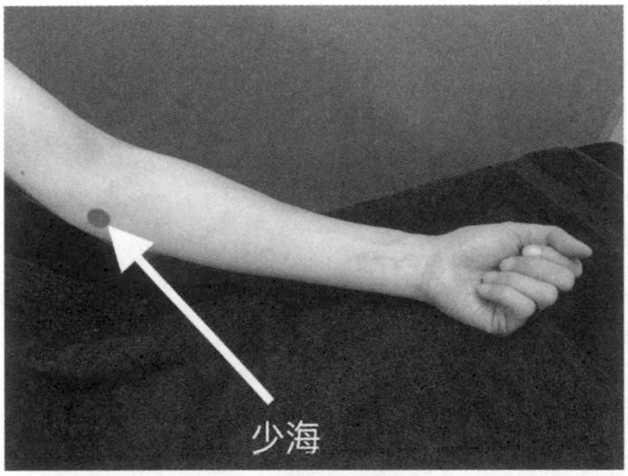

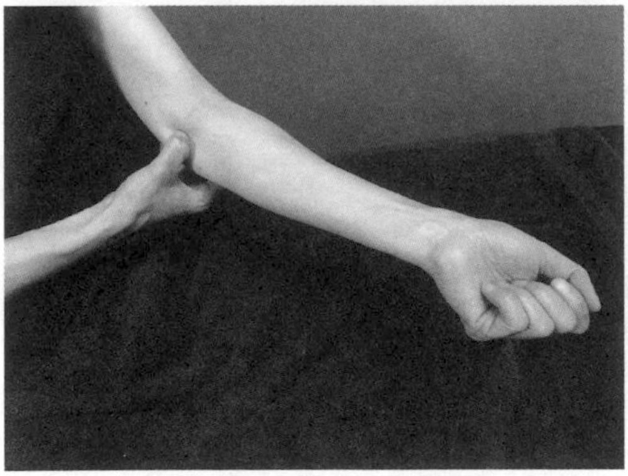

4. 大腸經的合穴—曲池

曲池穴為大腸經的合穴，五行屬土。大腸經的五行屬金，所以曲池穴是大腸經的母穴，可以補大腸經。許多針灸書籍都強調曲池穴可以清熱，但為何曲池穴可以清熱的原理，卻沒有被提及。筆者先前也對此問題感到疑惑，曲池穴的五行為土，以中醫理論而言，大腸與肺相表裡，照理說此穴是具有補大腸經與補肺經的功能，但針灸書籍並不強調曲池穴可補大腸經與補肺經，即所謂「培土生金法」的運用，反而強調其主治功能是清熱解表、散風止癢、消腫止痛，這實在令人不解。

但經筆者反覆思索後，終於悟出其中的奧義，由於曲池穴的五行屬土，所以能補脾胃之不足。脾胃中焦為身體臟腑的樞紐，負責升清降濁，使氣機得以通暢，就不會有鬱熱化火的問題，所以可透過健脾胃而調暢氣機，並疏通鬱熱。

另一方面，合穴也主治「逆氣」的問題，大腸經有逆氣，除了會造成便祕之外，大腸與肺相表裡，也容易導致肺有上火的症狀。而曲池穴正可以治此「逆氣」的問題，一方面可促進排便，一方面可補肺，使肺系統能發揮其「宣發」和「肅降」的功能，使身體的濕熱，透過「宣發」和「肅降」的功能，而得以清體表之風熱，又能瀉體內之火邪，是一個可表裡雙清之要穴。

因此，按摩曲池穴，不但可治療手肘疼痛，也能治療大腸經循行路線的疼痛，如前臂痛等。此外，也可疏散風熱所致的頭痛、咽喉腫痛，或風熱犯肺的咳嗽、氣喘，或是風疹、蕁麻疹、過敏性鼻炎等；亦可調節大腸功能，可治療濕、熱、氣、血壅滯於大腸，緩解由於腸胃內熱所致的頭痛、齒痛、腹脹、腹痛、急性腸胃炎、吐瀉、便祕、女性陰道分泌物增多等症狀。

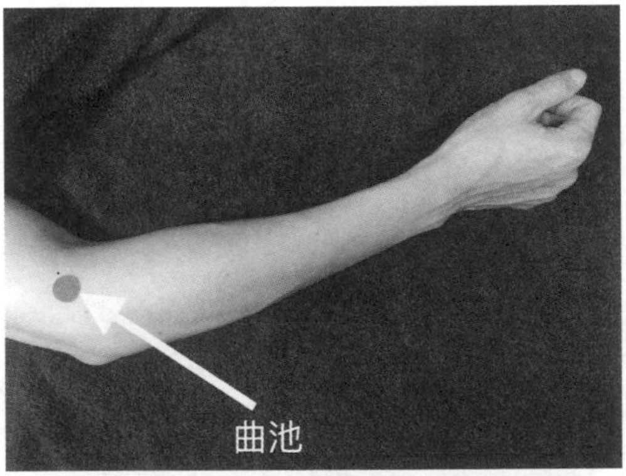

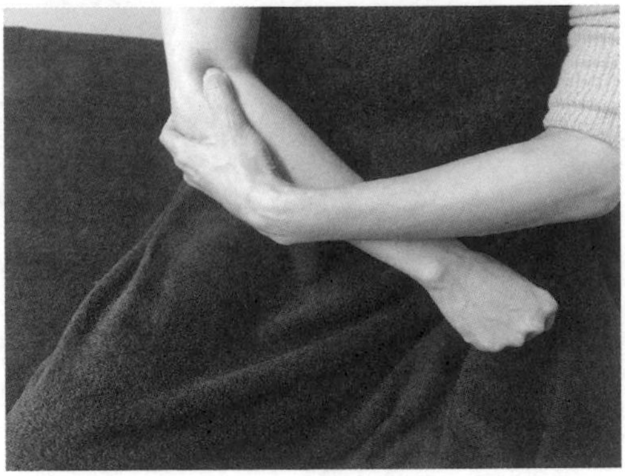

5. 三焦經的合穴—天井

天井穴的五行屬土，而三焦經的五行屬火，在五行的相生關係中火生土，所以天井穴是三焦經的子穴，可以瀉三焦經的火氣，即「實則瀉其子」的運用。三焦是一個將五臟六腑都包括在其中的大空腔，也可以解釋成是體內五臟六腑之間的空腔部位，是身體氣血津液的通道。

《中藏經》云：「三焦通，則內外上下皆通也」，三焦可分為上焦、中焦和下焦。將五臟六腑分為三個區域，分別是上焦的心、肺；中焦的脾、胃、肝、膽；和下焦的大小腸、腎與膀胱的生殖泌尿系統。此外另有一說，就生理及病理功能劃分，將肝、膽歸為下焦，亦提供此觀點做為參考。上焦有宣發肺氣的功能，中焦有消化吸收和轉輸水穀精微物質的功能，下焦有排泄糞便和尿液的功能。因此，《類經附翼・求正錄》認為三焦是「五臟六腑之總司」。

三焦經除了有以上功能外，以現代醫學而言，也包括了內分泌系統，三焦若是不通暢，就會造成內分泌失調，所以對於現代人常見的精神壓力，或女性更年期綜合症所產生的情緒不穩定等症狀，都可以從三焦經調節。

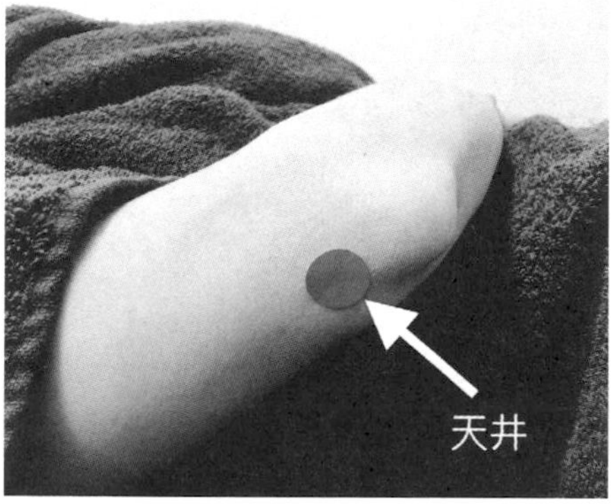

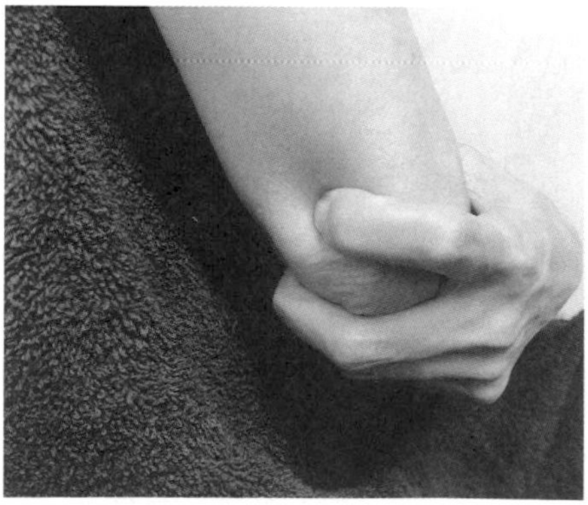

而天井穴為三焦經的子穴，可用來宣瀉三焦經的火氣，具有清熱涼血的作用，按摩該穴位，可緩解因三焦經火氣鬱結，而導致的偏頭痛、頸肩痛、背痛、扁桃腺炎、麥粒腫、淋巴結核等症狀。

6. 小腸經的合穴—小海

小海穴的五行屬土，而小腸經的五行屬火，在五行的相生關係中火生土，所以小海穴是小腸經的子穴，可以瀉小腸經的火氣，即「實則瀉其子」的運用。

小腸經的循行走向，從小指走到上臂、肩胛骨、頸部、臉部、耳朵，它的循行路線，也是它所主治的範圍，此即「經脈所過，主治所及」。《黃帝內經・靈樞・經脈》也提及，小腸經是「主液所生病者」，「津液」是指人體內臟腑孔竅的體液，及正常分泌物，中醫理論提到「汗為心之液，涕為肺之液，淚為肝之液，涎為脾之液，唾為腎之液」。此外，也應包含乳汁、月經、白帶、胃液、精液等體液，凡是與「液」有關的疾病，均須檢視小腸經是否有堵塞不通的問題。

《黃帝內經・靈樞・經脈》提及，小腸經「抵胃屬小腸」，所以小腸經與小腸有內部的連結，若小腸吸收營養不佳，就會出現造血功能障礙及貧血等症狀。若小腸經堵塞不通，也可能會出現如喉嚨腫痛、臉頰腫脹、無法轉動脖子、耳朵重聽、眼睛帶黃、上臂至肘部疼痛等症狀。若是這種種症狀，是屬於小腸經的實證或上火所造成，就可以按摩小海穴，以瀉小腸經的火氣。

小海穴在肘關節尺骨鷹嘴與肱骨內上髁之間的凹陷處，撥動該穴就會發麻，像觸電一樣。經常撥動按摩小海穴，可增強它的傳導力，也可強化心臟功能。小海穴的五行屬土，不但可消除小腸經的燥火，也可強健脾胃，增強消化功能。

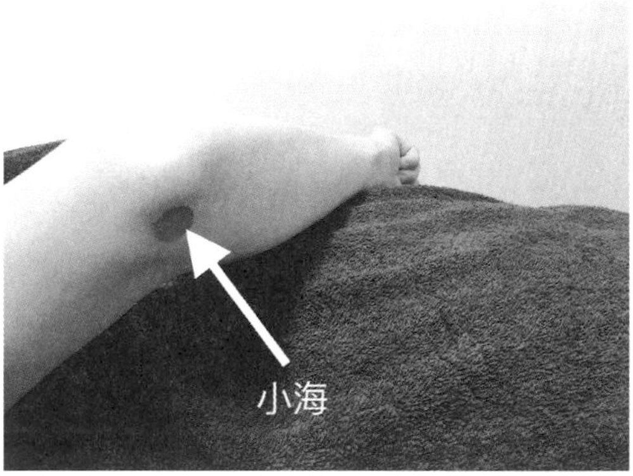

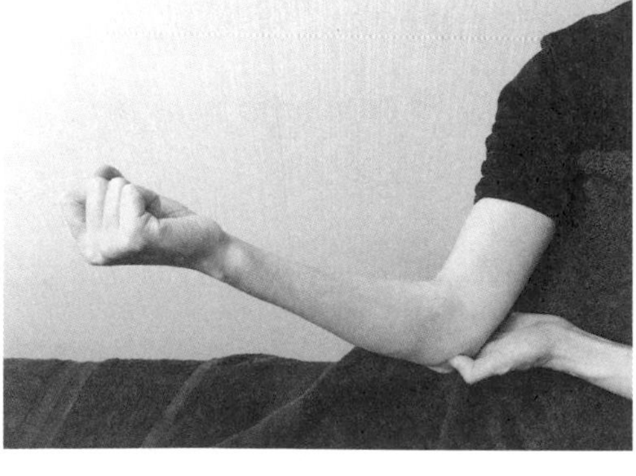

7. 脾經的合穴—陰陵泉

陰陵泉穴為脾經的合穴，五行屬水，即透過針刺或按摩陰陵泉穴，可以調理脾臟及脾經中有關水濕的問題，有健脾利濕的功效。

五臟之中，脾在中焦，是身體氣機升降的關鍵。脾為「後天之本，氣血生化之根源」，人一出生後，就要透過屬於「後天」的脾胃，將所攝入的營養物質運化全身，以供應全身的臟腑氣血之所需。胃的功能負責受納，而脾的功能負責運化。食物進入胃以後，由胃受納腐熟，並將食物變成食糜，再由脾進行消化、吸收，化生為精微營養物質，再運送至全身。

脾為陰土，喜燥惡濕。若濕氣過盛，就會產生痰飲，中

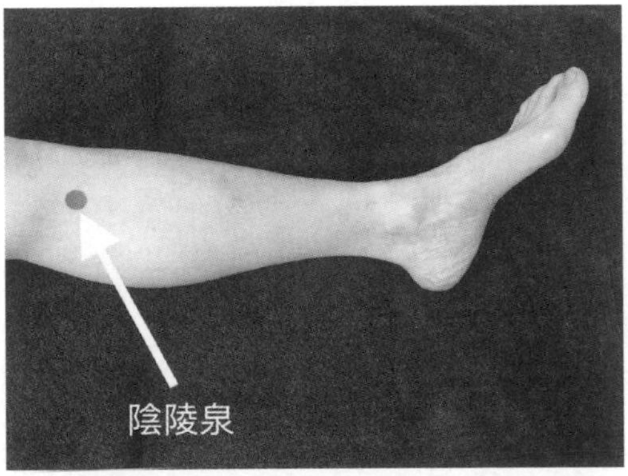

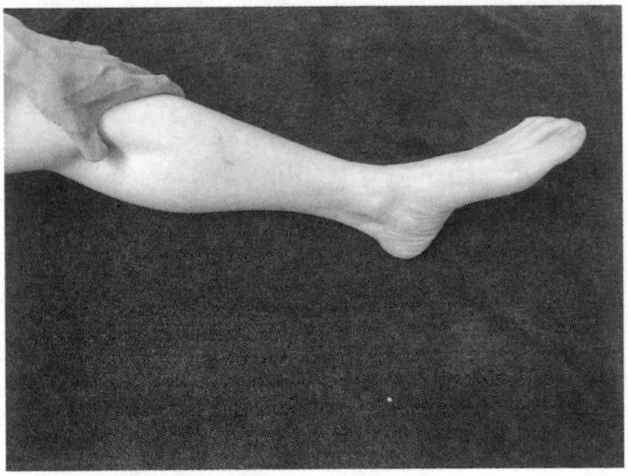

醫理論提到，「脾為生痰之源」、「痰為萬病之源」、「怪病多因痰作祟」。可見若脾產生問題，就無法運化水濕，水濕停滯的結果，就會變成痰飲，而造成各個臟腑的疾病，可藉由按摩陰陵泉穴以健脾利濕，調理脾臟及脾經中的水濕停滯問題。

若濕氣過盛，會導致消化功能失調，而產生胃脘脹滿、不思飲食、大便不成形等症狀。而若是脾經堵塞，從脾經的循行路線而言，從大腳趾內側，沿著腳內緣、小腿、膝蓋、大腿內側到腹股溝的脾經路線上，出現發冷、痠、脹、麻、疼痛等症狀，都可以藉由按摩陰陵泉穴，而得到疏通緩解。

8. 肝經的合穴—曲泉

曲泉穴的五行屬水，而肝經的五行屬木，在五行的相生關係中水能生木，所以曲泉穴是肝經的母穴。凡是肝功能下降，或是肝經虛弱、氣血不足，都可以藉由針刺或按摩曲泉穴以補其不足，此即「滋水涵木法」的運用，可以補腎也可以補肝。

在中醫理論中，肝的其中一項功能是「主藏血」，藏就是儲藏的意思，包含了三個含意，其一是指肝猶如一個「血庫」，可以把人體中暫時不用的血液貯藏其中。第二個含意是肝是血液的「調度中心」，除了貯藏有一定容量的血液外，還會依據身體的需要，適時地調節血量。如夜間睡眠時，身體所需的血量減少，部分血液就會回流到肝臟，並加以貯藏；而當工作或從事劇烈活動時，身體需要更多的血量以供應活動需求，血液就會由肝臟輸出，以供其使用。

而藏的第三個含意，就是指收攝、控制約束功能，即「肝，攝血也」。肝會協同脾將血液約束在脈道之中，若肝功能異常，而無法控制血行於脈道之中，就會造成人體的各種出血症，如腦溢血、視網膜出血、流鼻血、胃出血、便血等症狀。

肝還有一個與男性相關的功能，就是「肝主宗筋」，宗筋是指男性的生殖器。肝經的循行路線會繞過陰器，而陰器就是宗筋。因此，若肝經的氣血能量不足，則會影響到宗筋與男性生殖方面的問題。

而曲泉穴為肝經的母穴，

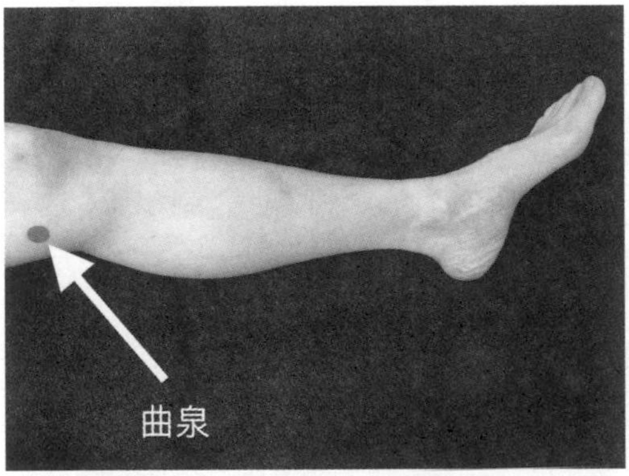

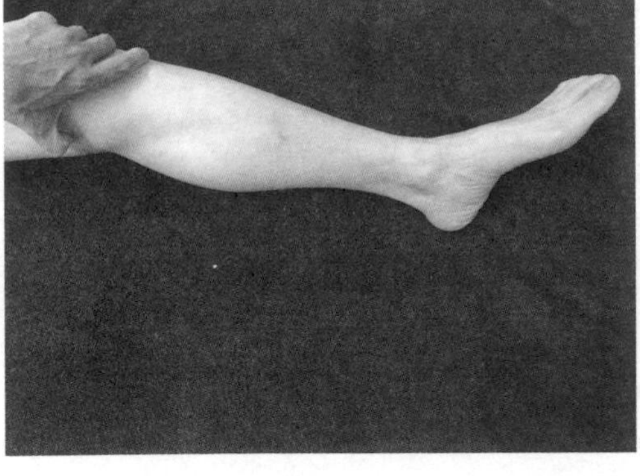

中醫理論提及「虛則補其母」，所以對肝虛所導致的頭脹眩暈、眼花目澀、心恐善驚、男性陽痿早洩、女性血虧不孕等症狀，都可以藉由針刺或按摩曲泉穴而起到補益的作用。此外，曲泉穴的五行為水，所以對於肝經的濕盛問題，也有利濕解毒的功效。

9. 腎經的合穴—陰谷

陰谷穴是腎經的合穴，五行屬水。因此，有關腎經上的水濕問題，如小便不利、尿道感染、遺精、陽痿早洩、陰囊濕癢、陰道搔癢、帶下等症狀，都可以藉由按摩陰谷穴而得到緩解。

此外，由於該穴為水穴，所以凡是腎經虛火上炎而導致

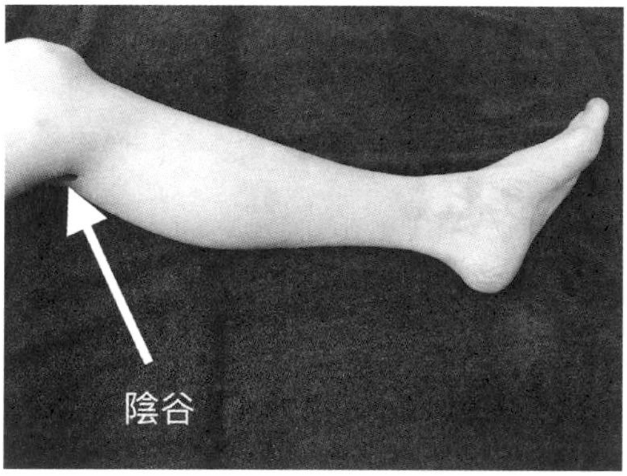

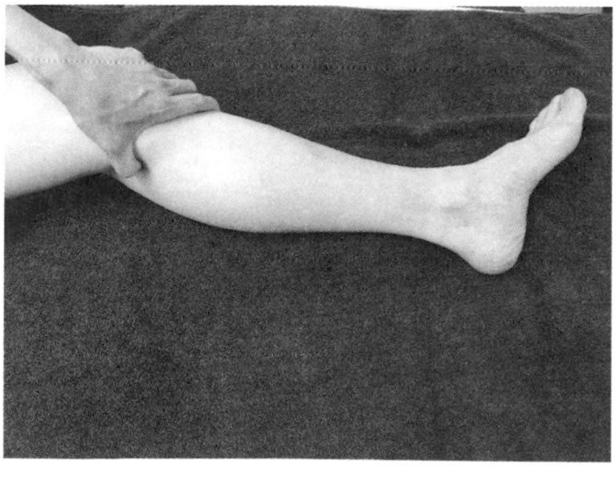

的口乾舌燥、發熱、咽腫、喉嚨乾痛、心煩等症狀，也都可以透過按摩陰谷穴，以水剋制腎火上炎的「逆氣」問題。此外，該穴位於膝蓋內側，也可以治療內側膝蓋痛的問題。

10. 胃經的合穴—足三里

足三里穴的五行屬土，可強健中焦的脾胃功能。在人體的穴位中，足三里穴可說是極為重要的穴位。《四總穴歌》云：「肚腹三里留」，即指凡是肚腹脾胃方面的病症問題，都可以用足三里穴治療。

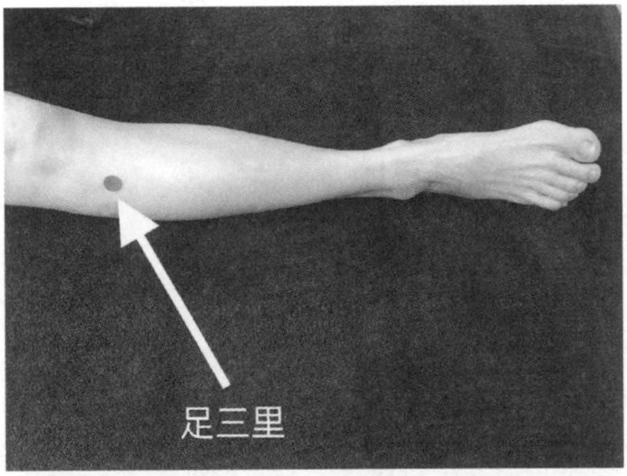

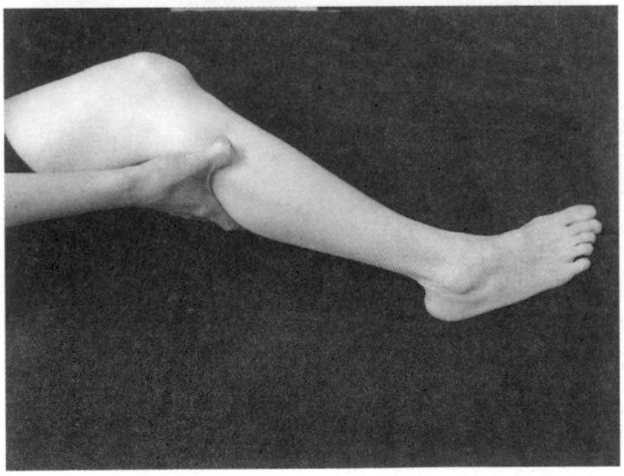

足三里穴不僅是胃經的合穴，也是胃腑的「下合穴」，《黃帝內經・靈樞・邪氣臟腑病形》云：「合治內腑……胃合於三里」，而《黃帝內經・

靈樞・四時氣》亦云：「邪在腑，取之合」。因此，足三里穴可以用來治胃病，經常按摩足三里穴，能有效地調節脾胃功能，並增強全身的氣血能量。

足三里穴也是延年益壽的重要穴位，諺語云：「三里常不乾，身體保平安」，即指經常艾灸足三里穴，可使身體康寧平安。不過要注意的是，三十歲以下的人或是幼兒，除非是罹患脾胃虛寒症，不宜經常艾灸足三里穴，否則易造成氣血的壅盛不通。

中醫理論提及，脾胃為「後天之本，氣血生化之根源」，而足陽明胃經又是一條多氣多血的經脈。因此，按摩足三里穴除了可以治療消化系統疾病外，也可以治療由於氣血能量不足，或循環不佳所導致的高血壓、糖尿病、頭痛、頭暈、產後乳汁不足等問題。由於可增益氣血能量，所以亦有養顏美容、補中氣提高免疫力等功效。

11. 膽經的合穴—陽陵泉

陽陵泉穴是「八會穴」之一，「八會穴」中「筋會陽陵」，即指筋氣會於陽陵泉穴，為治療筋病的要穴。具有舒筋和強筋的作用，如治療落枕、各種筋傷、中風半身不遂的主症或後遺症等筋病。

陽陵泉穴不僅是膽經的合穴，也是膽腑的「下合穴」。因此，陽陵泉可以用來治膽病，而「肝膽相表裡」、「肝膽多同病」，所以常肝膽同治，如肝鬱氣滯、肝膽濕熱、肝膽實火等所引起的病症，都可以使用陽陵泉穴做為治療。

陽陵泉穴也是治療膽囊疾病的要穴，針刺或按摩陽陵泉穴，對膽囊疾病有緩解的作用，可消炎並疏利膽汁，且有一定的排石效果，對急、慢性的膽囊炎、膽絞痛、黃疸、膽結石等症狀，均有其療效。

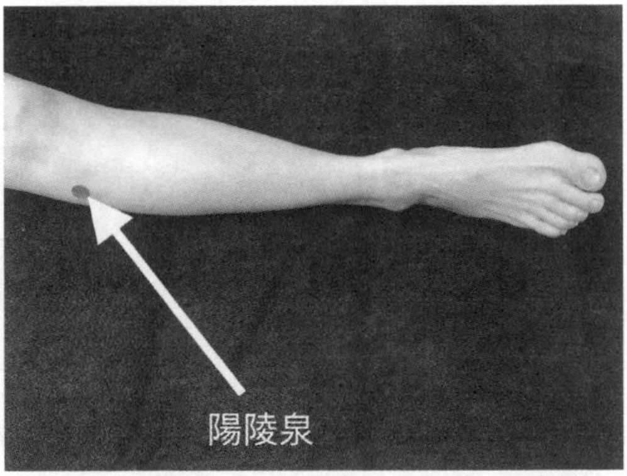

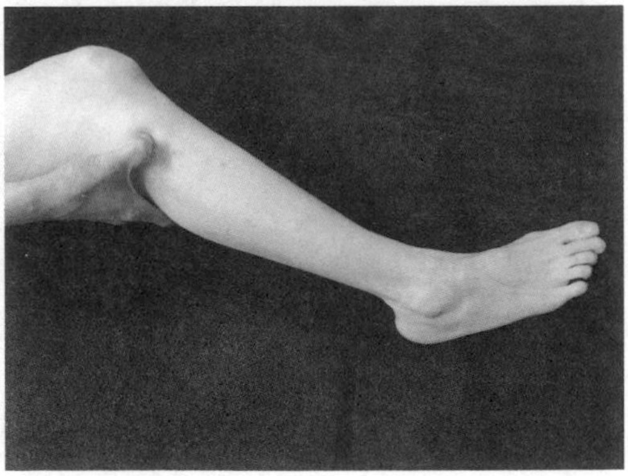

12. 膀胱經的合穴—委中

委中穴不僅是膀胱經的合穴，也是膀胱腑的「下合穴」，不僅可以治療膀胱經的問題，也可以治療膀胱臟器的問題。舉凡泌尿生殖系統疾病，如治療小便不利、遺尿、尿瀦留等症狀，都可以藉由針刺或按摩委中穴，而得到緩解。

《四總穴歌》云：「腰背委中求」，即指凡是腰背的病症問題，都可以用委中穴治療。許多針灸歌賦也都提及委中穴可治腰痛，如《席弘賦》提到：「委中專治腰間痛」，《靈光賦》也提到：「五般腰痛委中安」。腰痠背痛可說是現代人的文明病，也是在針灸臨床上最常見的痛症之一。只要經常按摩委中穴，就有助於強化腰腿力量，以緩解腰痠背痛。

背部的主要經脈，為督脈和膀胱經，所以經常按摩委中穴，就能疏通背部的膀胱經，以增加氣血循環。由於膀胱經夾著督脈，所以只要打通膀胱經，就能解決多數的腰背痛

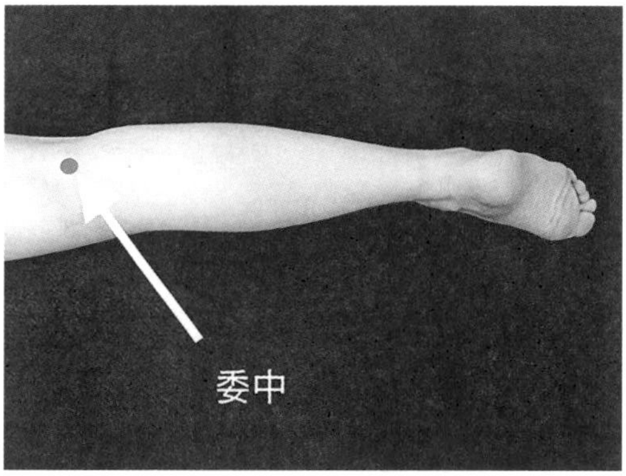

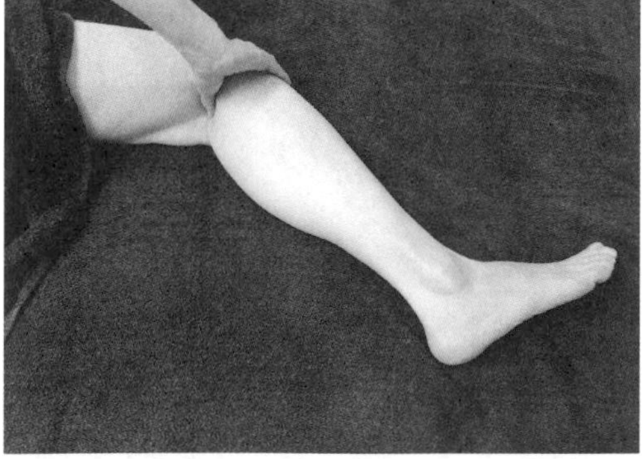

症。除了可以緩解腰背疼痛外，「經脈所過，主治所及」，也可以用來治療下肢無力、膝關節病變、小腿抽筋、脖子痠痛僵硬等病症。

由於委中穴的五行屬土，所以也可以治療消化系統疾病，如腹痛、急性吐瀉、急性胃腸炎等問題。

除了針刺與按摩治療外，在委中穴也經常會使用放血的方式，以治療急性腰扭傷，但對於虛症的患者需謹慎使用。

四、太極全息簡介

1973年張穎清教授發明了「生物全息診療法」，他的研究指出，在人體第二掌骨側的全息穴位分布節段上，正好與這些穴位所對應的人體部位或器官，在整體上的分布節段相同。所以可以根據壓痛點的反應和相對位置，來確定人體的對應部位或器官是否出現病變。並可透過在第二掌骨側的全息穴位上，施以針刺或按摩療法，而治療在人體對應部位或器官的疾病。這種診法和療法，稱之為「生物全息診療法」。

張穎清教授的《生物全息律》觀點，認為在生物體中，相對獨立的局部稱為「全息元」，同時也蘊藏著整體的全部信息，全息元可說是與整體成比例的縮影。如人體的上肢肱骨、前臂骨、第二掌骨、下肢的股骨、小腿骨……等都是全息元，都是人體的一個縮影。

「生物全息」的觀點，目前被廣泛地運用在中醫的診斷與治療上，如中醫的脈診，有脈診老師認為，診脈之法就是在摸「脈人」。將脈管的寸關尺部位，當作是一個人體來對應檢視，脈管的每一個部位，可對應到身體的相應部位，哪一個脈點出現異常，即代表人體的該相關部位或臟腑出現異常。

舌象診法也是如此，將舌頭看成是一個人形，舌頭的哪個部位出現異常，即代表人體在該相關部位或臟腑出現異常。面部的望診也是如此，人體中的全息相應診斷法可說是不勝枚舉。

「生物全息」的觀點，也被廣泛地運用在各種針法的治療上。如臍針療法將肚臍視為人體的縮影，腹針療法則是以腹部做為人體的縮影，耳針療法則認為耳朵形如胚胎倒影式的耳穴分布。又如頭皮針、掌針、腳底反射區等療法，都是全息法的運用。

在董氏奇穴中許多特殊穴的發現，也與全息反射區有關；而譚氏平衡針法中的「鏡像反射全息」和「影像反射全息」，也是全息法的運用。「王氏臟腑全息針法」則是運用「信息全息平衡」，以合穴倒馬針做為太極全息的運用。

古代聖人仰觀天象與俯察地理後，了悟「在天成象，在地成形」，人居於天地之間，為天、地、人三才之一，人身也是小宇宙，其理皆相通。古人雖未提到全息的名稱，但全息的概念已蘊藏其中。中醫學的整體觀，即「天人合一」體系下的觀念，認為人身即為一個小宇宙，而人體的任一局部，又可成為一個完整人體的縮影對應，即整體包含局部，而局部也蘊藏著整體的完整信息。

而什麼是「太極全息」呢?太極有大太極、中太極、小太極，太極可大可小，全息也是可大可小，古人說：「一花一世界，一葉一如來」、「芥子含須彌」，小小的芥子種子，也蘊藏著須彌山或是宇宙的全息。中醫也有「一物一太極」的概念，人身整體的太極中心點以肚臍為中心，但以「一物一太極」的全息觀點而言，全身又有許多的太極點。

大太極即手足各有一太極，即各以肘膝為太極，手肘為上肢的太極點，膝蓋為下肢的太極點，將手垂直放下時，也可發現手肘的位置，正好位在肚臍的水平線上，所以肘、膝對應於肚臍。

以「譚氏平衡針法」所提到的「鏡像反射全息」而言，肩關節對應髖關節，肘關節對應膝關節，這可視為一種大太極的全息。若以手腕和腳踝關節做為太極中心點，那麼往下至手指及腳趾，往上至手肘及膝蓋，也可以做為一種全息對應，這可視為中太極的全息。或是從腕踝往上至肩關節及髖關節，這也可以視為一種全息，只要按照等比例的相應順序即可。如果是局部的小全息，如第二掌骨全息，由手指往掌根的順序依次對應頭、頸、上肢、肺心、肝、胃、十二指腸、腎、腰、下腹、腿、足，這種全息對應，可視為一種小太極的全息。

以太極全息而言，身體的每一節段都可以對應整體，此即「一物一太極」，如果將肩到手視為一節段，而肘到手也視為一節段，肩膀是不是就對應到手肘呢？因此，扎在肘關節上，也可以治療肩關節的問題。在臨床上治療患者的肩痛，若依疼痛部位，診斷為病在大腸經，可以扎對側的曲池穴與手三里穴，通常就可以得到立竿見影的療效，這就是中太極全息的具體運用。

全息的對應相當活潑多樣化，不可拘泥。人體全息的奧妙，即在可取身體的任一個節段，來做等比例的全息對應。

陸

王氏臟腑全息針法的核心理論

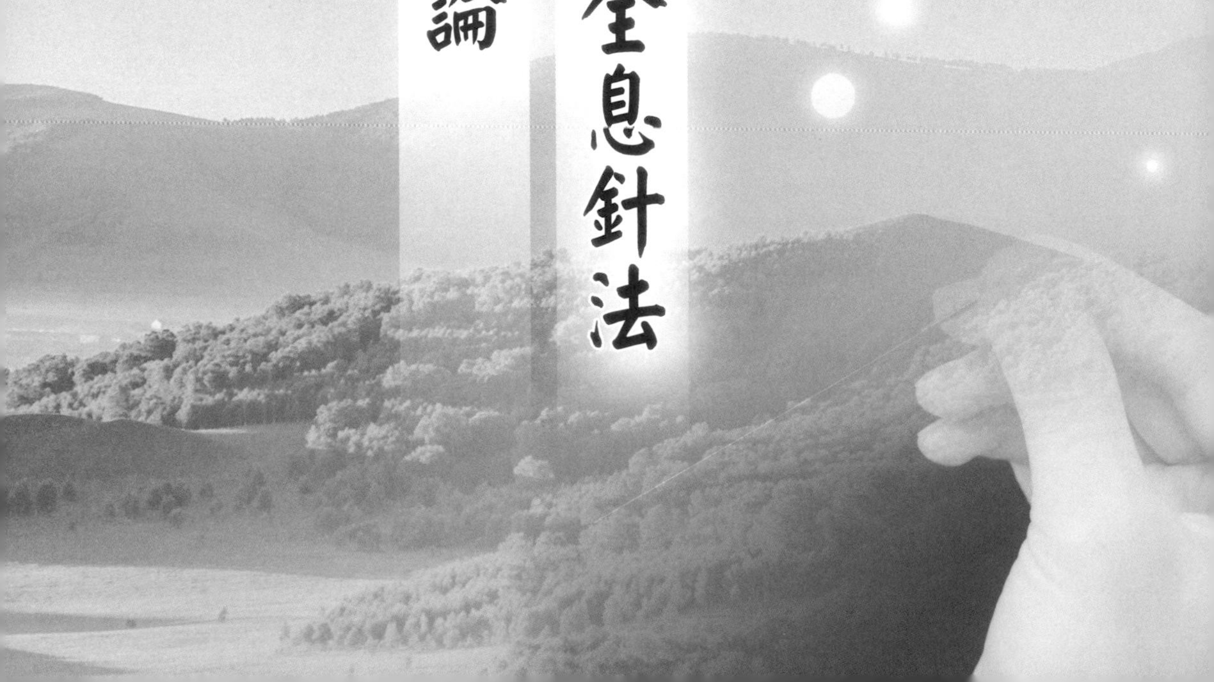

陸 王氏臟腑全息針法的核心理論

在筆者的診所裡，經常可看到原本愁容滿面的患者在扎完針後，筆者輕拍其患部，並詢問他們現在的感覺如何?患者往往會睜大眼睛驚訝地對筆者說：「這真是太神了」、「我的天啊，我的疼痛消失了」、「你是怎麼做到的?」筆者會微笑地回答：「你來對地方了」、「這是我的魔法」。

而筆者每日在診所中所使用的神奇針法，就是筆者所發明的「王氏臟腑全息針法」。無論是痛症、內科雜病或臟腑病的患者，都可以使用同樣的穴位治療，一般所使用的針數為二到六針，對絕大多數患者的治療效果都非常良好。

在本篇中，筆者會詳細地說明「王氏臟腑全息針法」的核心理論。筆者所發明的「王氏臟腑全息針法」，是整合了譚氏平衡針法、董氏針法、合穴與太極全息的部分理論觀點，再加上筆者長期的思索體悟與實證，所創制出的一套新針法系統。這是一套極為便捷的針法，經筆者多年臨床實踐驗證確實有效。

「王氏臟腑全息針法」，在命名上取「臟腑」二字，即是強調本針法不僅可快速緩解一般痛症外，重點是「標本同治」，可同時提升臟腑與經脈的氣血能量，促進氣血循環，故能通治臟腑病。取「全息」二字，即指以「合穴倒馬針」為治療核心，可達「信息全息平衡」。

「王氏臟腑全息針法」是一套革命性的新針法理論系統，具有系統性的理論架構，與確實有效的實證療效，且易學、易懂、易操作、效果好。其最大的特色是穴位固定，免去繁瑣的各種配穴法。

此法所使用的穴位，都是在肘膝關節附近的合穴與其倒馬穴，除了易於施行針術外，且由於合穴為經氣深藏聚合之處，所以針刺合穴可達事半功倍的治療功效。「合穴倒馬針」，是「王氏臟腑全息針法」的核心思維，重中之重的治療觀點。以合穴倒馬針為主軸，再透過拍打或動氣針法，引氣至患處，站在平衡調氣的高度，透過經脈平衡，以調理臟腑之氣，可同時治療痛症與臟腑病，而達到標本同治。

因此，無須強記各種穴位的主治功能及複雜的配穴，不但具有簡易高效的臨床操作性，也是異病同治的具體展現，對許多病症均能收到良效。對於一些複雜不易辨證的疾病，此針法更能展現其優越性，因為可同時平衡十二經脈，所以亦可在不易辨證的情況下，仍得到相當的療效。

傳統的中醫治療，強調要辨證論治，必須診斷患者的疾病證型後，才能確立治療原則，並開立中藥處方或處以針灸配穴。以針灸治療頭痛為例，頭痛的診斷，可分為「外感」與「內傷」兩大類。「外感」又可分為風寒、風熱、風濕……等諸多證型；「內傷」又可分為肝陽上亢、氣虛、血虛、腎虛、痰阻、血瘀……等諸多證型。在確定證型後，才選用配穴，而面對不同的證型，則需選用不同的配穴，可說是相當繁複且不易掌握。而「王氏臟腑全息針法」的殊勝之處，就是在治療上不需要分證型，所以在操作上非常簡便。

打一個比方，傳統中醫針法的辨證，如同手槍射擊，必須要有精準的定位，才能擊中目標。但「王氏臟腑全息針法」的療效，則如同大型砲彈的投放，覆蓋面就更加廣泛，只要是屬於「王氏臟腑全息針法」的適應症，即使不分證型，都可以達到良好的治療效果。

此外，「王氏臟腑全息針法」也提出一個新的針法學術觀點，即不能僅只停留在「得氣」的階段，尤其是在痛症的治療上，一定要做到通氣破結。在「王氏臟腑全息針法」的應用上，對通氣破結的操作與應用，超過對「得氣」的重視，筋結或氣結若能被通破，痛症也會消失或得到緩解。

以下筆者會針對「王氏臟腑全息針法」的基本核心觀點，詳細地闡述說明，也會說明本針法與譚針、董針的相關與歧異之處。

一、以經脈平衡治療痛症

在痛症的治療上，筆者採用了譚氏平衡針法中「針法一二三」(Acupuncture 123) 的步驟，但在第三個步驟所採取的方式與穴位，則與譚氏平衡針法有所不同。

譚氏平衡針法提出「針法一二三」（Acupuncture 123）的理論，認為針法的治療，必須要按照以下三個步驟進行：

◎ 針法步驟一（Acupuncture 1）：診斷疼痛的患處在哪條或哪些經脈上。

◎ 針法步驟二（Acupuncture 2）：根據患處的經脈，而選取其相應的平衡經脈。

◎ 針法步驟三（Acupuncture 3）：在所選取的平衡經脈上，找出全息影像所對應的阿是穴下針治療。

針法一二三（Acupuncture 123）的理論及操作上，首先要診斷疼痛的患處在哪條或哪些經脈上，下一步再選取能平衡調整該病經的相應經脈。然後在相應的經脈上，根據比例對應，在天應穴（阿是穴）或全息對應點上扎針，這就是針法一二三（Acupuncture 123）的理論及操作。此法是採用傳統的經脈診斷方法診病，即辨識所病何經，再結合現代的全息理論，在選取的平衡經脈上，對照比例上的阿是穴痛點取穴。

「王氏臟腑全息針法」在痛症的治療步驟上，第一步驟也是要先判斷出患處在哪條或哪些經脈上。第二步驟再找出能平衡調整該病經的相應經脈，而在第二步驟平衡經脈的選取上，譚氏平衡針法中有六個平衡系統可選用，但在「王氏臟腑全息針法」中，只採用譚氏平衡針法治痛症的系統一到系統三，與系統六的這四種方法。即系統一的「同名經」、系統二的「別經」、系統三的「表裡經」與系統六的「本經自治」。

但要說明的是，在譚針系統中，系統一、三、五要以對側平衡，即扎在健側上；而系統

二、四、六，則健側或患側的任一側皆可扎。但在「王氏臟腑全息針法」中，由於要配合動氣針法的操作，雖然系統二和系統六可扎任一側，但筆者通常都是採取對側扎法為主，即扎在健側上，也符合「左病右治，右病左治」的原則。

在選出平衡經脈後，就進入到第三步驟，在「王氏臟腑全息針法」中，治療痛症的第三步驟，不是使用譚針的穴位，而是以所選出平衡經脈的合穴倒馬針來平衡。

除了選用穴位的不同之外，以意義上而言，譚氏平衡針法在平衡上是屬於「比例對應式全息平衡」，是採用鏡像(Mirror)或影像(Image)平衡，是一種比例式的平衡，在平衡經脈上，找出比例對應上的阿是穴痛點施針。而「王氏臟腑全息針法」，是屬於「信息全息平衡」，並不是採用比例對應式的方法，而是強調太極全息，以合穴倒馬針達「信息全息平衡」，引導氣血至患處，以平衡堵塞或能量不足的經脈。

二、平衡十二經脈以通治臟腑病

在本書第柒篇的第一節〈王氏臟腑全息針法的治療模型發展歷程〉，會說明筆者在治療臟腑病的思維上，由譚氏平衡針法中的「太陰陽明證型」（陰陽動態平衡理論），到針刺肝脾腎三條經脈，可平衡全身十二條經脈，最後體悟到只需要同扎單側的手三陽經、或手三陰經、或足三陽經、或足三陰經，即可平衡全身十二經脈的思路進展過程。

在本節中，筆者僅說明「王氏臟腑全息針法」為何可透過針刺手三陽經、或手三陰經、或足三陽經、或足三陰經，即可平衡全身十二條經脈，以通治臟腑病。

在「王氏臟腑全息針法」中，筆者是採用譚氏平衡針法的系統一到系統三，及系統六的平衡法，做為經脈平衡法的運用。讀者可參照第參篇的第二節〈治療痛症的六個平衡系統〉，對上述提及的平衡法略作複習。

以下筆者將逐一由足三陰經、手三陽經、手三陰經和足三陽經以表格圖示，幫助讀者理解每條經脈可透過不同的平衡系統，會與相應的經脈相互平衡。而只要同扎足三陰經、或手三陽經、或手三陰經、或足三陽經，就可同時平衡全身十二條經脈。

首先，我們先來瞭解足三陰經是如何平衡全身十二條經脈，如以下表格所示：

	第一平衡系統 同名經	第二平衡系統 別經(臟腑別通)	第三平衡系統 表裡經
肝經(足厥陰)	心包經(手厥陰)	大腸經(手陽明)	膽經(足少陽)
脾經(足太陰)	肺經(手太陰)	小腸經(手太陽)	胃經(足陽明)
腎經(足少陰)	心經(手少陰)	三焦經(手少陽)	膀胱經(足太陽)

透過這個表格，我們可知道，扎肝經可同時平衡心包經、大腸經與膽經，當然也可治療肝經本經。扎脾經可同時平衡肺經、小腸經與胃經，與治療脾經本經。扎腎經可同時平衡心經、三焦經與膀胱經，與治療腎經本經。透過這個原理可知，若同時針刺肝脾腎三條經脈，即可平衡全身十二條經脈。

若是以另一個角度來說明，肝經如果有病，也可以藉由第一平衡系統的心包經來治療，或是藉由第二平衡系統的大腸經來治療，或是藉由第三平衡系統的膽經來治療，或是藉由扎肝經本經以自治。對於脾經或腎經的疾病，也是可利用此三種平衡系統或本經自治中的任一系統，找出相應的平衡經脈治療，讀者可參照以上表格，不再贅述。

以這個思路以此類推，同樣地，同時扎手三陽經脈，也可平衡全身十二條經脈，如以下表格所示：

	第一平衡系統 同名經	第二平衡系統 別經(臟腑別通)	第三平衡系統 表裡經
小腸經(手太陽)	膀胱經(足太陽)	脾經(足太陰)	心經(手少陰)
三焦經(手少陽)	膽經(足少陽)	腎經(足少陰)	心包經(手厥陰)
大腸經(手陽明)	胃經(足陽明)	肝經(足厥陰)	肺經(手太陰)

同樣地，同時扎手三陰經脈，也可平衡全身十二條經脈，如以下表格所示：

	第一平衡系統 同名經	第二平衡系統 別經(臟腑別通)	第三平衡系統 表裡經
心經(手少陰)	腎經(足少陰)	膽經(足少陽)	小腸經(手太陽)
心包經(手厥陰)	肝經(足厥陰)	胃經(足陽明)	三焦經(手少陽)
肺經(手太陰)	脾經(足太陰)	膀胱經(足太陽)	大腸經(手陽明)

同樣地，同時扎足三陽經脈，也可平衡全身十二條經脈，如以下表格所示：

	第一平衡系統 同名經	第二平衡系統 別經(臟腑別通)	第三平衡系統 表裡經
膽經(足少陽)	三焦經(手少陽)	心經(手少陰)	肝經(足厥陰)
胃經(足陽明)	大腸經(手陽明)	心包經(手厥陰)	脾經(足太陰)
膀胱經(足太陽)	小腸經(手太陽)	肺經(手太陰)	腎經(足少陰)

但此處的重點是，必須要同時扎手三陽經、或手三陰經、或足三陽經、或足三陰經，才能達到同時平衡全身十二條經脈的效果。若是選擇兩條手陽經，再加上一條手或足陰經，或一條足陽經，都可能會無法平衡到所有的經脈，治療效果就會受到影響。因此，若想平衡全身十二經脈，在「王氏臟腑全息針法」的經脈選用上，會在手三陽經、或手三陰經、或足三陽經、或足三陰經中，擇一種組合使用，而不會採用手二陽再加上一條手或足陰經，或手二陰再加上一條手或足陽經等手足陰陽混搭模式。

三、以合穴倒馬針做為治療的核心思維

「王氏臟腑全息針法」是以合穴為中心的倒馬針，做為治療上的核心思維。筆者認為各經脈五輸穴「井→滎→輸→經→合」的能量流布上，脈氣的運行是由小到大、由淺到深的過程，而合穴有著經氣如江河匯聚於大海之義，既然合穴在經脈上擁有如此強大豐沛的能量，當然可將重點放在合穴上，以調整及平衡全身的氣血能量。

肘膝合穴附近的肌肉豐厚，為氣血深聚之處，扎針深刺可激發深藏的氣血能量，對久病或病重者，可達到較佳的療效。

以手陽明大腸經的曲池穴為例，在譚氏平衡針法的「鏡像反射全息」中，可治療對側膝痛；而在「影像反射全息」中，則可治療腹臍、腰部、眼、耳、頭後枕部等問題。而以「王氏臟腑全息針法」所採取的「信息全息平衡」而言，針刺曲池合穴倒馬的功效及治療範圍就更大了，能同時治療痛症及臟腑疾病，達到標本同治的功效。

「王氏臟腑全息針法」在合穴理論中，只採用了合穴具有著經氣如江河匯聚於大海之義，

而不牽涉到其他五輸穴的理論功能、主治、五行屬性及下合穴等概念。

不強調的原因，是因為這不是本針法理論的思路主軸，「王氏臟腑全息針法」是站在經脈平衡調氣的高度來思維，而不是著重在合穴穴位的主治功能。雖說如此，但既然是扎在該穴位上，自然也會包括該穴位原本的主治功能，及下合穴等主治功能，但這是屬於附帶的效益，並不屬於「王氏臟腑全息針法」的核心思維及內容。

此外，「王氏臟腑全息針法」取肘膝附近穴位的理由，除了在此區域的穴位符合合穴理論外，另一個重要的原因，則是在此區域可深刺透穴，若在腕踝部則較難深刺，而在肩部又不易定位，且患者需脫衣治療，會較為不便。

以腰臀痛為例，以董氏針法而言，可以扎靈骨、大白、腕骨等穴；以傳統針法而言，可扎腎腧、大腸腧、環跳、委中等穴；而「王氏臟腑全息針法」則可針刺手肘的「肘陽六針」，因為可深刺，也適合痛症較嚴重或能量低弱者，亦可免去掀開衣褲之不便。再者，所選取的穴位都在肘膝關節附近，可容易且安全地施行針術。此外，關節處也如同是關卡一般，是氣血能量容易堵塞之處，在此處扎針也有助於疏通經脈的阻滯。

在中醫的治療上，經常提到要滑利關節，即潤滑關節使其利於活動。而所有的合穴都是位於關節的位置，刺激合穴可達滑利關節的作用。

「王氏臟腑全息針法」除了以合穴做為基本穴位外，配合上董氏倒馬針法的理論，在肘膝附近的穴位，選取一個相鄰的穴位，做為合穴的倒馬穴，以協同治療與強化療效。如曲池穴搭配手三里穴、足三里穴搭配上巨虛穴……等倒馬穴組合，讓治療的力道倍增。

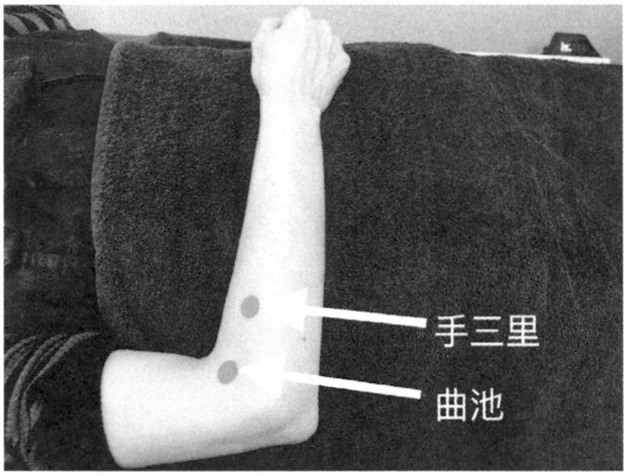

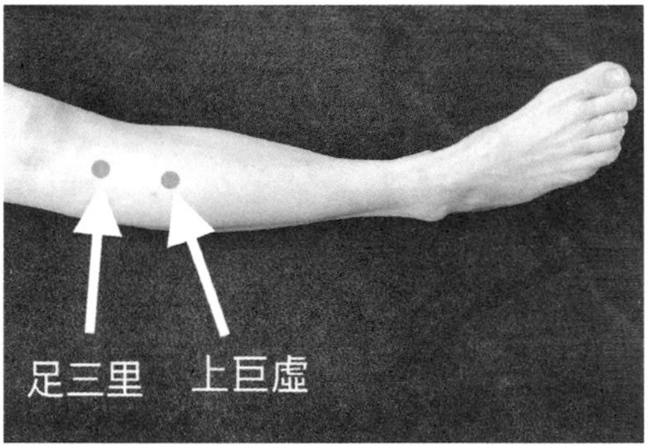

「王氏臟腑全息針法」中合穴的倒馬穴，有定穴但無定點，可就筋結或氣結處取定位點，與合穴形成倒馬，此合穴倒馬穴與合穴之間的距離，通常會在一點五寸到兩寸之間，最遠以不超過三寸為原則。

以合穴結合合穴倒馬穴的組合，可說是「王氏臟腑全息針法」的核心精髓，重中之重的觀念，單用合穴的效果雖好，但再加上合穴的倒馬穴，那更是療效倍增。不但提高療效，也加大了治療臟腑的範圍。

「王氏臟腑全息針法」以合穴倒馬針為主軸，再透過拍打或動氣針法，引氣至患處，站在平衡調氣的思維高度，可同時調理痛症與臟腑而標本同治。

四、運用太極全息以達信息全息平衡

「王氏臟腑全息針法」在運用太極全息相應理論時，是以肘膝做為太極，手肘為上肢的太極，膝蓋為下肢的太極，對應於肚臍的部位。「王氏臟腑全息針法」採用合穴為基本穴，不只是根據合穴理論，也是因為在太極全息相應理論中，合穴的位置相對應於肚臍。而人身整體之太極以肚臍為中心，其為人體的能量中樞，而肘膝對應於肚臍，因此針刺肘膝可治療臟腑病。

「王氏臟腑全息針法」採用合穴為太極中心，再加上鄰近的合穴倒馬穴輔助，而形成以合穴為太極中樞的倒馬格局，且蘊含了以上針治上部，下針治下部的全息意義。如果只扎合穴，那只能說是一個點，但若是加上合穴的倒馬穴，那就是形成以合穴為太極中心點，向外畫出圓形，想像一下圓規的形態，合穴猶如圓規的針，合穴的倒馬穴如同圓規的筆，畫出的圓形可大可小，能量不斷地向外波動振盪。

合穴的太極能量中心居中，當激活太極能量中心後，能量會如波浪般地往外湧動，經脈能量若能通暢地流動，即能通暢氣血與緩解痛症，也能裨益所有的臟腑問題。

在「王氏臟腑全息針法」中，不強調肢體或軀幹部位比例對應式的扎針點，所以不用對照比例上的阿是穴，而是強調太極全息，以合穴倒馬針達「信息全息平衡」，引氣至患處，以平衡堵塞或能量不足的經脈，經脈疏通後，症狀及痛症也會迅速得到緩解。

五、王氏通氣破結針法

筆者在發明「王氏臟腑全息針法」後，即不斷地思索如何能更增強本針法的療效，在實踐過程中，也領悟出一個新的針法學術觀點，即在針刺過程中，要能做到通氣破結。

在「王氏臟腑全息針法」的針刺手法上，無須使用彈法、刮法、搖法、搓法、飛法和搗法……等方法，也不使用燒山火、透天涼……等複合式手法，也無須使用補瀉手法，唯一強調的是要做到通氣破結。

筆者將此針刺手法命名為「王氏三維通氣破結行針法」，簡稱「王氏通氣破結針法」，為何強調「三維」的目的，主要就是在強調針刺時，醫者要注意針下的感覺，腦中要有一個三維立體的呈像，要體會氣結及筋結的位置所在，並對其加以通氣破結。

傳統針法理論上，針刺治療是強調針刺時要能「得氣」，即針下要有如魚吞鉤的沉緊感，患者也要有痠麻脹重的感覺。但在採用「王氏通氣破結針法」時，並不著重要能得氣，而更強調要達到通氣破結，通氣破結比得氣更重要。

若針下空虛無物，那反而是表示那個位置沒有氣結，並沒有阻滯不通。若針下出現如同踩在泥淖裡，有著難以拔出的沉滯感，或針像是被磁石吸住了，或刺到如同硬結之物，醫者必須要進行通氣破結，而不僅是留針了。

雖說氣有夏浮冬沉之說，但我們還是要以患者目前實際的身體狀況做為考量。若患者的病位及經脈堵塞的部位在沉部，即使是在夏天的季節也是要深刺；反之，若是病位及經脈堵塞的部位在浮部，即使是在冬天的季節，也是要在浮部淺刺。

話雖如此，但根據筆者的經驗，經脈的氣結堵塞或筋結結塊的位置，通常都在中部或中部略偏沉部的部位。但也有少數例子，通氣破結的運用，是在淺表的部位。

有一位患者右臉頰至下巴區三叉神經痛已持續二十年，長期服用止痛劑，每天要吃九顆消炎止痛劑，輕碰臉頰下巴處即感到非常疼痛。診斷為右側大腸經及胃經堵塞，考慮其疼痛部位在肌表，所以筆者採取淺刺，先輕觸左手肺經、心包經，在這兩條平衡經脈的合穴，及合穴附近的結節處淺刺，並進行通氣破結，針畢患者的疼痛感立即得到緩解。此案例即說明治療肌表疼痛，需在淺部進行通氣破結。

若判斷所選取的平衡經脈無誤，但扎針時，卻感覺針下空虛，該部位並無阻滯感，可嘗試扎在鄰近部位，或改以三寸針往更深的部位探刺。亦可先藉由觸診以確定結節所在，針刺時醫者需靜心凝神以體會針下的感覺，探刺找到不同層次位置的結節後，再行通氣破結之法。探刺的同時，即可瞭解氣結或筋結阻滯的程度和範圍，此法兼具診斷及治療之功效。

治療上以少針多刺為原則，可將針略微上提後，再調整針尖角度刺向不同的位置。藉由針刺不同的角度及深度，以處理不同的氣結或筋結，但在氣結或筋結嚴重的情況下，可在該處多加一組合穴倒馬，以及改用粗針通氣破結，以達較佳的治療效果。

每條經脈上，都可能會存在著氣結或筋結，此為經脈的堵塞之處。以「王氏通氣破結針法」而言，會在合穴附近的位置輕觸探尋，若感覺有凹凸不平處，即是氣結或筋結的位置。有些經脈的氣結或筋結較深，輕觸不易察覺，要往深層處撥筋才有感覺。

以「王氏通氣破結針法」扎在反應點時，要從不同的深度及方向以通氣破結。針尖就是探測器，需用心體會針下的手感，是扎到何物，要能分辨是扎到筋結或是氣結，還是骨頭的感覺。千萬不可已經碰到骨頭後還在猛插，就會傷到骨膜。

在進行通氣破結時，若氣結的阻滯程度較輕，行針幾下後，就會感到如同突然刺破氣球般，手下感到通暢無阻，即表示氣結已通，此時患者的痛症通常會立即消失或緩解，此即「通則不痛」。若還沒有立即緩解，即表示還有其他的問題，若黏滯不通的程度較為嚴重，就需要進行多次的通氣破結。

患者若是能量較低或阻滯嚴重者，在行通氣破結針法時，不但會覺得行針黏滯，且阻滯範圍大，好像踩在泥淖裡，腳拔不出來的感覺，這也提示了預後不佳，需要多次治療，患者更需加強配合功法鍛鍊，以提升療效。亦可選擇三陽經的組合來調理，因為三陽經中包含了陽明經，陽明經為多氣多血的經脈，有助於能量特別低弱的患者以提升氣血能量。

有些患者的痛症病程較久，在進行通氣破結時，醫者可能會感覺到在浮中沉各層中皆有阻滯感，需分層通氣破結，而不是直接扎到中部或沉部，而略過淺表部的氣結或筋結。

當使用「王氏通氣破結針法」時，並不強調醫者需以意念在針上導氣，一般而言，在通氣破結後，患者的疼痛就能立即消失或得到緩解。且在留針的過程中，患者只要能充分地休息甚至入眠，治療的效果就會相當良好。但若是患者無法放鬆休息，也可讓患者活動患部，以引氣至患處後，再配合呼吸吐納與意念上的觀想，患者可觀想堵塞的氣在慢慢通暢，疼痛越來越輕，這也是董針在「動氣針法」上的運用。

六、王氏臟腑全息針法與譚針、董針的歧異處

在本篇的最後，筆者總結說明「王氏臟腑全息針法」與譚氏平衡針法、董氏針法，在理論觀點與操作方法上，其相關與歧異之處。

（一）使用合穴倒馬針組合，而不是使用譚針穴位

在痛症的治療上，筆者也是採用譚針針法一二三 (Acupuncture 123) 的步驟，在步驟一中，首先是診斷病在何經。但在步驟二平衡經脈的選取上，「王氏臟腑全息針法」只採用譚氏平衡針法中，治療痛症的系統一到系統三與系統六這四種平衡法。而步驟三所採取的方式與穴位，也與譚氏平衡針法有所不同，是以相應平衡經脈的合穴倒馬針來平衡，而不是使用譚針

的穴位。

（二）屬於信息全息平衡，而不是比例對應式全息平衡

除了選用穴位的不同之外，以意義上而言，譚氏平衡針法在平衡上是屬於「比例對應式全息平衡」。而「王氏臟腑全息針法」，則是屬於「信息全息平衡」，無須對照身體的節段比例扎針。在治療痛症和臟腑病上，都是以合穴倒馬針做為治療的核心思維，透過引氣至患處，以達經脈平衡。所以「王氏臟腑全息針法」，不但所選取的穴位與譚氏平衡針法不同，在平衡的意義上也有所不同。

此外，譚針強調扎在平衡經脈對照比例的阿是穴痛點上。而「王氏臟腑全息針法」則除了強調「信息全息平衡」外，也著重使用「王氏通氣破結針法」，在氣結或筋結處通氣破結。

譚針在治療手部及足部的局部痛症上，是採用手足對側對應扎法，如治療右手的大拇指痛，則扎在左腳的大趾上，而不是採用系統一到系統六的平衡法。筆者認為其原因應該是掌足多骨，以平衡系統而言，經氣相對較不易到達，而採取手足對側對應扎法的效果較佳。而「王氏臟腑全息針法」由於是屬於「信息全息平衡」，所以治療掌足痛症的療效亦佳，如治療左

腳跟骨痛，診斷為病在左側足太陽膀胱經與足少陰腎經，扎右側小腸經和三焦經的合穴倒馬，效果也是立竿見影，不一定只能採用手足對側對應扎法。

（三）僅扎單側穴位，即可平衡全身經脈

針對全身功能性失調的問題，或臟腑病的治療上，譚氏平衡針法強調要同時扎四肢，以達到動態平衡與靜態平衡。而「王氏臟腑全息針法」則強調同扎單側的手三陽經、或手三陰經、或足三陽經、或足三陰經，即可達到全身十二經脈的平衡。

（四）無須選用證型，即可通治臟腑病

譚氏平衡針法在治療臟腑病上，需要隨其選擇之八卦法、季節卦、五行卦……等不同方法，而選用不同的穴位。也需根據患者的症狀、體質及人格特質，以決定需使用何種證型來平衡。不同人格特質的患者，需要選擇相應其人格特質的證型模式，如太陰陽明證型、腎陽明證型、厥陰陽明證型、少陰太陽證型、太陰太陽證型……等等。不同的證型，要使用不同的經脈來平衡，所選用的穴位也有所不同，其內容較為複雜深奧，要選用何種證型治療患者，

初學者實不易掌握。

「王氏臟腑全息針法」則無須考慮證型，對於功能性失調的全身性問題，或臟腑病的治療上，只要扎單側的肘陽六針、或肘陰六針、或膝陽六針、或膝陰六針，即可達到全身十二經脈的平衡。所以無須根據患者的症狀、體質及人格特質來選擇證型。只需使用一套平衡模型，採用相同固定的穴位，相當簡單易懂，可執簡御繁，標本同治且收效弘大。

（五）可同時治療痛症及臟腑病，標本同治

「王氏臟腑全息針法」強調扎單側的肘陽六針、或肘陰六針、或膝陽六針、或膝陰六針，即可達到全身十二經脈的平衡。此外，重視通氣破結，並藉由輕拍患處或動氣針法，引氣至患處，所以對於痛症及臟腑病，可達標本同治之功效。

（六）僅使用董氏針法的原則，而不用其穴位

「王氏臟腑全息針法」僅使用董氏針法的原則，而不用其穴位。所使用到的治療原則，

包括倒馬針法、動氣針法、體應原則、貼骨進針。

「王氏臟腑全息針法」雖是筆者所發明，在使用上極為高效便捷，但若不是受到這些大師們的啟發，也無法產生創制這套針法的靈感，在此向其致敬，頂禮感恩。

柒

王氏臟腑全息針法祕要

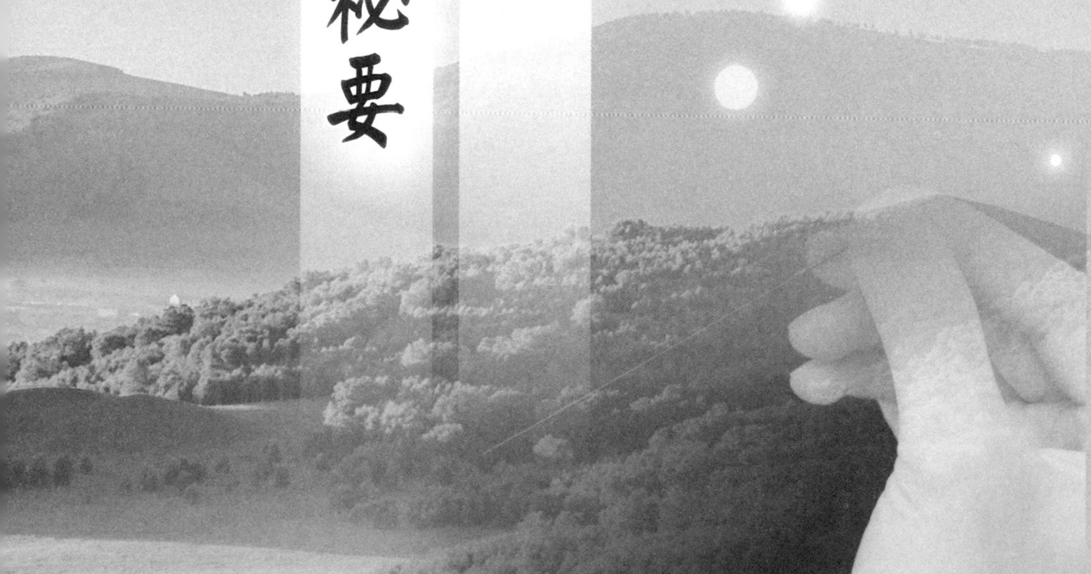

柒 王氏臟腑全息針法祕要

在本篇中，筆者會詳細且具體地說明「王氏臟腑全息針法」中，有關穴位的定位、角度、深度、針刺原則……等實際操作的方法。也會向讀者分享本針法的殊勝性，與筆者在使用本針法時的經驗與體悟，這些體悟本應是祕法，不輕易傳授，但現在因緣已經具足，在此分享給與本針法有緣的讀者。

本篇第一節中所提到「王氏臟腑全息針法」的穴位，在第二節中會詳細地說明其具體位置。治療痛症和治療臟腑病的思路上，雖有所不同，但還是使用相同的穴位。

一、王氏臟腑全息針法的治療模型發展歷程

在本節中，筆者會向讀者說明「王氏臟腑全息針法」所經歷的演化發展歷程，這其中包

括兩個部分：其一是建立痛症的治療模型；其二是建立內科雜病與臟腑病的治療模型。

在痛症的治療上，本針法採用了譚針針法一二三 (Acupuncture 123) 的治療步驟，但最主要的差異，是在步驟三所採取的方式與穴位，與譚氏平衡針法有所不同，是以相應平衡經脈的合穴倒馬針來平衡，而不是使用譚針的穴位。下文對於這些經脈穴位的所在位置，會有詳細的說明。

而在治療臟腑病上，由於臟腑病是屬於全身系統性的失調，並不是單一的一條經脈堵塞，所以需要調節全身系統與所有經脈的平衡，在治療的思路及做法上，會與治療痛症有所不同。

筆者在之前的章節也已提及，譚氏平衡針法在治療臟腑病上，建構了靜態平衡和動態平衡的結構，也設計出許多不同的治療證型，而在治療證型的選用上，就要根據患者的症狀，甚至是人格特質來決定。這些治療證型博大精深，對初學者而言，並不容易掌握。

因此，筆者不斷地思索，如何建立一個可執簡御繁，且能通用的治療模型。經過一段時間的思索研究與體悟，發現到在譚針當中，提及針刺肝、脾、腎三條經脈，可平衡全身十二條經脈，筆者認為這是一個相當重要的觀點，但在譚針中，並沒有特別突顯其重要性，這是殊為可惜之處。這是由於譚針在臟腑病的治療上，較著重於針對不同的病症、或不同的患者體質、或不同的人格特質，需以不同的證型治之。

在發現這個關鍵點後，筆者以譚氏平衡針法中的「太陰陽明證型」（陰陽動態平衡理論）為基本模式，再加上針刺肝、脾、腎三條經脈，可平衡全身十二條經脈的思路，設計出一個可通治臟腑病的治療模型。

而筆者透過針刺肝、脾、腎三條經脈，可平衡全身十二條經脈的這個重大關鍵思路，其後也讓筆者由原本治療臟腑病的雙側平衡模型，進入到扎單側即可達到平衡的治療思路。期間也曾以單側同側的足三陰經與手三陽經相結合的治療模型，治療患者的臟腑病。最後，確立以足三陰經同扎，即可平衡全身十二條經脈，做為本針法的治療模型。

接著以此類推，同扎手或足的三陽經也可以平衡十二條經脈。而既然這樣的做法，已經可以平衡全身的十二條經脈，自然就無需扎左右雙側，或單側同側的上下肢，只需扎單側的手或足即可。但重點是必須同扎手三陽經、或手三陰經、或足三陽經、或足三陰經。如此的做法，也可以減少扎針的針數，降低患者治療的痛苦指數。

「王氏臟腑全息針法」的治療模型發展歷程

（一）原始期的治療模型：四肢全息十二針

「四肢全息十二針」的治療模型，是「王氏臟腑全息針法」的原始架構，是最早期的做法。

在治療臟腑病的思維上，「王氏臟腑全息針法」理論的原始架構，是以譚氏平衡針法的「太陰陽明證型」做為基本架構，在這套架構中，包括了肺經、大腸經、脾經和胃經四條經脈。

譚老師在治療臟腑病時，喜用「太陰陽明證型」做為起手式，此為「脾胃為後天之本，氣血生化之源」的思路。若此證型的治療效果不佳時，才會選用其他的證型模式。譚氏平衡針法的「太陰陽明證型」如下圖所示，左右側可互換，互換時手足要同時換，才不會破壞該證型的平衡狀態。

「王氏臟腑全息針法」在治療臟腑病的原始架構上，是以譚針的「太陰

譚氏平衡針法太陰陽明證型

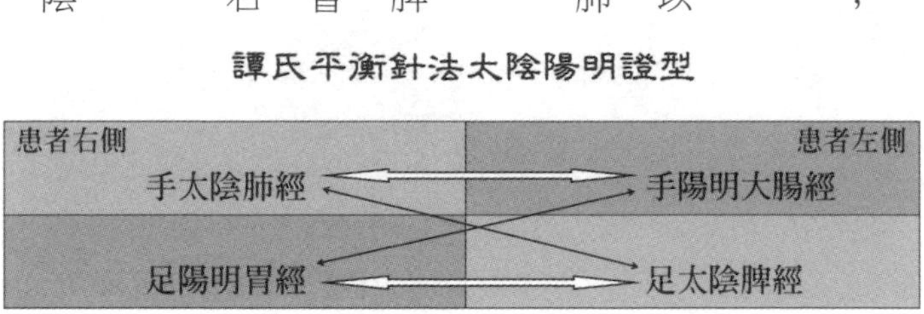

陽明證型」為基礎，此外在脾經旁，又加針了肝經及腎經兩條經脈，取肝脾腎三經聯合，可平衡全身十二經脈之義。此為「王氏臟腑全息針法」在治療臟腑病的原始架構中，所選用的經脈組合，但不是採用譚針之穴位。「王氏臟腑全息針法」是以合穴倒馬針做為治療的核心思維，其原始架構模型如下圖所示：

在此平衡架構下，左手扎大腸經的曲池、手三里；左腳扎脾經的陰陵泉、地機，肝經的曲泉、膝關，腎經的陰谷、陰谷下約兩寸處的陰谷下A；右手扎肺經的尺澤、尺澤下約兩寸處的尺澤下A；右腳扎胃經的足三里、上巨虛。左右側可互換，互換時手足要同時換，才不會破壞該證型的平衡狀態。

王氏臟腑全息針法四肢全息十二針治療模型

患者右側	患者左側
手太陰肺經－尺澤+尺澤下 A	手陽明大腸經－曲池+手三里
足陽明胃經－足三里+上巨虛	足太陰脾經－陰陵泉+地機 足厥陰肝經－曲泉+膝關 足少陰腎經－陰谷+陰谷下 A

以上為筆者所使用的原始治療模型，且沿用扎手足四肢以達靜態及動態平衡，可治療各種痛症及臟腑病。雖然這個平衡模型甚佳，但因為所用的針數較多，患者要承受的針刺痛楚較大，所以筆者還是不太滿意，因而不斷思索減少針數的改良之法，以降低患者扎針的痛楚。

以治療的效果而言，「王氏臟腑全息針法」的原始治療模型，是一組功能強大的模型，只是由於要扎的針數較多，所以筆者目前已不再使用此治療模型，但對喜歡多扎針的患者而言，這也是一個可以採用的選項。

（二）過渡中的治療模型：單側手足全息十二針

「單側手足全息十二針」的治療模型，是「王氏臟腑全息針法」在第二階段的做法。

在「王氏臟腑全息針法」的發展初期，以治療臟腑病而言，還是採用扎在四肢的平衡法，依然遵循譚針靜態平衡和動態平衡的架構模型。但到了第二階段，則開始採用針刺單側的方式。「單側手足全息十二針」，顧名思義是指扎單側的手和足。這種扎單側的手和足的方法，有兩種治療模型。這是從雙側平衡的治療模型，走向單側平衡的治療模型的過渡階段。

◎第一種治療模型與穴位

第一種治療模型是扎足三陰經，再加上扎同側手三陽經的模型。這是在肝脾腎三經聯合，可平衡全身十二經脈的基礎上，再加上扎同側的手三陽經以達陰陽平衡並加強療效的思路。包括了足三陰經的足太陰脾經、足厥陰肝經和足少陰腎經；再加上同側手三陽經的手陽明大腸經、手少陽三焦經和手太陽小腸經。

扎大腸經的曲池、手三里，與三焦經的天井、天井上約兩寸處的天井上A，與小腸經的肘上骨縫旁的小海上A1、及其上約兩寸處的小海上A2，此即「肘陽六針」。再加上前述的「膝陰六針」，扎脾經的陰陵泉、地機，與肝經的曲泉、膝關，與腎經的陰谷、陰谷下約兩寸處的陰谷下A。

◎第二種治療模型與穴位

在建立以手足單側平衡的第一種治療模型後，以此類推，筆者也在此階段建立第二種治療模型，即扎手三陰經，再加上同側足三陽經的模型。包括了手三陰經的手太陰肺經、手厥陰心包經和手少陰心經；再加上同側足三陽經的足陽明胃經、足少陽膽經和足太陽膀胱經。

扎肺經的尺澤、尺澤下約兩寸處的尺澤下A，與心包經的曲澤、曲澤下約兩寸處的曲澤下A，與心經的少海、少海下約兩寸處的少海下A，此即「肘陰六針」。再加上「膝陽六針」，扎胃經的足三里、上巨虛，與膽經的陽陵泉、陽陵泉下約兩寸處的陽陵泉下A，與膀胱經的委中、合陽。

第二種治療模型，也是在手足陰陽平衡的概念下，推衍出扎手三陰經，再加上足三陽經的做法。單側手足全息十二針的這兩個模型組合，以平衡的角度而言，也是強調一陰一陽，一手一足，但在概念上，已與譚針的靜態及動態平衡的架構模型脫離，已經不再是屬於結構上的平衡。

在實際的臨床上，單側手足全息十二針的治療模型，治療效果也是不錯，但因其所使用的針數較多，也是需使用到十二針，患者要承受的針刺痛楚較大，筆者後來也較少使用該治療模型。

讀者可能也會聯想到，也可以使用手三陰經再加上手三陽經的組合，或足三陰經再加上足三陽經的組合，這其實也是可行的治療模型。只是在運用上，要看患者實際的狀況，再加以運用。

（三）定型後的治療模型：單側手或足全息六針

「單側手或足全息六針」的治療模型，是「王氏臟腑全息針法」定型後的治療模型。前文已提及，只要針刺肝、脾、腎三條經脈，即可平衡全身十二條經脈，所以「王氏臟腑全息針法」在發展的過程中，最終以這種最為簡化的平衡組合，做為定型的治療模型。只要扎單側的手三陽經、或手三陰經、或足三陽經、或足三陰經，即扎肘陽六針、或肘陰六針、或膝陽六針、或膝陰六針，擇任一組合扎針，即可平衡全身十二經脈。

對臟腑病而言，無須辨別證型，只要任選以上一組同扎即可。而對於一般痛症，經過辨證確定所病何經後，可視情況在相應的平衡經脈上扎二到六針。有些單純的局部痛症，只要扎兩針合穴倒馬，即可達到良好的治療效果。

「單側手或足全息六針」的治療模型，是筆者目前所使用的治療模型，效果相當良好，且所使用的針數少，患者的痛苦指數小，接受度更高。這種治療模型，已與譚針的靜態及動態平衡的架構模型完全脫離，也不再是屬於陰陽平衡的架構。而是進入到只需扎手三陽經、或手三陰經、或足三陽經、或足三陰經，即可達全身經脈與氣血能量平衡的一個新領域。

二、王氏臟腑全息針法的穴位及其定位

「王氏臟腑全息針法」是站在平衡調氣的高度，以合穴及其倒馬穴為使用的穴位，並以「信息全息平衡」的方式，將氣引導到患處，以達氣血能量的平衡。

在本節中，筆者會具體地說明「王氏臟腑全息針法」所使用的穴位位置。「王氏臟腑全息針法」與傳統針法中循經取穴的原則相同，在取穴上要掌握「寧失其穴，勿失其經」的原則，即使是無法準確地找到該穴位，但也絕對不可離開該條經脈，且重點是要找出反應點。在反應點的位置上，行針以通氣破結。

「王氏臟腑全息針法」中合穴的倒馬穴，有定穴但無定點，就筋結、氣結處或特別疼痛點取定位點，與合穴形成倒馬穴，但必須與合穴在同一條經脈上，原則上此倒馬穴與合穴的

距離，在一點五寸到兩寸之間。某些穴位與合穴的距離為三寸，也尚在可接受的範圍，如足三里穴與上巨虛穴的倒馬組合。

筆者對於合穴倒馬穴的選穴原則如下：

1. 若在距離合穴一寸半到兩寸的範圍內，原本就有穴位，則以選用該穴位為優先考量，如大腸經曲池穴與手三里穴的組合。
2. 若該穴位與合穴的距離超過兩寸，只要不超過三寸，尚在可接受的範圍，如脾經陰陵泉穴與地機穴的組合。
3. 若該穴位距離合穴已超過三寸，則不選用該穴位。改以距離合穴一點五寸到兩寸之間的反應點，為合穴倒馬穴的取穴點。

必須說明的是，「王氏臟腑全息針法」所使用的部分合穴穴位，與傳統針灸穴位的定位不同，如手太陽小腸經的合穴小海穴，在「王氏臟腑全息針法」中，並不是扎在傳統穴位的小海穴上，這是因為小海穴很淺，很容易扎到骨頭及神經，無法進行通氣破結的緣故。所以筆者將「王氏臟腑全息針法」中的小海穴，定位在肱骨內上髁下方的骨縫旁，在傳統小海穴略微上移之處，筆者稱為「小海上A1」。

又如根據患者的情況，為了要激發更為深藏的經脈之氣，在針刺某些合穴時，不是依據傳統的穴位位置，而是會偏向於骨縫邊針刺，這是因為「骨膜效應」的緣故，骨縫邊為經氣深聚之處。

如針刺肝經的合穴曲泉穴，有可能會扎在傳統曲泉穴下方的骨縫邊；又如針刺大腸經的合穴曲池穴，有時也不是扎在傳統的曲池穴上，而是扎在接近橈骨側的骨縫邊，目的就是為了要調動更為深層的經氣能量。

在此，也對合穴倒馬做個名詞性的規範說明，若下文提及大腸經的合穴倒馬，即指曲池、手三里二穴；若提及肺經的合穴倒馬，即指尺澤、尺澤下A二穴，此為通則，不再贅述。在本書中，為了加強讀者對每條經脈上合穴倒馬的印象，一般會以大腸經的曲池合穴倒馬、肺經的尺澤合穴倒馬之法敘述。待讀者對此法熟悉後，日後在做相互交流時，只要提到大腸經的合穴倒馬，大家自然知道是指曲池、手三里。但若不特別註明大腸經，則必須要使用曲池合穴倒馬一詞。亦即大腸經的合穴倒馬，等同於曲池合穴倒馬一詞。

現在就進入到「王氏臟腑全息針法」中的穴位介紹，先說明在手肘的合穴倒馬，再說明膝蓋的合穴倒馬，並附上照片說明，以利讀者的參照理解。

（一）肘陽六針

「肘陽六針」，即扎在手三陽經上的合穴倒馬針。取大腸經的曲池、手三里，與三焦經的天井、天井上約兩寸處的天井上A，與小腸經的肘上骨縫旁的小海上A1、及其上約兩寸處的小海上A2（手按揉檢測該處，常有筋結，按之有痠脹感）。

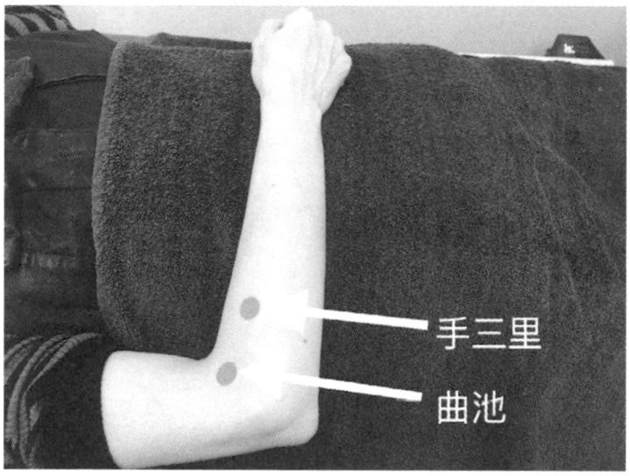

大腸經的合穴倒馬

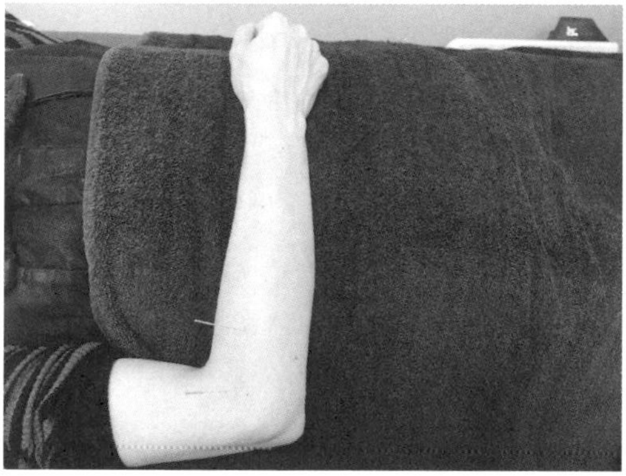

大腸經的合穴倒馬

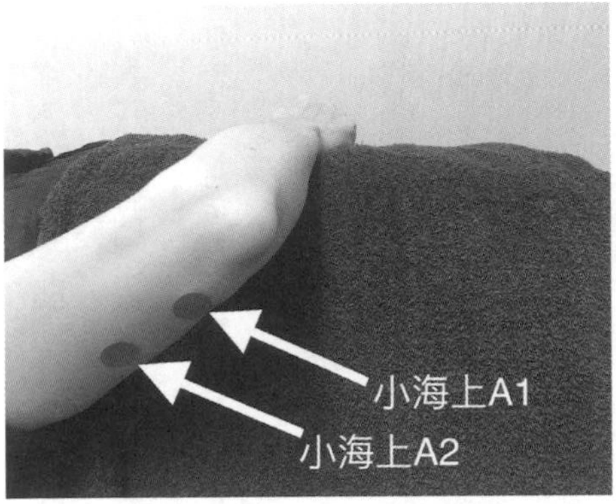

小腸經的合穴倒馬

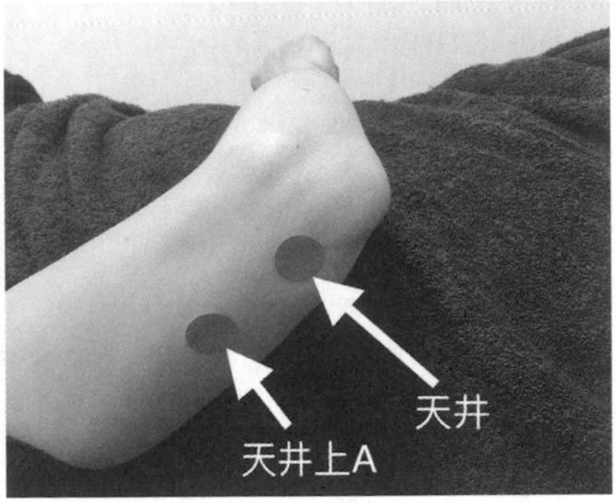

三焦經的合穴倒馬

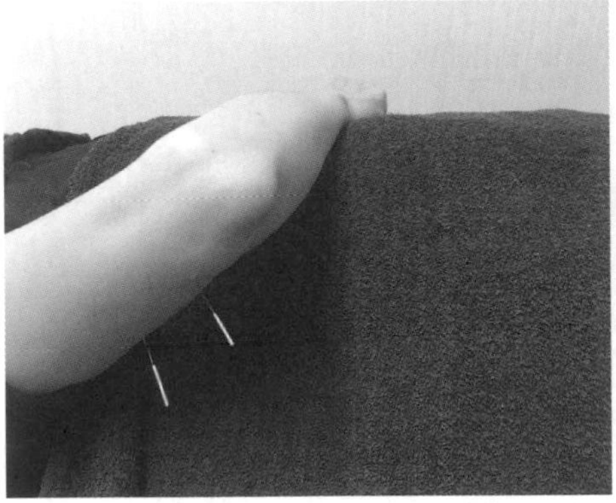

小腸經的合穴倒馬

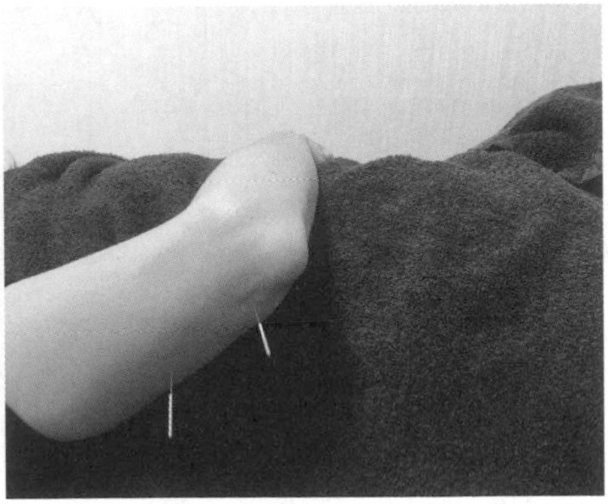

三焦經的合穴倒馬

大腸經的合穴為曲池穴，選取手三里穴為倒馬穴，因其距離曲池穴正好兩寸，且又是一個重要的大穴，其功能類似於足三里穴。因此，這一組倒馬穴，是筆者所偏好的合穴倒馬組合。以理論而言，也可以選擇上臂的手五里穴，手五里穴在曲池穴上三寸，但筆者較偏好手三里穴，所以未選取該穴位。

三焦經的合穴為天井穴，天井穴上一寸為清冷淵穴，但筆者並未以清冷淵穴為倒馬穴。因為筆者認為合穴的倒馬穴，不宜離合穴過近或過遠，以距離合穴一寸半到兩寸之間為佳，所以筆者所選取的倒馬穴，會在離清冷淵穴上方約半寸到一寸間，筆者稱這個穴位為天井上A。當然，若讀者喜歡取清冷淵穴也是可以的。此外，也可以取天井穴和四瀆穴（四瀆穴在肘尖下五寸，尺骨和橈骨之間）之間的穴位，做為倒馬穴，但原則上筆者不使用這樣的倒馬組合。筆者在取穴時，會取在關節的同一側，即合穴與合穴的倒馬穴均在肘、膝關節的上方或下方，較不喜一穴在關節上方，另一穴在關節下方。且在天井穴與天井穴上兩寸的位置，很容易發現筋結，非常適合使用筆者所發明的「王氏通氣破結針法」。

小腸經的合穴是小海穴，但此穴位在尺骨鷹嘴與肱骨內上髁之間的凹陷處，穴位極淺且在麻筋上，容易扎到神經或骨頭。因此，「王氏臟腑全息針法」不採用傳統小海穴的穴位，而是略微上移，將其定位在肱骨內上髁下方的骨縫旁。選在骨縫邊，是因為骨縫邊通常是經氣深聚之處。另外再加上此穴上方約一寸半到兩寸之間的位置為其倒馬穴，筆者稱此二穴為小海上A1、小海上A2。

下文所提到的某穴位上A，即指距該穴位上方約一寸半到兩寸之間的阿是穴；而某穴位下A，即指距該穴位下方約一寸半到兩寸之間的阿是穴，此為「王氏臟腑全息針法」的通則，以下不再贅述。

從以上說明，讀者可知「王氏臟腑全息針法」所選取的穴位，不一定是在傳統的穴位上，但總之「離穴不離經」，且經常會取在骨縫邊的穴位，因其為經氣深聚之處，可激發出更強的經脈能量。若以手肘為太極中心點，合穴的倒馬穴可在上臂，也可在前臂；若以膝蓋為太極中心點，合穴的倒馬穴可在大腿上的穴位，也可在小腿上的穴位。筆者有筆者慣用的方法，但方法也可以靈活變化，讀者只要能掌握這個方法的重點精髓即可。

扎「肘陽六針」是筆者在臨床上最常採用的方式，原因是扎完針後，患者可活動肢體，容易結合「動氣針法」，再加上這個區域很容易發現氣結、筋結，很適合施行「王氏通氣破結針法」。而扎「肘陰六針」，若是扎得太深，患者可能會有被電到的感覺而感到不適。而「膝陰六針」或「膝陽六針」的位置在腿上，扎針後患者的下肢就暫時無法移動，僅較適合頭面部、肩頸部疼痛或上肢疼痛的患者。

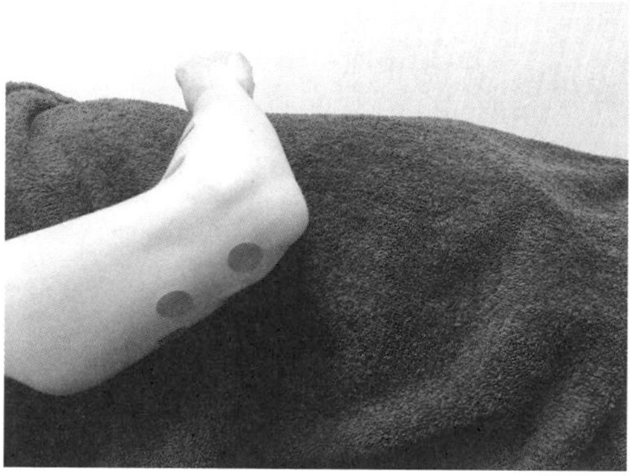

肘陽六針

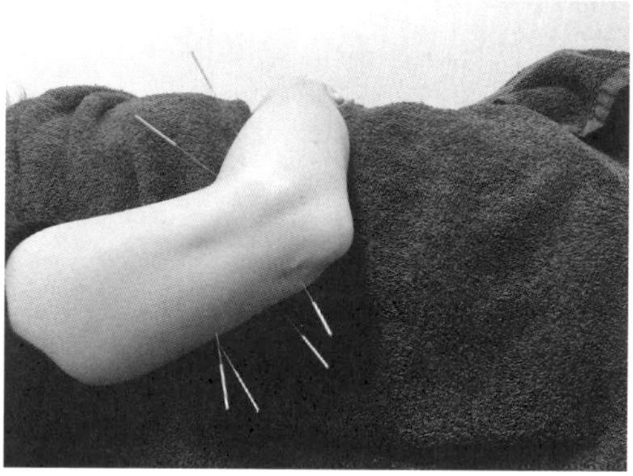

肘陽六針

（二）肘陰六針

「肘陰六針」，即扎在手三陰經上的合穴倒馬針。取肺經的尺澤、尺澤下A，與心包經的曲澤、曲澤下A，與心經的少海、少海下A。

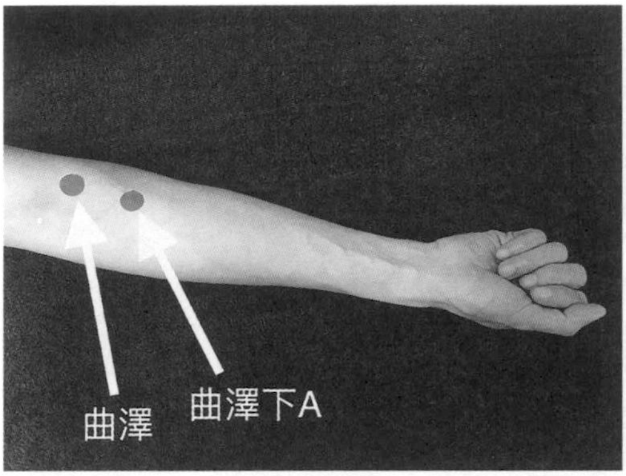

心包經的合穴倒馬

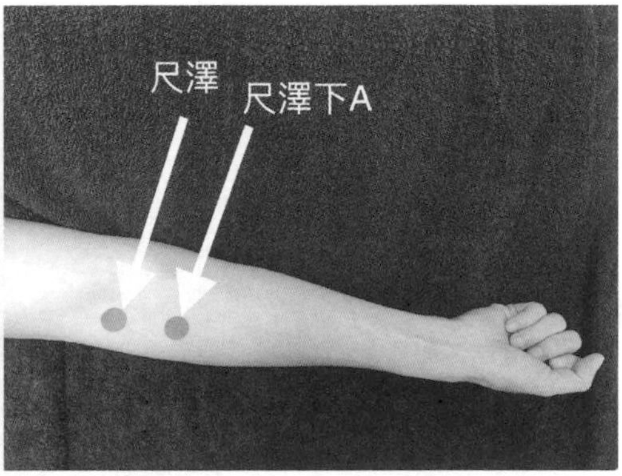

肺經的合穴倒馬

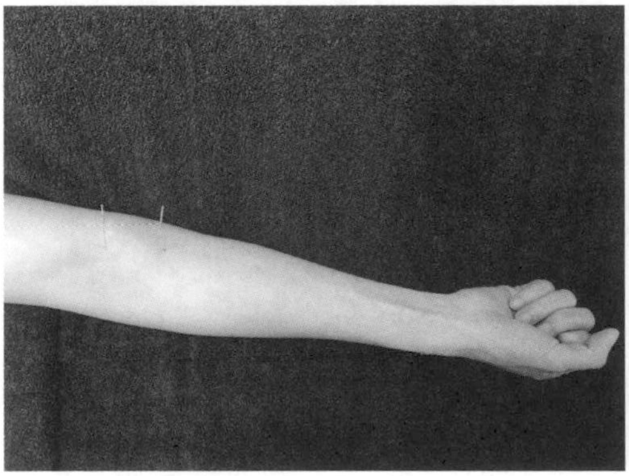

心包經的合穴倒馬

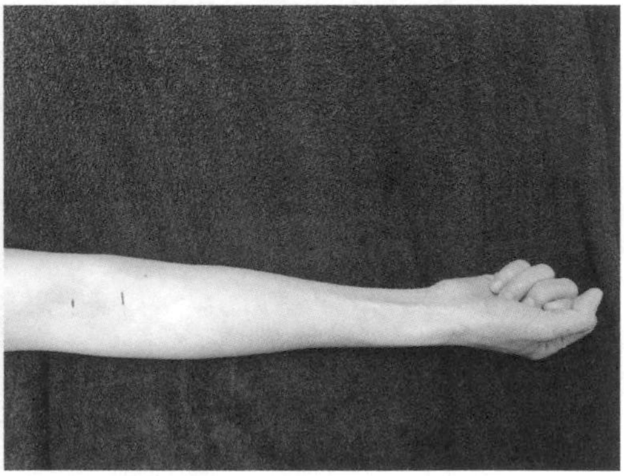

肺經的合穴倒馬

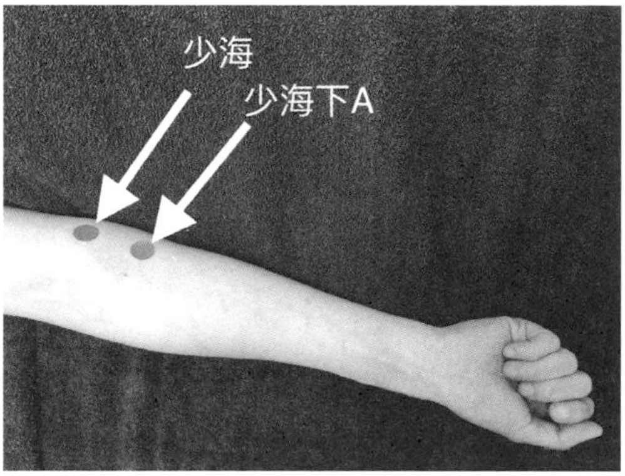

心經的合穴倒馬

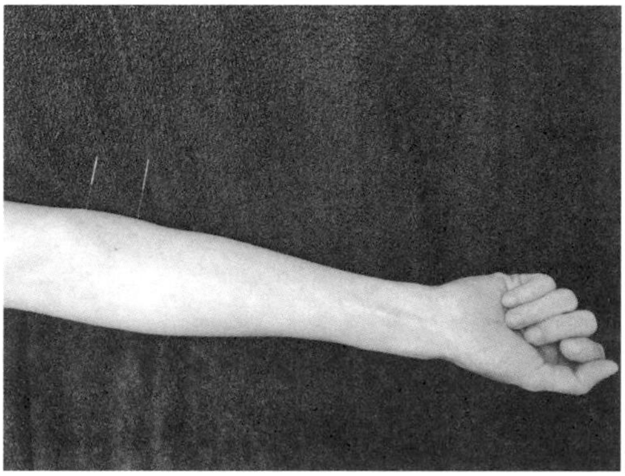

心經的合穴倒馬

尺澤穴的下一個穴位，為尺澤穴下五寸的孔最穴，因其距離尺澤穴太遠，所以筆者不以孔最穴為倒馬穴；曲澤穴的下一個穴位，為曲澤穴下七寸的郄門穴，因其距離曲澤穴太遠，所以筆者也不以郄門穴為倒馬穴；少海穴的下一個穴位，為少海穴下十點五寸的靈道穴，因其距離少海穴太遠，所以筆者也不以靈道穴為倒馬穴。而少海穴的上一個穴位，為位在上臂距離少海穴三寸的青靈穴，筆者也未用此穴為倒馬穴。筆者所使用的肘陰六針位置，都位在前臂的區域。

要找出合穴的倒馬穴，就要找出在該經脈上的反應點，以「肘陰六針」為例，醫者首先用食指，在患者的手三陰經的合穴附近處輕輕地探尋，在與距離合穴一寸半到兩寸之間的位置，探尋是否有筋結、氣結或壓痛點之處，此即為「反應點」。

「反應點」是指筋結、氣結處或特別疼痛點，此為通則，以下不再贅述說明。

合穴的位置，原則上是固定的，而合穴的倒馬穴，則不一定都是在固定的穴位上，重點是要扎在反應點上。若找不到反應點，則扎在距離合穴約一寸半到兩寸之間的位置上，進針後再探刺，這是由於有些氣結的位置較深，需用針進入探刺後才有感覺，碰到氣結後，再進行通氣破結。

有一位七十四歲的男性患者，因搬重物而傷到右側肩頸，就診時已疼痛兩個月，早上起床時的疼痛指數約8／10，就診時的疼痛指數6／10，肩頸活動沒有受到限制，但感到持續性的疼痛，筆者扎患者左側的「肘陰六針」，並行通氣破結針法後，患者的右側肩頸疼痛頓減為2／10。

肩頸痛通常牽涉到諸多陽經，包括手三陽經及足三陽經，治療該患者的右側肩頸痛，筆者以左側的「肘陰六針」治療，右病左治，治療效果良好。因牽涉的經脈較多，必須要三陰經或三陽經同扎，才有顯效。

另一位三十歲的男性患者，為剪羊毛師傅，兩側腰臀痛，疼痛指數7／10，筆者扎左側的「肘陰六針」，並行通氣破結針法後，其腰臀疼痛完全消失。患者非常驚訝，對筆者微笑並豎起大拇指，問說這是怎麼一回事？筆者開玩笑說，這是奇蹟發生，但筆者接著說，其實這是平衡經脈的原理。

讀者要注意的是，針刺「肘陰六針」不可過深，一般用一寸半針扎至八分的深度即可，但重點是要扎在筋結上，再進行通氣破結。若是「肘陰六針」針刺過深時，患者易有觸電不悅之感，若想再進行通氣破結時，患者會較不愉悅。

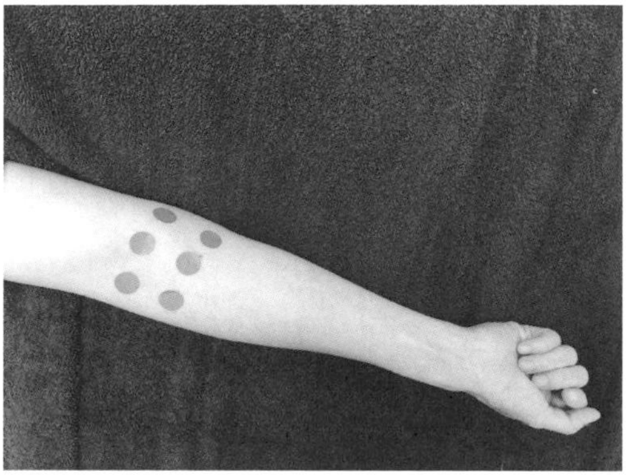
肘陰六針

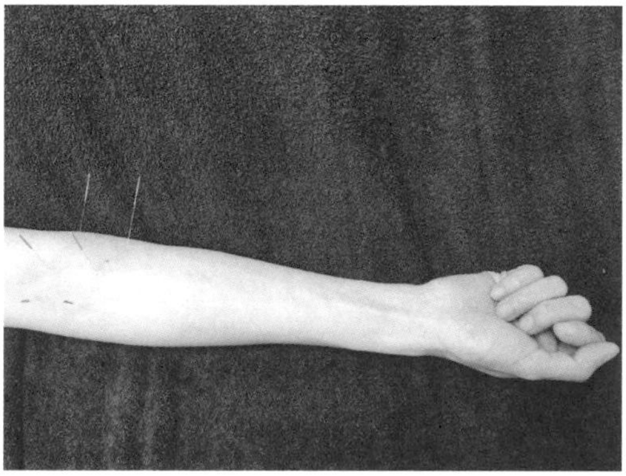
肘陰六針

（三）膝陽六針

「膝陽六針」，即扎在足三陽經上的合穴倒馬針。取胃經的足三里、上巨虛（足三里穴下三寸）或介於足三里與上巨虛之間的反應點位置，與膽經的陽陵泉、陽陵泉下A，與膀胱經的委中、合陽（委中穴下兩寸）。

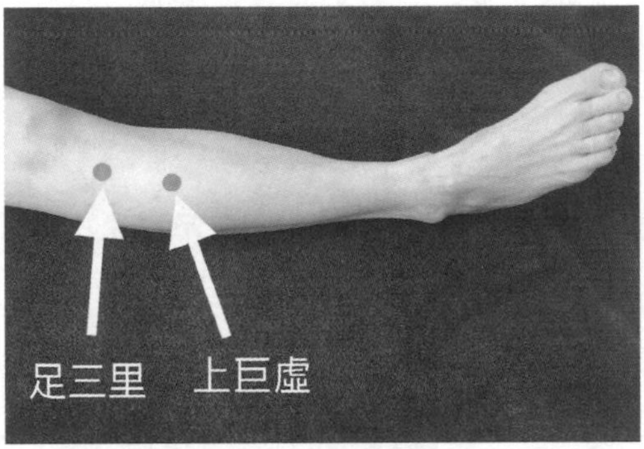

胃經的合穴倒馬

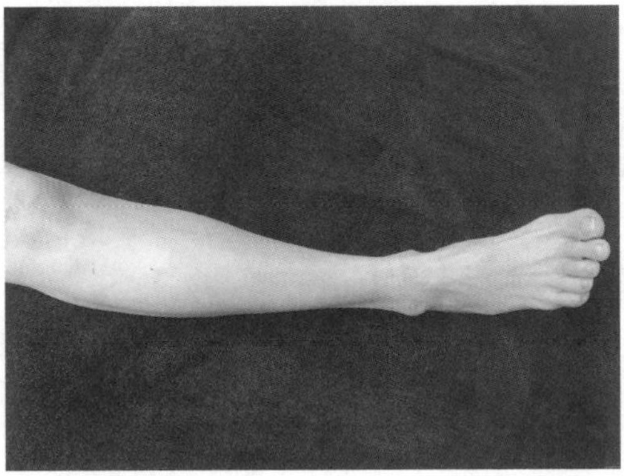

胃經的合穴倒馬

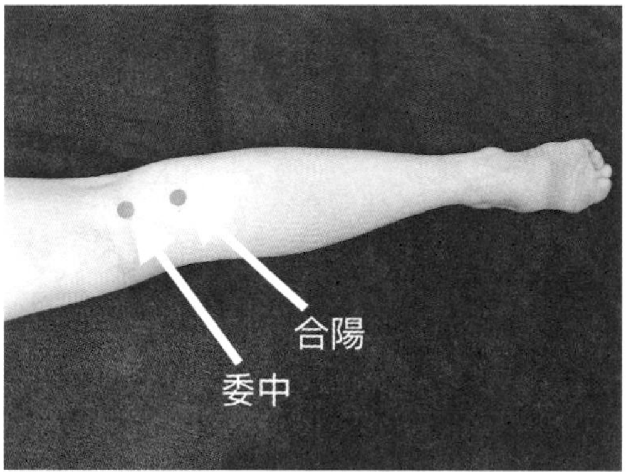

膀胱經的合穴倒馬

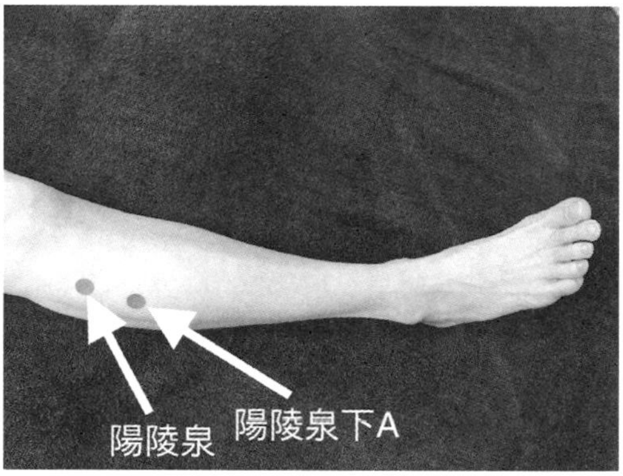

膽經的合穴倒馬

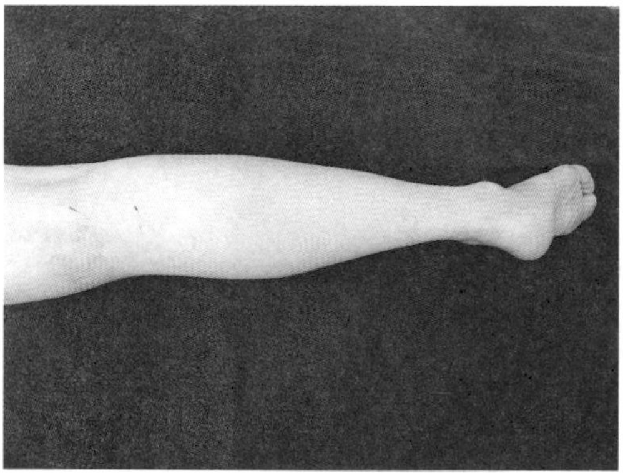

膀胱經的合穴倒馬

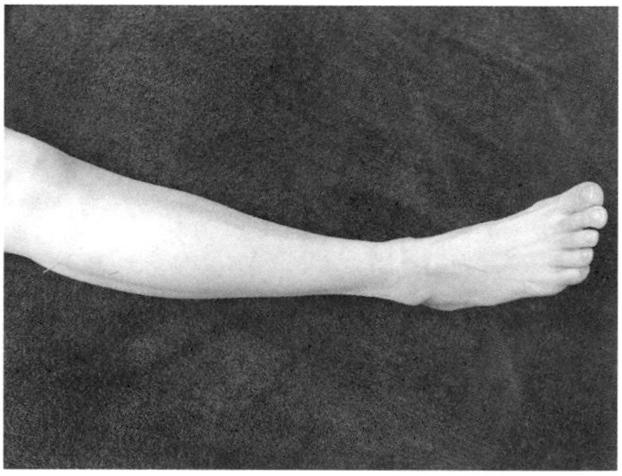

膽經的合穴倒馬

筆者較常使用的胃經合穴倒馬組合，是足三里穴、介於足三里穴與上巨虛穴之間的反應點位置。筆者個人較偏好的合穴倒馬穴，是距離合穴約在兩寸的位置；而膽經陽陵泉穴下方的穴位為陽交穴（在外踝高點上七寸，當腓骨後緣），因其距離陽陵泉穴太遠，所以筆者不選用該穴。膀胱經的合穴委中穴，為膀胱經的第四十個穴位，而第四十一個穴位為附分穴（平第二胸椎棘突下，督脈旁開三寸，於肩胛骨脊柱緣），離委中穴太遠。所以筆者以膀胱經的第五十五個穴位合陽穴（委中穴下兩寸），做為委中穴的倒馬穴。

筆者較少選用「膝陽六針」，其原因是由於胃經和膽經的穴位在膝腿的前側，而膀胱經的穴位在膝腿的後側，若要同扎這三條經脈，患者必須側躺，所以不易安排患者的體位。

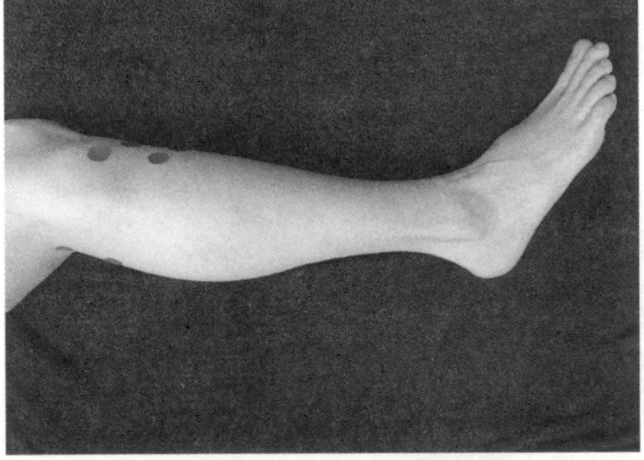

膝陽六針

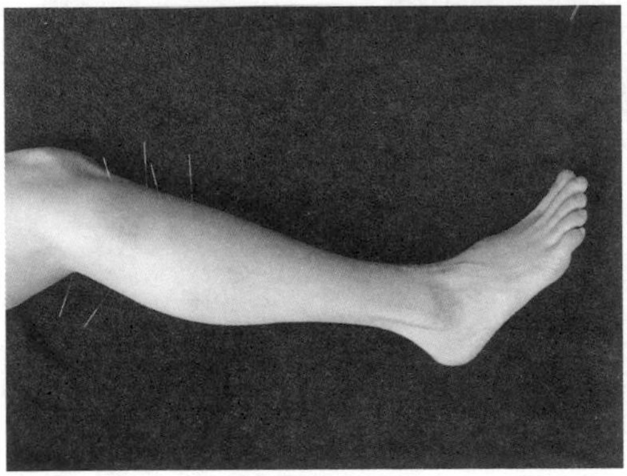

膝陽六針

（四）膝陰六針

「膝陰六針」，即扎在足三陰經上的合穴倒馬針。取脾經的陰陵泉、地機（陰陵泉穴下三寸）或介於陰陵泉和地機之間的反應點位置，與肝經的曲泉、膝關（屈膝時，在脛骨內側髁後下方，當陰陵泉穴後一寸處），與腎經的陰谷、陰谷下A。

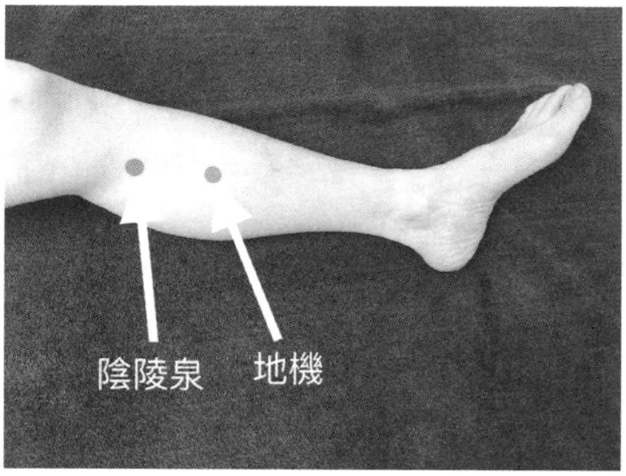

脾經的合穴倒馬

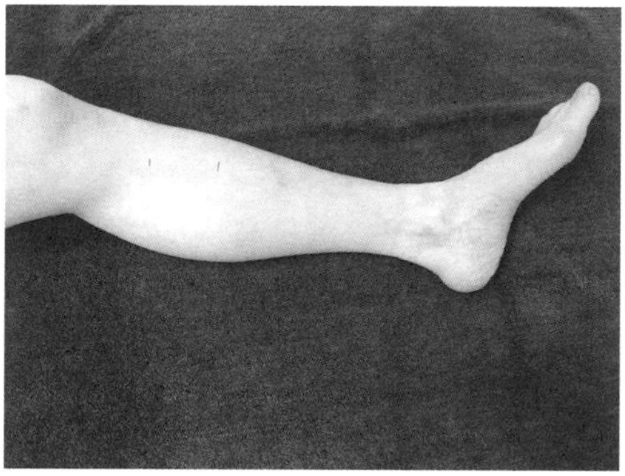

脾經的合穴倒馬

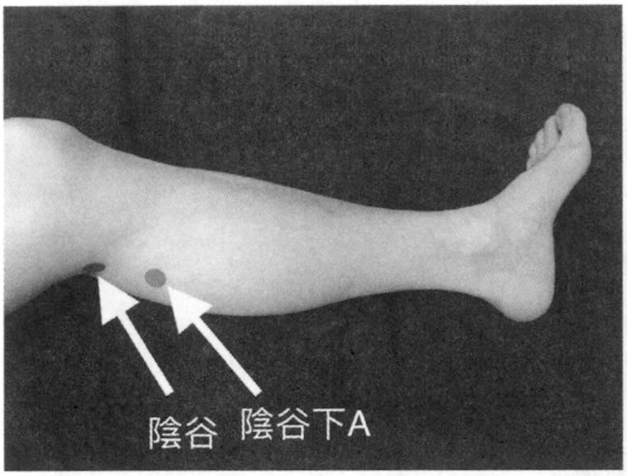

腎經的合穴倒馬

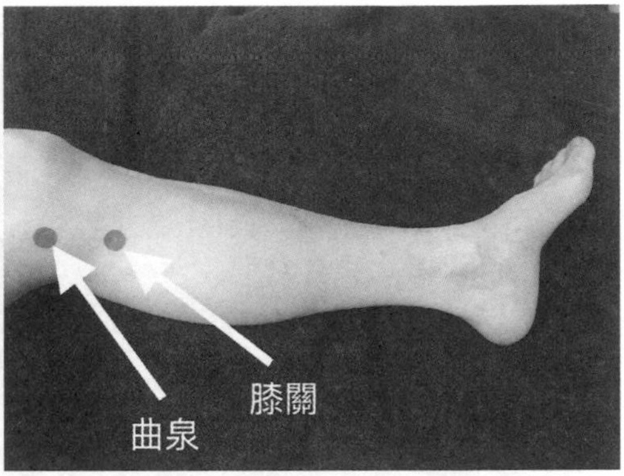

肝經的合穴倒馬

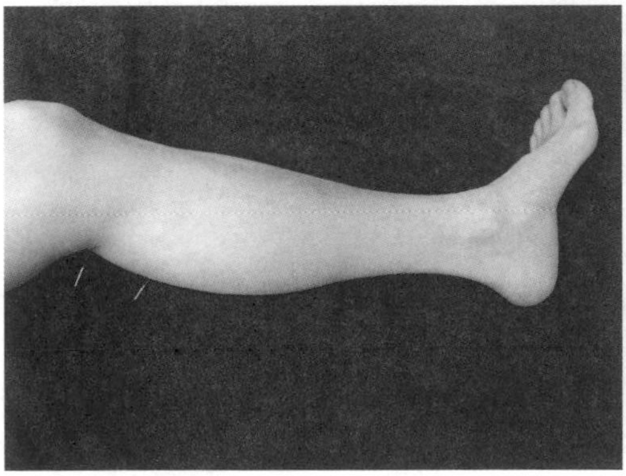

腎經的合穴倒馬

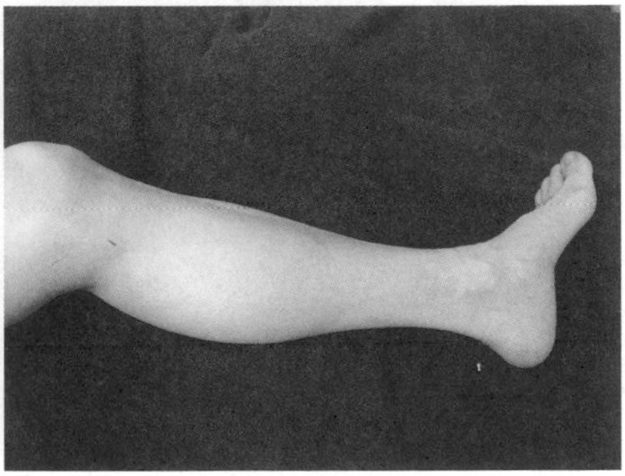

肝經的合穴倒馬

由於肝經的曲泉穴位置較高，若患者穿著較為緊身的褲子，褲管較不方便往上拉，扎針的位置可往下移，可在肝經的膝關穴，及其下方一寸半到兩寸之間的反應點位置施針，原則上是離穴不離經，這組彈性下移的肝經合穴倒馬針，是筆者較常使用的肝經合穴倒馬組合，在使用上較為便利。如下圖所示：

針刺「膝陰六針」的刺激量不宜過大，針刺亦不宜過深，進針宜緩。有時患者會有被電到或痙攣的現象，針後也可能會有小腿疼痛的問題，針後要按揉患者的患側及健側小腿，以舒筋活絡並平衡脈氣，避免針後有小腿疼痛，而出現短暫性不良於行的狀況。

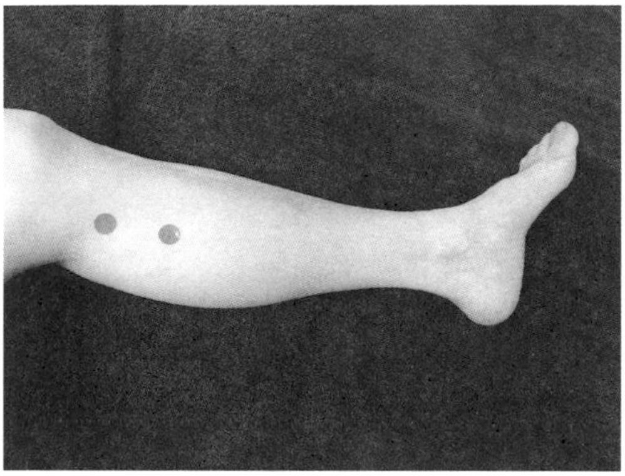

肝經合穴倒馬彈性下移

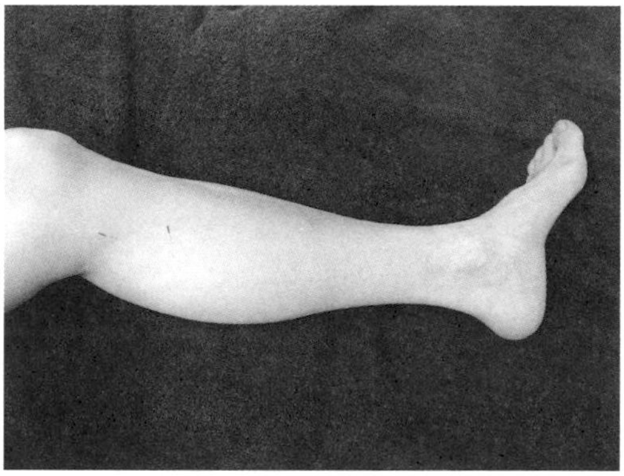

肝經合穴倒馬彈性下移

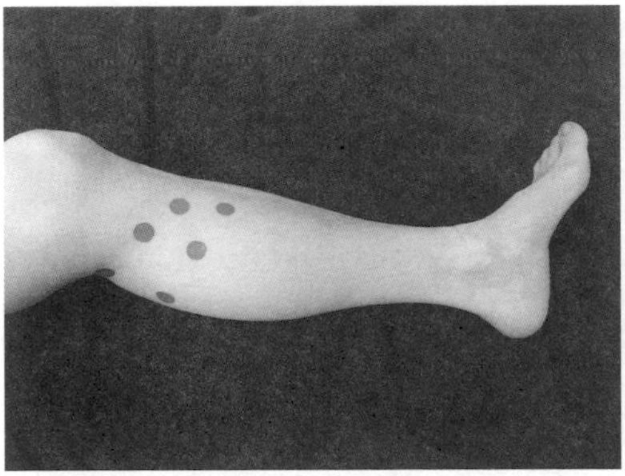

膝陰六針（肝經合穴倒馬彈性下移）

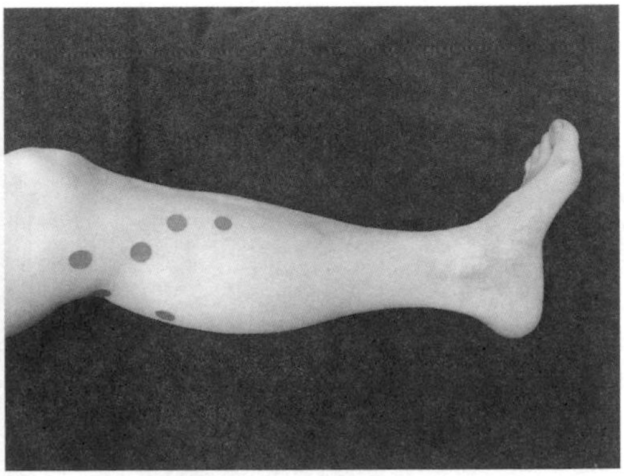

膝陰六針

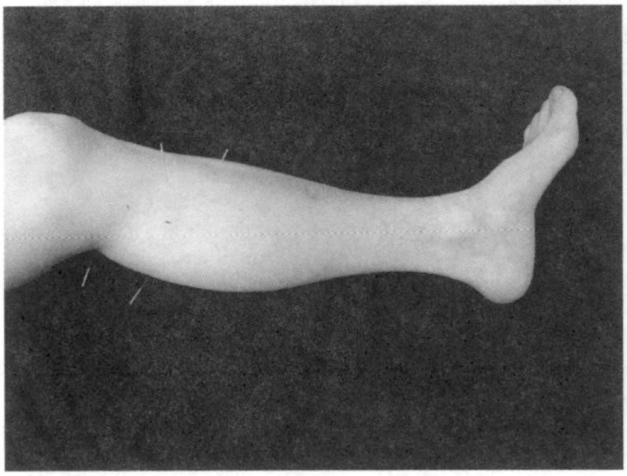

膝陰六針（肝經合穴倒馬彈性下移）

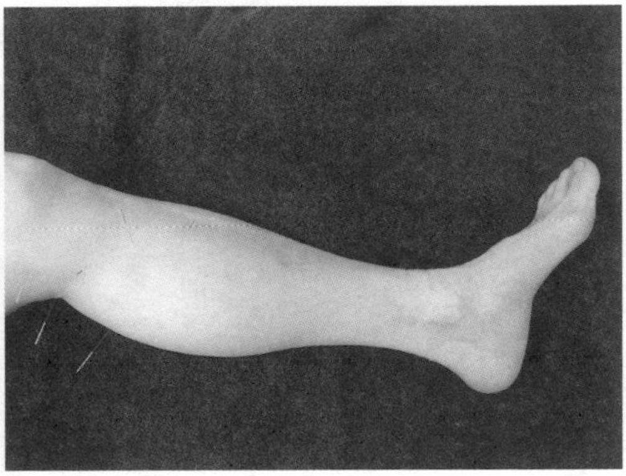

膝陰六針

三、王氏臟腑全息針法的針刺角度、深度、時間與手法

在前文的說明中，讀者已經瞭解「王氏臟腑全息針法」對於痛症及臟腑病的治療法，也應清楚地瞭解合穴倒馬針的使用及其具體位置。在本節中，則會說明筆者在操作「王氏臟腑全息針法」時，一般所使用的針具尺寸，及針刺的角度、深度、留針時間與手法。

（一）針刺角度

在使用「王氏臟腑全息針法」時，原則上都是垂直進針，碰觸到筋結或氣結時，會將針尖略微提至皮下，再以不同的角度刺入，進行通氣破結。

扎針的重點，不是只著重在體表的穴位位置是否精確，更重要的是，進針後針刺的角度，及所到達的位置是否精確。從外觀來看，即使是針刺在相同的穴位上，但實際上針尖所到達的內部位置卻不一定相同。

（二）針刺深度

針刺的深度如同中藥的劑量，是自古以來的不傳之祕。以「王氏臟腑全息針法」而言，一般是選用 0.25 × 40 mm 的針具，即一寸半的針。對於皮膚較硬、或筋結較硬的患者，可改用較硬的針，如 0.30 × 40 mm 的針具，以利通氣破結。不過原則上盡量不要使用過粗的針具，以降低患者的疼痛感。

對於肌肉或脂肪豐厚的患者，筆者會使用 0.30 × 75 mm 的針具，即三寸針。有些肌肉或脂肪較豐厚的患者，即使以三寸針扎入時，可能都不一定能探測到氣結或筋結之處，在不更換更長針具的情況下，可以壓住患者局部的肌肉，以縮小皮下脂肪層的空間，再進行針刺時，針尖就能到達更深層的部位。

在進行針刺治療時，一般是採取「病淺扎淺，病深扎深」的原則，病淺是指輕症或是病位較淺；而病深則是指重症或病位較深，如骨病、或是久病或病情較深者，可貼骨進針，或將針刺的角度朝向骨縫處，或針刺的深度貼近骨面。

可以使用三寸針扎至二寸半深，取病深扎深之理。中醫理論提及「久病入腎」與「腎主骨」，在不刮傷骨頭的前提下，久病要貼骨或抵骨（達到骨面）進針才能達到較好的效果，有「以骨治骨」之義，而治骨即為治腎。董景昌老師在四肢的部位，也喜用深扎之法。深刺可調動深藏的經氣，在治療上往往可得到較為良好的效果。有一位女性患者就診時已落枕兩天，向右轉頸時會有放射痛，筆者以三寸針在患者的左側扎肘陽六針後，其頸部疼痛立刻緩解，針畢患者感覺非常舒暢。

另一位女性患者就診時，診斷為左側阿基里斯腱裂傷。筆者起初用一寸半的針，扎右側肘陽六針，然而治療的效果較為反覆，後改用三寸針深扎，針畢患者立刻覺得緩解許多。

由於「王氏臟腑全息針法」的穴位都在肘膝部，一般而言，在操作上都以扎到中部或沉部為宜。如若選用肘陰六針時，可以扎得稍淺，以避免碰觸到神經。

（三）留針時間

使用「王氏臟腑全息針法」，引氣至患處後，需讓患者休息，使其經脈自行調整運行，患者若能入眠，則更有利於身體能量的自行修復，以達到最佳的治療效果，原則上留針時間以四十分鐘到六十分鐘為宜。

在之前某次「王氏臟腑全息針法」的講座中，有位學員患有三十年間歇性的腰痛，針畢仍捨不得拔針，一直到睡前才起針，大約留針四個小時，期間該學員又不斷地自行行針以加強刺激，當晚不斷放屁且感覺腹部的肝區位置隱隱作痛，後來變成絞痛，在排完便後，覺得舒暢許多，腰痛也大減。

這是一個較為特殊的案例，但在臨床上一般不做長時間的留針，也不做過多的刺激，提出這個例子僅供讀者參考。

（四）王氏通氣破結針法

「王氏臟腑全息針法」和譚氏平衡針法、董氏針法一樣，不講彈、啄、飛……等特殊手法，也不用順經、逆經等補瀉方式。一般而言，只做一般的提插法，即使連撚轉法都很少使用。

本針法的針刺手法，只著重在通氣破結手法。針尖探觸到氣結或筋結之處時，提插的手法要稍重些，須使用「王氏通氣破結針法」，上下左右探刺以打通氣結與筋結，此通氣破結行針法至為關鍵，若碰觸到大氣結或硬氣結、筋結團塊，則改用粗針以通破氣結或筋結。

四、王氏臟腑全息針法的針刺部位選取原則

在使用「王氏臟腑全息針法」時，對於針刺部位的選擇，必須要以患者的實際狀況做為考量。選取的原則如下：

1. 採用「交經巨刺原則」，即「左病右治，右病左治」。若是患者有左側腰痛、肩頸痛，可扎右側的肘陽六針、或肘陰六針、或膝陽六針、或膝陰六針，擇一組合選用即可。
2. 治療痛症時，若是採用譚氏平衡針法系統一的同名經平衡法，或系統三的表裡經平衡法，需要扎患者的健側。若是使用譚氏平衡針法系統二的別經平衡法，或系統六的本經自治平衡法，則健側或患側皆可扎。以「王氏臟腑全息針法」而言，即使是使用系統二的別經平衡法，或系統六的本經自治平衡法，筆者還是會以扎健側為優先考量。
3. 治療臟腑病，然未涉及痛症時，左右兩側皆可扎。
4. 若患者來接受密集治療，可輪流針刺肘陽六針、或肘陰六針、或膝陽六針、或膝陰六針，以避免反覆刺激相同部位。

5. 針對患者就診時的實際情況，選擇較為方便針刺的一側扎針。如男性患者患有右側臀痛，診斷為病在右側膽經，若該患者有啤酒肚，不方便趴著治療，筆者則會要求患者側躺，使其右側朝上，可扎其左側肝經的曲泉合穴倒馬。由於患者體位的關係，不方便扎其健側的三焦經或膽經的合穴倒馬，所以可取其健側的心經或肝經的合穴倒馬，較易施針治療。

五、王氏臟腑全息針法的治療原則

在這小節中，筆者會針對治療痛症或臟腑病時，在平衡經脈的選用上，及針刺的針數多寡等治療原則，做詳細的介紹說明。

（一）扎單經或三經同扎

依據患者的症狀，而決定需要扎哪條或哪些相應的平衡經脈。若只是局部的痛症，且僅牽涉到一條病經，只要扎相應的單條經脈即可平衡，所謂「藥專則力雄」，讓能量集中在這條相應的平衡經脈上，以達到最佳的治療效果。如患者僅局部腰痛，且其臟腑病較輕，或患者較怕痛，不想扎太多針，可以只扎肺經的尺澤合穴倒馬，通常就可解決腰痛問題，並不一定要同時扎三陰經或三陽經。

某些患者雖是局部的痛症，且僅牽涉到一條病經，但疼痛較頑固或病程較長，若扎單經的療效仍不夠理想的話，則可在該相應的平衡經脈旁，再加上一組合穴倒馬並列，以加強療效。

在治療上針扎得越少但仍見療效，才是代表對經脈的平衡法能完全掌握，此即「精準辨證」的功力所在。

有一位患者因右側臀痛就診，診斷為右側足少陽膽經堵塞，筆者採用系統二的別經（臟腑別通）平衡法，扎患者左側手少陰心經的少海合穴倒馬，即少海、少海下A兩穴，數秒內，患者就覺得疼痛大減。用兩針就有效果，就不用再扎其他針了。

另一位患者因左側小指麻木就診，診斷為左側手太陽小腸經堵塞。筆者採用系統三的表裡經平衡法，扎右側手少陰心經的少海合穴倒馬，針畢引氣至左側的小指，患者的麻木感立即消失，患者直呼神奇。此例中也是僅扎兩針，即達極佳的治療效果，可見「精準辨證」的重要。

能夠以最少的針數解決患者的疼痛，此即醫師的治療技術與精準辨證的展現，筆者經常是只扎兩針，就可緩解患者的疼痛。筆者治病的原則，就是能少針就盡量少針，特別是針對一些怕針的患者，更要掌握這個原則，否則也會影響患者的後續治療意願。

有一位極為怕針的女性患者，因腰痛就診，檢測時腰部前彎僅能達到四十度左右，診斷為雙側足太陽膀胱經堵塞，筆者要她不要看針，以系統二的別經（臟腑別通）平衡法，迅速扎其右側手太陰肺經的尺澤合穴倒馬，再輕拍她的腰背，她立刻就能前彎到九十度，患者非常高興。治療極為怕針的患者，必須要做到精準辨證，而且盡量以最少的針數解決患者的問題。

以該案例而言，會選擇系統二的原因，是因為系統二的平衡法是扎在手肘上，不僅能治療雙側，且有利於活動腰背部，亦符合「下病上取」的治療原則；若選擇系統一的平衡法，則只能治療對側；若選擇系統三的平衡法，也是只能治療對側，且不利於使用動氣針法活動腰背部。

若患者的症狀，牽涉到多條經脈或多臟腑問題，如患有肩頸痛，牽涉到多條經脈的問題，才同扎三陽經或三陰經。而有些疼痛區域，是介於兩條經脈之間，則視需要可在所選用的兩條平衡經脈之間，再加上一組合穴倒馬針以加強療效。如患者的疼痛介於右側的膽經與膀胱經之間，若以系統一平衡，可扎左側的三焦經與小腸經的合穴倒馬，並可在左側的三焦經與小腸經之間的區域，再加上一組合穴倒馬針以加強療效。

此外，在某些辨證不明確的狀況下，也是要以三陰經或三陽經同扎，重點是輕拍患處，引氣至患處，此即「王氏臟腑全息針法」的優勢。只要是屬於「王氏臟腑全息針法」的適應症，即使是在辨證不明確的情況下，也是可以以此針法治療，依然可取得良好的療效。

對疾病「模糊辨證」的情況下，「王氏臟腑全息針法」仍能起到良效，對經脈病而言，說模糊其實也不模糊，還是必須要清楚地知道病在哪些經脈上，只是因為牽涉到多條經脈，所以才三陰經或三陽經同扎。但對一些臟腑病而言，以經脈辨證的辨證法診斷，有時確實不好說是病在哪條或哪些經脈上，這是由於這些疾病是屬於全身功能性的失調問題。此時，「模糊辨證」就能起到作用，這是由於合穴倒馬針能調整臟腑功能，再加上三陰經或三陽經同扎，即可平衡全身的十二條經脈之故。

有一位患者因工作勞累而左眼疼痛，她覺得似乎是快長針眼的感覺。《黃帝內經・靈樞・大惑論》云：「五臟六腑之精氣，皆上注於目」，因此，眼睛的疼痛問題和五臟六腑均有關聯，很難辨證出是哪條經脈出問題，所以只能採取模糊辨證，扎患者右側的膝陰六針，並輕敲左眼眶周圍，引氣至患處，約一小時後起針，該患者告知左眼的疼痛感已基本消失，這就是在模糊辨證下，依然產生良好效果的例子。

（二）治療複雜性的臟腑疾病，均用六針

治療全身功能性的問題，或複雜性的臟腑疾病，通常會牽涉到多個臟腑及多條經脈，所以需要三陰經或三陽經同扎，以平衡全身的經脈。

無論是選擇肘陽六針、或肘陰六針、或膝陽六針、或膝陰六針，每一組都可以達到平衡全身十二條經脈的效果，但重點是必須同時針刺該組合的三條經脈，才能達到同時平衡全身十二條經脈的療效。不可選擇「肘陽六針」這個組合，扎了兩條陽經後，又選取一條陰經來扎，這樣就可能會造成某些經脈無法被平衡到。

（三）以少針多刺為原則

在「王氏臟腑全息針法」的使用上，筆者的原則是「少針多刺」，能以扎兩針就可處理的問題，就無須扎四針；能以扎四針就可處理的問題，就無須扎六針，盡量以少針為原則。

扎針以盡量少針且能治療多條經脈、多個臟腑為原則，這也是代表了醫者對疾病的辨證能力。如患者患有右手手腕痛，痛在右側的大腸經陽谿穴及心包經大陵穴附近，如何以最少的針數，而能同時平衡這兩條經脈呢？可取患者左側肝經的曲泉合穴倒馬，可同時平衡大腸經及心包經。因為以系統二的別經（臟腑別通）平衡法而言，足厥陰肝經可平衡手陽明大腸經；而以系統一的同名經平衡法而言，足厥陰肝經可平衡手厥陰心包經。此外，也可扎患者左側胃經的足三里合穴倒馬，亦可同時平衡右側的大腸經及心包經。

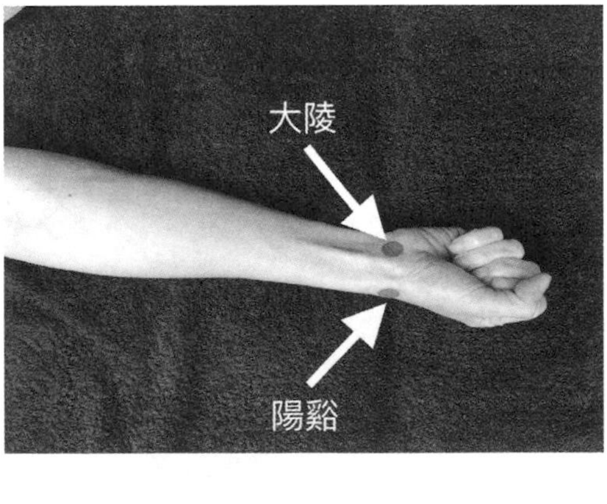

又如患者患有右側頸項痛，診斷為右側三焦經堵塞，但若患者同時又有胃痛問題，可取患者左側心包經的曲澤合穴倒馬，可同時平衡三焦經和胃經。因為以系統三的表裡經平衡法

而言，手厥陰心包經可平衡手少陽三焦經；而以系統二的別經（臟腑別通）平衡法而言，手厥陰心包經可平衡足陽明胃經，而足陽明胃經通胃腑，平衡足陽明胃經，即可治療胃痛的問題。

又如治療患者左側的乳房問題，一般而言，乳房有問題，則診斷為病在肝經和胃經，只要扎患者右側心包經的曲澤合穴倒馬，就可同時平衡左側肝經和胃經的問題，因為以系統一的同名經平衡法而言，手厥陰心包經可平衡足厥陰肝經；而以系統二的別經（臟腑別通）平衡法而言，手厥陰心包經可平衡足陽明胃經的緣故。此外，也可扎患者右側大腸經的曲池合穴倒馬，亦可同時平衡左側的肝經及胃經。

有一位患者，同時患有右手食指麻木及右側腰痛的問題，診斷為右側大腸經與膀胱經堵塞。筆者扎患者左側肺經的尺澤合穴倒馬，並引氣至患處後，即同時緩解了這兩種症狀。為何只扎兩針就能達到如此的良效？因為以系統二的別經（臟腑別通）平衡法而言，扎左側肺經的尺澤合穴倒馬，可平衡右側膀胱經堵塞所致的腰痛；而以系統三的表裡經平衡法而言，扎左側肺經的尺澤合穴倒馬，可平衡右側大腸經堵塞所致的食指麻木，這就是以最少的針數，解決不同經脈的症狀問題。

再舉一個例子對此加強說明，有一位患者有腰背痛及左側前臂痛的症狀，診斷為雙側膀胱經及左側大腸經堵塞。扎右側肺經的尺澤合穴倒馬，並引氣至患處後，患者的腰背痛及左側前臂痛，立即得到緩解。由於系統二的別經（臟腑別通）平衡法可平衡雙側，所以扎肺經可平衡雙側膀胱經；而以系統三的表裡經平衡法而言，扎右側的肺經可平衡左側的大腸經。因此，雖然是扎肺經，但同時包括了兩種平衡系統的運用。

因此，若有臟腑問題或兩條以上的經脈堵塞時，則要思考應採用哪條經脈治療，可同時治療臟腑問題或平衡病經為優先考量。若能以最少的針數，且能達到良好的治療效果，此即證明對平衡針法的充分瞭解，也是代表了精準辨證與治療的能力。在應用「王氏臟腑全息針法」時，應該要以此為準則，才能真正體悟平衡針法的精髓。

有位患者因右側腰臀痛就診，診斷為右側膀胱經及膽經堵塞，筆者先扎左側小腸經的小海合穴倒馬以平衡膀胱經，並讓患者活動腰部，及拍打引氣至腰部後，患者的腰部疼痛立即緩解。筆者接著將針提至皮下，扎向三焦經方向的天井合穴倒馬，再拍打引氣至臀部。針畢患者的痛症問題都大為改善，大讚神奇。雖然只扎兩針，但透過針刺角度的調整，平衡了兩條不同的病經，這是更為進階的治療思維方式。

以上述之例而言，由於所選用的平衡經脈為小腸經和三焦經，而這兩條經脈的合穴倒馬相距甚近，在針刺小腸經後，若將針提至皮下，改刺向三焦經，在操作上頗為便利。但如果所選用的是系統二的別經平衡法，以肺經平衡膀胱經後，若將針提至皮下，再改刺向心經以平衡膽經，並不易操作。因此，若想要採用此種做法，需事先考慮選用適宜的平衡經脈。

有位女性患者患有左側坐骨神經痛，最近三週以來疼痛加劇，有時疼痛指數高達10／10，經常痛到流淚，早上起來甚至無法自己穿上褲子，就診時感到左側臀部及左小腿外側疼痛，診斷為左側膽經堵塞。針刺右側三焦經的天井合穴倒馬後，患者左側臀部及左小腿外側的疼痛感立即消失，只覺得左小腿後側還有些疼痛，這說明其左側的膀胱經亦有堵塞。筆者將原本扎在右側三焦經天井合穴倒馬的兩針提至皮下，改變角度刺向右側小腸經的小海合穴倒馬，患者左小腿後側的疼痛也立刻消失。三天後回診告知，左側臀部及左小腿外側的疼痛，目前只剩下2／10，日常生活上穿褲子等動作均無障礙，非常滿意治療的療效。此案例的操作法，也是屬於上述的高階治療思維，同時也是少針多刺的體現。

此外，深刺透穴也是少針的體現，如以三寸針扎曲池合穴倒馬，可透刺多條經脈，即使只扎兩針，也可藉由深刺透穴，而達到極高的平衡效益。

從以上的例子，可說明與體現「少針」的四種原則，第一是做到「精準辨證」；第二是必須熟悉各種平衡系統，面對不同經脈的痛症，盡量選擇一條最適合的相應平衡經脈，藉由不同的平衡系統，而可同時平衡不同的病經；第三是「少針多刺」，在不多加針數的情況下，先針刺一條經脈，引氣至患處，在解除或緩解症狀後，可將針尖提至皮下，再刺向其他的平衡經脈，以解除或緩解其他病經的症狀；第四是藉由深刺透穴，以平衡多條經脈。

還有一種「少針多刺」的原則，是指扎的針少，但進針後行通氣破結手法，朝不同的方向針刺，以探測並通破氣結與筋結，而達到最佳的治療效果。

因此，必須認真地思考辨證，到底是哪條或哪些經脈出了問題，再選取相應的平衡經脈，盡量做到「少針多刺」，如此方能將「王氏臟腑全息針法」運用自如。不是治療什麼疾病，都是同扎三陰經或三陽經來平衡，筆者並不鼓勵這種不經思考的懶人醫匠做法。

（四）一條經脈只扎兩針

「王氏臟腑全息針法」的治療模型中，每條經脈只扎兩針，這是由於本針法是以合穴倒馬針做為治療主軸，而合穴為經氣深聚之處，氣血能量強大，合穴倒馬組合通常只要扎兩針，即可達到良好的療效。且治療內科雜病與臟腑病時，需同扎兩到三條經脈，若一條經脈就要扎三針，總體的針數會太多。

一般而言，在治療上若只需扎一條相應的平衡經脈，筆者通常只會扎兩針，若有需要的話，可將針尖略微提起，朝其他的角度針刺，進行通氣破結即可。或在該合穴倒馬旁，再加上一組合穴倒馬組合，以達協同治療增強療效。

（五）氣血較虛者，扎手或足的三陽經

雖然肘陽六針、或肘陰六針、或膝陽六針、或膝陰六針，都可以調理平衡全身的十二條經脈，但若是患者的氣血較虛，則可考慮選用肘陽六針或膝陽六針，因其包含了手陽明大腸經或足陽明胃經，陽明經為多氣多血的經脈，更有利於補益不足的氣血能量。

此外，也有一個可靈活變通的方式，如患者適合扎膝陰六針，但又有氣血較為虛弱的狀況，也可以在扎膝陰六針後，在另一腳上再加上足陽明胃經的合穴倒馬，以補益氣血能量。

但需要說明的是，「王氏臟腑全息針法」是以經脈平衡做為治療的主軸，而不是以個別經脈的氣血能量多寡，做為思考的主軸。以上所述，只是做為輔助思維，不可因此而混淆治

療的主軸思路。

（六）任督二脈的平衡

「王氏臟腑全息針法」中，會使用到的經脈，都是屬於傳統針法中所使用的十二經脈，雖然不包括任督二脈，但由於在胸腹間的左右兩條腎經夾任脈，所以可用平衡腎經之法以平衡任脈；而在頸、背、腰部的左右兩條膀胱經夾督脈，所以可用平衡膀胱經之法以平衡督脈。

即任脈有病，可選用平衡腎經的相應經脈，扎完針後再輕拍任脈的患處，或使用動氣針法活動患處，以引氣至任脈的患處；若是督脈有病，則可選用平衡膀胱經的相應經脈，扎完針後再輕拍督脈的患處，或使用動氣針法活動患處，以引氣至督脈的患處。

有一位女性患者，來診時尾骶骨痛，診斷為病在督脈。筆者以三寸針扎右側大腸經的曲池合穴倒馬透刺小腸經，針畢患者覺得痛減。督脈被兩條膀胱經所夾，所以治療督脈痛症的方法，與治療膀胱經相同，重點是輕拍引氣至患處。可針刺小腸經的小海合穴倒馬，或以三寸針扎大腸經的曲池合穴倒馬透刺小腸經，亦能達到良好的療效。

另一位患者因頸椎痛就診，診斷為病在督脈，扎左側小腸經的小海合穴倒馬，並經通氣破結後，要其活動頸椎，疼痛立即消失，治療效果也是立竿見影，由此案例可證明，治療督脈痛症的方法，與治療膀胱經相同。

同理，若是任脈的問題，也是等同於治療腎經之平衡法，再輕拍任脈疼痛的患處即可。

有一位女性患者，來診時告知其胸部兩乳之間處疼痛，診斷為病在任脈，扎右側腎經的陰谷合穴倒馬，並輕拍引氣至患處，針畢疼痛大為緩解。回診時，筆者考慮該患部的皮下即是骨頭，因而針刺右側三焦經的天井合穴倒馬，且深刺抵骨邊，以符合「以骨治骨」的原則，治療療效亦佳，此法是藉由針刺三焦經，以平衡腎經及任脈。由此案例可證明，治療任脈痛症的方法，與治療腎經相同。

（七）結合動氣針法與拍打引氣

「王氏臟腑全息針法」在運用董氏的動氣針法上，亦是取用「交經巨刺」的原則，即「左病右治，右病左治」。如治療右側腰臀痛，可取左側肘陽六針，扎完針進行通氣破結後，讓患者動一動腰臀，活動一下患側，效果通常是立竿見影。扎完針後，原則上無須持續行針，但在疼痛或症狀緩解後，則要求患者要安靜休息，最好能夠入眠，讓經氣能在較無阻滯的狀態下，繼續調節其臟腑機能。

除了運用動氣針法外，筆者更喜用拍打引氣的方式，當針扎下時，患者身體的氣血能量，已經開始進行平衡調整，但重點是要將氣引至患處，就好比發射導彈必須要給導彈座標一樣。因為患者可能患有多種不同的症狀問題，所以在處理上要有優先順序。拍打患處的目的，可引導氣的走向，正如中藥的方劑中，有所謂的「君臣佐使」等搭配，其中的使藥為「引經藥」，可引導藥氣的走向。如以桔梗為使藥，可載藥上行；而以牛膝為使藥，可引藥下行。

有些患者的症狀問題較多，扎針後，平衡的氣血能量，會優先去處理其他的症狀問題，而不一定是到我們所想要處理的患處部位，所以可藉由拍打患部，引導氣走到醫者所想要處理的患處。

在拍打時，可循經輕拍或輕敲，無須拍得太用力，亦可結合動氣針法，以增強療效。

（八）運用體應原則

以「王氏臟腑全息針法」治療時，也要遵循董氏針法的體應原則，即「以筋治筋，以骨治骨，以肉治肉」等原則。若是治療膀胱經的筋傷，可在肺經合穴尺澤穴的大筋旁貼筋進針。如牽涉到骨關節、脊椎病、骨刺或退化性關節炎等骨病，可沿著骨縫邊，以三寸針深刺，此為提升治療骨病療效的重要原則。在「王氏臟腑全息針法」中，原則上每條經脈的合穴，都可貼骨進針或扎至接近骨面。而更適合貼骨進針或扎至接近骨面的合穴倒馬，有大腸經、三焦經、小腸經、心經、胃經、脾經等經脈。

有一位男性患者，就診時右側脛骨的內側疼痛，診斷為病在右側的足厥陰肝經，選用系統二的別經平衡法，在患者左側手陽明大腸經的曲池合穴倒馬貼骨進針，既平衡了肝經，也是「以骨治骨」體應原則的運用。

「以骨治骨」的應用，除了可扎在骨縫邊外，也包括了深扎，針尖接近骨面上，但以不刮傷骨頭為原則。所以在使用「王氏通氣破結針法」時，要注意手下的針感，要清楚地辨別是扎到筋結、氣結之處，還是扎到了骨頭，只有筋結或氣結之處，才能通氣破結，如果是碰到硬梆梆的骨頭，就不可再硬刺，以避免損傷骨頭。

前文已提及，久病的患者由於能量較弱，需深刺以調動深層的經氣修復才能見效。此外，由於久病入腎，而中醫理論提及「腎主骨」，扎到骨縫邊或接近骨頭處，即是「以骨治腎」的應用，藉由扎在骨縫邊，或深扎針尖輕抵在骨面上，以治療腎病或久病。

（九）深刺透穴原則

前文提及骨病及久病患者，要沿著骨縫邊針刺或深刺抵骨，以激發調動深層的經氣修復方能見效。以掘井為例，有些地方必須深掘方能出泉。能量不足或病體虛衰之人，若不堪扎長針，恐刺激量過大，可先扎短針，一段時間後，待其氣血能量提升後，再以長針激發調動其深層的能量。

肘膝合穴附近的肌肉豐厚，氣血深聚，扎針可深刺，對久病或病情較重者，可達到較佳的療效。深刺透穴可達到用穴少但效果大的功用，如曲池一穴深刺透穴，可透刺大腸經、肺經、心包經、心經、三焦經、小腸經，而透過透刺這些穴位，又可平衡胃經、脾經、肝經、腎經、膽經、膀胱經。曲池一穴即可平衡十二經脈，功效實大。

有一位患者的左腿外側及膝蓋均感疼痛，診斷為病在左側的膽經和胃經。但筆者只扎了右側大腸經的曲池穴和手三里穴，患者的疼痛立刻減輕，為何只扎大腸經的曲池合穴倒馬，但同時卻也能平衡胃經和膽經，其原因就是深刺透穴的緣故，深扎曲池穴也會到達三焦經與心經，當然就能平衡膽經。

六、王氏臟腑全息針法的殊勝性

每套針法的發明，必定有其與眾不同的殊勝之處。在這一小節中，筆者會向讀者說明「王氏臟腑全息針法」在理論及實踐操作上的殊勝性。

（一）穴位都在肘膝關節周圍，安全性高且易於施行針術

傳統針法的穴位中，有些穴位若是操作不當，有可能會導致危險，如頭頸部的風池穴，若是針扎得太深或角度錯誤，有可能會發生危險。又或是扎背部的夾脊穴，也可能會有氣胸的危險。而「王氏臟腑全息針法」所選用的穴位均在肘膝關節周圍，都是非常安全的穴位，

只要依法正常操作，安全性高且易於施行針術，患者也無須寬衣解帶。

（二）理論精確，創新實用

本針法有著堅實的理論做為基礎，不是無中生有或憑空想像而來，而是將前人的理論做出提煉整合並創新，其理論內容清楚明確，不模稜兩可，且具有高度的實用性，實踐於臨床確實有效。

（三）易懂、易學、易操作、易精通、效果好

「王氏臟腑全息針法」的最大特色是穴位固定，免去繁瑣的各種配穴法。其理論淺顯易懂，無須記憶大量的穴位配穴及其主治功能，容易理解與實踐。

在學習針法之路上，無須花費大量的時間與金錢，只要用心研讀本書後，就能懂得如何操作本針法。不但易學，且只要學習者具有信心，不斷地加以實踐，也容易精通，治療效果良好。

（四）無須結合其他療法

本針法無須結合其他療法，如刮痧、拔罐……等方法，扎針治療的效果就已相當良好。當然，這些輔助方法也不是不能搭配使用，但要在已能熟練掌握「王氏臟腑全息針法」的前提下，再來搭配使用，才不會模糊使用本針法時的治療主軸。

（五）可避免因結合其他輔助療法所帶來的風險

由於本針法不需要結合其他的輔助療法，所以可避免因使用其他輔助療法時，所帶來的風險問題，如因拔罐、艾灸操作不當，所導致的燙傷、水泡……等問題。

（六）無須持續行針，療效良好

「王氏臟腑全息針法」是以合穴倒馬針為治療核心，合穴的能量強大，在進行通氣破結並引氣至患處後，患者就可以休息，無須持續行針，療效依然良好。

（七）通治痛症及臟腑病

有些患者原本就診時是為了要治療痛症，結果不但痛症緩解或消除了，患者也告訴筆者，他們的其他疾病，如花粉症、糖尿病……等病症也都得到改善。一位患者來治療前期糖尿病，經治療後，不但前期糖尿病的症狀得到大幅改善，連高血壓的症狀也同時得到改善，體重也減輕了。

這是由於「王氏臟腑全息針法」不僅能治療痛症，同時也可以調理臟腑的能量。臟腑得到療癒後，當然可以改善由於臟腑失調所產生的各種症狀，許多疾病或症狀的外在表現雖然不同，但其源頭都是來自於同樣的臟腑問題，所以「治病必求其本」。

中醫理論的「藏象學說」提到，臟腑有病會透過外在的「象」顯現出來，所以可以透過望、聞、問、切等診斷法來診斷疾病，而痛症只是臟腑經脈失調下，所產生的其中一種外在表現。因此，在治療上即使看起來像是在治療痛症，但其實也是在調整臟腑經脈的平衡，臟腑經脈能達到平衡，痛症也會得到緩解。這是因為臟腑經脈堵塞之氣若能通暢，「氣行則血行」，氣血通暢後痛症也會消失，此即「通則不痛」。

因此，不能僅以治療痛症做為治療的核心思維，而是要去思考疾病根源性的問題，是病在經脈還是病在臟腑？對一般的痛症而言，往往在平衡經脈後，痛症就會消失或緩解，也不一定都會牽涉到臟腑層面的問題。

千病萬病，總不出能量低落及能量堵塞的這兩個因素，而「王氏臟腑全息針法」的殊勝處，正是可提升與平衡全身十二經脈的氣血能量，以修復疏通堵塞之處。讀者若能深入體會實踐，就可以將此法發揮極致，在面對各種的痛症與臟腑病時，就能信心堅定，而不至於茫然不知所措。

由於「王氏臟腑全息針法」可同時平衡十二經脈的氣血能量，即使患者同時出現多種臟腑疾病，也可以同時調理。有位患者來診時，告知筆者她的花粉症發作，現在一直流眼淚，眼睛像針刺般疼痛。而這幾天來，因為工作上的抑鬱及壓力，導致一星期以來都食慾不振，只能吃少量食物。筆者扎其右側肘陽六針後，輕敲其眼眶周圍，針畢花粉症的症狀基本消失，患者回家後來電告知，她的食慾也已恢復正常。此例即說明「王氏臟腑全息針法」，可同時治療患者所罹患的多種臟腑疾病。

（八）模糊辨證下的療效亦佳

在治療臟腑問題或牽涉到多條經脈病變的病症時，即使在難以辨證的情況下，本針法的治療效果仍佳。傳統針法強調要辨證精準，才能得到療效。使用本針法時，雖然也要辨證，但因其治療的核心，為合穴倒馬針的「信息全息平衡」，且三陽經或三陰經同扎，能平衡十二條經脈，覆蓋面可達全身。傳統針法如同手槍的射擊，需有精準的打擊目標，而本針法如投放大型砲彈的覆蓋面大，功效自然不同。

因此，只要是在「王氏臟腑全息針法」的適應症範圍內，即使面對辨證不明確的狀況下，也是以三陰經或三陽經同扎，重點是藉由輕拍患處或動氣針法，引氣至患處後，亦可達到良好的療效，這就是「王氏臟腑全息針法」的優勢所在。

（九）引氣治病，可達複合性的治療效果

由於「王氏臟腑全息針法」是站在平衡調氣的高度，以合穴倒馬針為治療核心，並引氣至患處，即使患者有多個疼痛部位，可一個部位接著一個部位拍打引氣，在一個疼痛的部位

得到緩解之後，再引氣到下一個疼痛的部位。

以傳統針法而言，治頭痛就是單治頭痛，無法使用同一組穴位，既能治頭痛，又同時可治腰痛、膝蓋痛、腳踝痛等不同部位的痛症。傳統針法是單一目標、單一思維的治療法，而「王氏臟腑全息針法」可同時治療多個部位的痛症，此為其優勢。

有一位五十二歲男性，就診時下顎肌肉緊繃，疼痛指數3／10，眼睛疲累指數3／10。扎其右側膝陰六針，經通氣破結後，輕拍其眼眶周圍，眼睛的疲累感立即舒緩，再輕拍下顎，患者頓覺下顎緊繃感消失。

此例就是具體展現了「王氏臟腑全息針法」的優勢，站在平衡調氣的高度，針畢引氣至患處，氣引到何處，就能改善該處氣血凝滯不通的症狀。以傳統的針法而言，很難達到如此複合性的治療效果。

（十）針數固定為偶數，便於確認

本針法採用合穴倒馬針做為治療的主軸，在每條經脈上固定扎兩支針，很容易記憶，不會造成混淆。所使用的針數固定為偶數，且針刺的部位固定，醫者不會忘記扎針的部位或針數，而發生忘記起針的疏失。

可避免使用傳統針法時，由於患者的病症不同，所選取的扎針部位及針數不一，需要特別記錄，否則易造成疏失，如針扎在頭皮的部位，針具被患者的頭髮覆蓋，容易導致忘記起針的疏失。

七、王氏臟腑全息針法的經驗分享

在這一節中，筆者會分享自發明「王氏臟腑全息針法」使用至今的心得，可節省讀者自行摸索的時間，若讀者能順著筆者的思路及方法，不斷地體悟及練習實踐，自能契應本針法的心法，而能得心應手。

1. 筆者偏愛使用肘陽六針

雖說以肘陽六針、或肘陰六針、或膝陽六針、或膝陰六針，皆可用來治療痛症及調整臟腑經脈，但筆者偏愛使用肘陽六針，因三焦經及小腸經更容易找到筋結及氣結之處，較容易做到通氣破結。而使用肘陰六針時，若深扎心包經，可能會碰到正中神經，較易產生令人不悅的觸電感。

而膝陽六針中，由於膀胱經的經脈在膝後，而胃經及膽經的經脈在膝前，所以在使用上較為不便。膝陰六針也是筆者經常使用的方式，但刺激量不宜過大，起針後要稍微按揉患者扎針的部位及小腿處，以避免患者由於小腿疼痛，而產生短暫性不良於行的狀況。

且扎肘陽六針較易進行動氣針法，扎完針後讓患者動一動，引氣至患處，如果是在膝上扎針，患者就無法走動了。

所以在這四種肘膝三陽三陰的組合中，雖然都有良效，但在臨床上，筆者較經常使用肘陽六針和膝陰六針，尤其是偏愛使用肘陽六針，而肘陰六針及膝陽六針則較少使用。

2. 曲池合穴倒馬深扎功效大

在實踐的過程中，筆者體悟到若能適當地深刺透穴，可達到取穴少但效果仍佳的療效。

尤其是在曲池穴深刺透穴，可透刺大腸經、肺經、心包經、心經、三焦經、小腸經，而藉由透刺以上經脈，又可平衡了胃經、脾經、肝經、腎經、膽經、膀胱經。深刺曲池一穴就可平衡十二經脈，功效宏大，這是筆者所體悟的祕法，實為「王氏臟腑全息針法」中的重要穴位。

在更進階的思維中，其實只要深扎曲池穴及手三里穴，即可平衡十二經脈。在臨床上，筆者經常只扎兩針，即選擇這一組合穴倒馬。如果患者怕針，只能對患者扎兩針來治療的話，這兩穴就是筆者的首選，再配合上輕拍，將氣引至患處，效果非常良好，在此將這個祕法向大家公布。但要說明的是，這一組合穴倒馬的組合，會較偏重於經脈的平衡，而不是在通氣破結，因為在這兩個穴位處，較不易探測到氣結或筋結。

筆者經常使用深扎曲池合穴倒馬來治療肩痛、腰痛……等問題，以平衡法而言，似乎無法用大腸經平衡這些患處，如腰痛為膀胱經的問題，照理說無法用大腸經平衡，但就是因為深刺透經的原理，針尖透刺肺經及小腸經，所以能達到良好的療效。

有一位患者的右側臀部及大腿後側疼痛，診斷為右側膽經及膀胱經堵塞，若以平衡系統而言，可取左側的三焦經以平衡膽經，及取左側的小腸經以平衡膀胱經，但筆者深刺左側大腸經的曲池合穴倒馬，患者的症狀也是立即得到改善。這正是證明了深刺曲池合穴倒馬，不僅是作用在大腸經上，同時也作用在其他的經脈上，在這個病例中，至少也作用在三焦經及小腸經上。這是由於曲池穴位於特殊的生理解剖位置上，若是深刺也會到達其他經脈的緣故。

此外，曲池穴與手三里穴若貼骨進針，可藉由「以骨治骨」而治療骨關節、脊椎病、骨刺或退化性關節炎等骨病。此外，由於「腎主骨」且「久病入腎」，亦可以藉此治療腎病或久病。

曲池穴與手三里穴在大腸經上，而手陽明大腸經又與足厥經肝經相通，中醫理論提及「肝主筋」，所以這組合穴倒馬若是貼骨進針，除了可肝腎同治外，對於筋骨痠痛也具有良效。且陽明經又為多氣多血之經脈，補益氣血的力量較強。

但大腸經的曲池合穴倒馬，不適合進行通氣破結的手法，且刺激量不宜過大，以避免患者暈針，所以在曲池合穴倒馬的深刺使用上，需考量患者的個別情況而定。且由於深扎的刺激量較大，也不是每個患者都願意採用這種方式，在此只是將此祕法分享給讀者。一般而言，在臨床上治療臟腑病，筆者還是在手三陽經、或手三陰經、或足三陽經、或足三陰經中擇一使用。深扎曲池合穴倒馬，只當作是一種輔助方法。

3. 穴位與傳統穴位不同

本針法的用針主軸是合穴倒馬針，但所使用合穴的位置，需視患者的病症情況而定，不一定是扎在傳統的合穴上，有時會扎在骨縫邊，因為骨縫處經氣深聚之故。

如針刺肝經的合穴曲泉穴，有可能會扎在傳統曲泉穴下方的骨縫邊；又如針刺大腸經的合穴曲池穴，不一定是扎在傳統的曲池穴上，有可能會是扎在接近橈骨側的骨縫邊，目的就是為了要調動更為深層的經氣能量。

4. 合穴倒馬穴與合穴的距離

合穴的倒馬穴有定穴但沒有定點，也就是說有這個穴位，但其位置可以彈性調整，重點是必須與合穴位在同一條經脈上，原則上以離合穴一寸半到兩寸間的距離，找筋結處或壓痛反應點的位置下針。如合穴附近有穴位，則優先考量以該穴位為合穴的倒馬穴，如大腸經曲池穴與手三里穴的倒馬組合，手三里穴在曲池穴下兩寸，即為非常標準的組合。又如膀胱經委中穴與合陽穴的倒馬組合，合陽穴在委中穴下兩寸，也是非常標準的組合。

但脾經的地機穴離陰陵泉穴三寸，胃經的上巨虛穴離足三里穴三寸，雖與合穴的距離稍遠，但原則上仍可使用。亦可將脾經的合穴倒馬穴，扎在陰陵泉穴下一寸半到兩寸之間的反應點上。胃經的合穴倒馬穴，亦可扎在足三里穴下一寸半到兩寸之間的反應點上。

5. 善用體應原則

要能善用體應原則，判斷患處是較接近骨頭，或是較接近肌肉、筋腱的位置，而以此選擇穴位的定位，譬如說選用大腸經來做為相應的平衡經脈，若患處是接近骨邊，在使用曲池合穴倒馬時，可以貼著骨縫扎針，或在不刮傷骨面的前提下，可將針尖輕抵骨面，此即「以骨治骨」的體應原則應用。

若判斷病程較久，也可以貼著骨縫扎針，或將針尖輕抵骨面，這是由於「久病入腎」，藉由「腎主骨」的思路，可以反過來「以骨治腎」，這是針法中的祕法。若診斷是屬於肌肉拉傷的問題，則使用傳統曲池穴的位置即可，因為傳統曲池穴的位置，就是位在肌肉豐厚突起處，正好符合「以肉治肉」體應原則的應用。

6. 本經自治的合穴倒馬

在痛症的治療上，雖然筆者經常使用的是同名經、別經（臟腑別通）和表裡經這三種平衡法，但有時也會使用本經自治的平衡法，原則上會使用對側的本經合穴倒馬。

有位患者患有左手中指板機指的痛症，已經痛了一年，整個手掌的手指，無法碰觸在一起，經西醫注射了類固醇，起初幾星期尚且見效，但之後疼痛反而加劇。筆者診斷為左側心包經堵塞，扎其右側心包經的曲澤合穴倒馬，手指已較能合攏，為加強效果，在其右側心包經的曲澤合穴倒馬旁，再加上一組曲澤合穴倒馬，並做通氣破結，針畢手指已能合攏，患者感到非常開心。該病例即是使用本經自治的方式，但使用的是對側合穴倒馬的平衡治療法。

7. 精準辨別病經的重要

在「王氏臟腑全息針法」的使用上，雖然有時也可以採用「模糊辨證」的方式處理，即牽涉到多條經脈或臟腑病，且在辨證不易的情況下，可以使用三陰經或三陽經同扎，引氣至患處，即可達到良效。但原則上，在可以清楚辨證的情況下，盡量要做到明確辨證，以達到最佳的療效。

有一位患者，因左側腰臀痛就診，診斷為左側膀胱經及膽經堵塞，選用系統二的別經（臟腑別通）平衡法，以一寸半針扎右側肺經及心經的合穴倒馬，針畢臀痛的現象已改善，但仍有腰痛，經拍打引氣至患處後，疼痛稍減。但在腰部與髖骨的骨關節交接處仍感疼痛，經兩次通氣破結及拍打後，疼痛略減但仍感覺不適，於是筆者以兩支三寸針，在右側肺經的尺澤合穴倒馬旁，再加上一組尺澤合穴倒馬，並使針尖接近骨邊，針畢患者的疼痛消失，此例即說明精準辨證的重要性。

若確認辨證無誤，然在針畢後未能見到滿意的治療效果，則要考慮調整針尖針刺的角度方向，並做到通氣破結，及引氣至患處。若效果仍不佳，則要改用長針治療。以此例而言，病在膀胱經的骨縫邊，因此要針至骨邊，以符合「以骨治骨」的體應原則，就能達到最佳的療效。

有一位患者因左側肩臂前側痛就診，診斷為左側大腸經堵塞，因為患者的體型較大，以三寸針扎右側大腸經的曲池合穴倒馬，扎在偏骨縫邊，疼痛雖減但疼痛指數仍高，所以筆者在右側大腸經的曲池合穴倒馬旁，再加針另一組曲池合穴倒馬，這組合穴倒馬的曲池穴，就扎在傳統穴位的曲池穴上，患者立刻覺得痛緩。所以只要診斷正確，如果未達理想中的效果，可以在相應的平衡經脈上，再加上一組合穴倒馬，但前提是經脈的辨證要正確。

有一位三十五歲的女性患者，左側小腿肚疼痛已約十二年，疼痛指數6／10，疼痛反覆發作，時好時壞，近一月來疼痛加劇，且為持續性疼痛。診斷為左側膀胱經堵塞，扎右側肺經的尺澤合穴倒馬後，輕拍患者的左側小腿，並請她來回走動，患者驚訝地問：「疼痛怎麼消失了呢？」本案例即說明只要經脈的辨證正確，即使患者疼痛多年，仍然能達到令人滿意的療效。

8. 同時存在痛症及臟腑病症狀，以痛症優先處理

患者就診時，可能同時有著痛症及其他臟腑病的症狀。使用「王氏臟腑全息針法」時，治療痛症的辨證，一定要用「經脈辨證法」；但是診斷臟腑病時，則可結合「臟腑辨證法」，這個部分與譚氏平衡針法的診斷觀點有所不同。若是臟腑病有疼痛的症狀表現，則以治療疼痛為優先處理，也是先採取「經脈辨證法」，優先處理痛症問題。

有些痛症的產生，是由於臟腑病所衍生的問題，也就是說痛症是臟腑病外在表現的症狀之一，同時也可能是最困擾患者的問題，所以在治療上，要以處理痛症為優先考量。而且若能消除或緩解痛症，患者對醫者及治療的信心也會大增，有利於後續對其臟腑病的治療。如高血壓、糖尿病……等疾病，需要花費的治療時間較長，若患者沒有信心，不願意堅持，也

難以達到令人滿意的療效。

但讀者要知道的是，許多疾病及痛症的根源，是由於臟腑氣血能量不足，或經脈堵塞所造成，所以「王氏臟腑全息針法」的重點，是著眼於治療調整臟腑氣血能量不足，或經脈堵塞的根源性問題，而不是把治療的核心思維僅放在止痛而已。因為疼痛只是疾病的外在表現症狀之一，即使疼痛消失或緩解了，並不是表示疾病就已經痊癒。當然，能讓疼痛緩解或消失，已經可說是達到顯著的療效了，畢竟疼痛感會令人感到相當不悅。

對於輕症或局部痛症的患者，可用止痛或症狀消失做為治療目標。但若患者有臟腑功能低落，與經脈嚴重堵塞的現象，即使疼痛或症狀緩解，但一旦按壓檢查患者的經脈，應該還是會有疼痛的反應。因此，「王氏臟腑全息針法」強調要「標本同治」，並不是僅以止痛為目標，且要能同時提升臟腑氣血能量，使療效更為持久，以達到治癒及自癒為終極目標。

9. 疼痛感的轉移

在臨床治療上，經常會發現患者在某條經脈的主要疼痛區域好轉後，其他的經脈區域會開始出現疼痛感，有些患者會認為這是疼痛感的轉移，其實並不然。這是由於這些區域原先也是存在著經脈堵塞的問題，只是由於主要疼痛區域的疼痛指數較高，所以患者暫時感受不到其他經脈區域的疼痛。當主要的疼痛或症狀得到緩解後，次要的疼痛或症狀就會依次顯現。其治療的原則還是相同，當次要的疼痛出現時，依據疼痛所在的經脈，診斷所病何經，再選用相應的經脈平衡。

雖然患者一開始只會感受到主要的疼痛區域，並不一定會感受到其他鄰近區域的疼痛，但若是醫者在按壓其他的鄰近區域時，患者也會感到疼痛，則代表該區域亦有經脈堵塞的問題。如患者表示在上臂部的大腸經區域感到疼痛，但醫者在按壓其上臂部的三焦經時，若患者也會感到疼痛，則代表其三焦經也是有堵塞的問題，所以不只是要平衡大腸經，也必須要平衡三焦經。

10. 辨識病因的重要

扎針後痛症消失，並不是代表疾病已經完全痊癒，還要在原疼痛部位進行按壓診察，看患者是否還會感到疼痛，甚至可透過刮痧，檢視痧象的狀況，若是痧象正常，並未出現暗紅色或紫黑色的痧象，則代表恢復良好，即可結束治療。

雖說「王氏臟腑全息針法」結合「王氏通氣破結針法」，及拍打引氣至患處後，即可達到良好的療效。但身為醫者，一定要瞭解，針法的治療，只是整體治療的一部分。筆者常說，醫者是在治病「人」，而不僅是在治「病」。即使醫者的針法技術高超，也無法治療所有的問題，這是因為現代人的許多病症，都是由於身心失調所導致。因此，必須要深入瞭解導致疾病產生的「病因」所在。

所以不只是要治療患者的生理問題，也必須要考慮到患者的心理問題，甚至要瞭解到患者的飲食、生活型態、居家環境……等等，這就相當於古人所說的中醫問診《十問歌》：「一問寒熱二問汗，三問頭身四問便，五問飲食六胸腹，七聾八渴俱當辨，九問舊病十問因，再兼服藥參機變。婦女尤必問經期，遲速閉崩皆可見。再添片語告兒科，天花麻疹全占驗。」

譬如說患者就診時提到有失眠問題，醫者要先瞭解為什麼患者會失眠，是由於心理壓力大、或是晚上太晚睡又吃宵夜、或是鄰居太吵、或是睡前都看一些益智或動作影片……等問題，先排除一些可能性，瞭解真正的病因所在，才能規劃設計出較為全面性的治療方案。

又譬如說患者有皮膚病，若醫者僅著重在治療皮膚問題，而不詢問瞭解患者的居家環境狀況，如家中是否太過潮濕、或有壁癌……等問題，則不一定能夠徹底根治患者的疾病。

有一位十四歲的女孩有六年的頭痛問題，近六個月來頭痛加劇，已做過CT掃描、骨髓穿刺檢查脊髓液、血液檢查，均查無異狀。筆者詳細詢問是否有家族病史，患者表示外婆及母親的姐姐都有頭痛史，但母親並無頭痛史。筆者又詢問患者的居住環境狀況，確認排除臥室床頭後有窗，或橫樑壓床頭的風水不利因素。此外，也確認女孩在學校及體操社團，並無被霸凌等心理壓力狀況，平日也無其他特別的壓力。排除以上種種原因後，診斷女孩的頭痛只是由於肩頸過於僵硬所致，針刺右側肘陽六針後輕拍頸肩，疼痛瞬間消失，女孩和她的母親都感到非常欣喜，見到了痊癒的曙光。經數次治療後，頭痛症狀徹底痊癒。

此例即在說明，治療某些特殊疾病或長期病症，要找出病因對症下藥，不僅是需要治療疾病，且要解決其致病的根源性問題。以該案例而言，若是患者的床頭後有窗，極有可能是由於寒風直吹頭部所造成的頭痛；若是患者的床鋪上方有大樑壓床，則可能是由於樑壓床頭所造成的頭痛，以上是由於居家風水不良所導致的疾病。若是患者在學校被霸凌，而產生心理壓力，也可能會因而導致頭痛。因此，找出患者的病因，對於治療方案的整體規劃上極為重要。

11. 拍打引氣的位置

「王氏臟腑全息針法」極為強調需引氣至患處，針畢可藉由動氣針法，或輕拍、輕敲患處以引氣至患處。但必須要注意患處是否有傷口，若患處有傷口，則可輕拍或輕敲離傷口五公分外的位置。

若臟腑病兼有搔癢症狀，如花粉症有眼睛癢、鼻子癢等症狀，可輕敲眼眶、眉毛與鼻子周圍，將氣引至患處。而若是高血壓、糖尿病等全身性失調的問題，並沒有特定的患處部位，則可輕拍肚臍或丹田，引氣歸元即可，身體的能量會做自我修復，就如同我們每天吃下食物，也無須告知身體該將養份送至何處，身體會自行調節。

12. 辨識療效反覆的原因

有些患者的治療效果較為反覆，扎針後疼痛緩解，然而治療的效果卻很短暫，過一兩天後，患處又開始疼痛。針對這種狀況，一定要深入瞭解其背後原因，當然這就牽涉到前文所提到的病因。首先要確認的是，醫者的診斷及操作上是否正確無誤，在確認無誤後，再深入探索療效無法持續的原因。

有一位患者因被樹枝絆倒而傷到左肩，經X光片檢查後，顯示骨頭沒有裂傷，然經數次治療後，療效依然反覆。在扎針的當下，效果都不錯，但療效卻無法持久。經過一兩天後，左肩又開始疼痛，且無法向後伸展，筆者要他再去做深入的檢查，經超音波掃描後，發現左側肱二頭肌的肌腱脫落。

以本例而言，若是在診斷及治療操作均正確的情況下，依然出現治療療效反覆的狀況，肯定是存在著另外的原因，所以需找出導致其療效不佳的原因。若在骨頭或肌肉、筋腱沒有裂傷的情況下，治療後應該會有明顯的改善，但若是有骨頭或肌肉、筋腱裂傷的情況發生，一般而言「傷筋動骨一百天」，恢復期會需要較長的時間，但藉由扎針的治療，可加速其復原能力。

有一位患者因跌倒而來治肩傷，並告知筆者她已經做了X光片檢查，檢查結果沒有骨折或骨裂，但經幾次治療後，療效依然反覆，筆者要她再照一次X光，結果在新的X光片中，發現了骨頭的小裂傷，此即療效反覆的原因。

以「王氏臟腑全息針法」而言，扭傷、拉傷、筋腱撕裂傷或輕微骨裂的治療方法都是相同的，但治療的效果及復原時間，會因其受傷的程度而有所不同。

有一位患者患有右頸疼痛與背部疼痛的症狀，筆者針刺患者左側的肘陽六針。患者回診時，表示其疼痛並無改善，筆者再次詢問患者有無其他病史，患者才告知筆者，他上次就診時，忘記提及他的左手肘已經痛了四個星期。由於該患者的左手肘也有毛病，所以針刺在左手肘的患處上，也無法達到良好的平衡效果，因此筆者改扎左側的膝陰六針，立即見到滿意的療效。

在面對療效反覆的狀況時，要注意以下幾點，第一是再次審視醫者的診斷及治療操作是否正確無誤；第二要確認患者是否有骨裂或肌肉、肌腱、韌帶裂傷或脫落的狀況。即使是先前已照過X光片，但也有可能由於拍片的角度問題，沒有拍到小骨裂的位置；第三要再次確認患者是否有外傷史，如在扎針的部位，先前是否有受傷或疼痛的狀況。

此外，患者是否未能依照醫囑做適當休息，是否仍反覆使用該受傷部位，或情緒變化較大，或患者的能量過於低落，或患者最近喝了許多冷飲……等因素，也都可能會導致治療的療效反覆。

13. 合穴與其所屬經脈在五行上的關係

「王氏臟腑全息針法」的治療核心思維，是以經脈平衡為主軸，並不強調合穴的五行屬性，即陽經的合穴五行屬土，而陰經的合穴五行屬水。但在某些特殊臟腑病的治療思路上，亦可將合穴五行的屬性，做為輔助性的參考思路。

以手陽明大腸經而言，大腸經的五行屬金，而大腸經合穴曲池穴的五行屬土，所以曲池穴是屬於「金中之土」，五行中土能生金，可補金的不足，而肺與大腸相表裡，且肺的五行也屬金，所以針刺曲池穴，亦可增強肺的「宣發肅降」功能，此為「培土生金法」的運用。

而同為陽明經的足陽明胃經的五行屬土，而胃經合穴足三里穴的五行也屬土，所以足三里穴是屬於「土中之土」，補土的效力更強，可治療一切腸胃消化道與腹部問題。所以在《四總穴歌》提到：「肚腹三里留」，由此可知，曲池穴和足三里穴雖同為陽明經上的合穴，且其五行同屬土，但仍同中有異。

再舉另一個例子說明，以手太陰肺經而言，肺經的五行屬金，而肺經合穴尺澤穴的五行屬水，所以尺澤穴是屬於「金中之水」，是肺經的子穴，可以透過瀉肺經，將過盛或壅堵的能量，轉化到腎經上，這是「瀉肺補腎法」的運用。

而同為太陰經的足太陰脾經的五行屬土，而脾經合穴陰陵泉穴的五行屬水，所以陰陵泉穴是屬於「土中之水」，可治水濕的問題，中醫理論提到脾喜燥惡濕，而針刺陰陵泉穴可以利濕以健脾。如患者有大便不成形，或泄瀉拉肚子，或有水濕代謝等問題，若是診斷為脾虛濕盛，則可扎脾經的陰陵泉穴。由此可知，尺澤穴和陰陵泉穴，雖同為太陰經上的合穴，且其五行同屬水，但也是同中有異。

合穴與其所屬經脈在五行上的關係，可做為在使用「王氏臟腑全息針法」時的輔助性參考思路，但不能喧賓奪主，治療上還是要以經脈平衡的核心思維做為治療主軸。

14. 經脈時辰的考量

「王氏臟腑全息針法」的治療核心思維，是以經脈平衡為主軸，在確認是哪一條經脈為病經後，就可以依照系統一到系統三或系統六的平衡法中，選擇其中的一個系統來平衡，原則上任一個系統都能達到療效。

在以經脈平衡做為治療主軸的前提下，若要增強療效，也可將「時間醫學—子午流注」

的思路，與「王氏臟腑全息針法」相互結合。如患者有背痛，診斷為病在膀胱經，則可選用系統一的小腸經、或系統二的肺經、或系統三的腎經、或系統六的膀胱經本經做平衡。

但要選擇哪一條經脈做為平衡經脈，可以患者就診時的時辰做為考量。如若患者在下午一點到三點之間來就診，即可選用小腸經做平衡，這是由於下午一點到三點之間，是小腸經氣血最旺盛的時辰；若下午三點到五點來就診，則可用膀胱經本經做平衡，這是由於下午三點到五點之間，是膀胱經氣血最旺盛的時辰；若下午五點到七點來就診，則可選用腎經做平衡，這是由於下午五點到七點之間，是腎經氣血最旺盛的時辰。

又如治療臟腑病可同扎肘陽六針、或肘陰六針、或膝陽六針、或膝陰六針，任選其中一組，均有療效。但若想更加強療效，亦可依據患者來治療的時間段，選擇含括這個時間段的經脈，如患者下午一點到三點之間來就診，即可選用肘陽六針，因為下午一點到三點之間，是小腸經氣血最旺盛的時辰，而肘陽六針包括了小腸經；又如患者是早上九點到十一點之間來就診，即可選用膝陰六針，因為上午九點到十一點之間，是脾經氣血最旺盛的時辰，而膝陰六針包括了脾經，可以此類推。

將經脈的流注時辰納入治療的考量，可做為加強療效的輔助思維。

15. 經脈與臟腑連屬的思路

經脈名稱與同名的臟腑，會有內在的連屬關係，如《黃帝內經・靈樞・經脈》云：「肺手太陰之脈，起於中焦，下絡大腸，還循胃口，上膈屬肺」、「大腸手陽明之脈……下入缺盆絡肺，下膈屬大腸」，經脈肯定會與同名的臟腑有內部連屬的關係，如以上提及的「肺手太陰之脈……屬肺」、「大腸手陽明之脈……屬大腸」。因此，使用「王氏臟腑全息針法」治療臟腑病時，即可使用經脈的平衡，以治療臟腑病。

如泌尿系統的疾病，若診斷為病在膀胱經或膀胱，可針刺小腸經、或肺經、或腎經、或膀胱經本經做平衡。又如治療婦科病，若診斷為病在肝經或肝臟，可針刺心包經、或大腸經、或膽經、或肝經本經做平衡。

此外，也要思考「經脈所過，主治所及」，在經脈經過的路線上所產生的疾病，都可以視為該經脈的病變。如《黃帝內經・靈樞・經脈》云：「肝足厥陰之脈……循股陰入毛中，過陰器，抵小腹」，即指肝經通過陰器（生殖器官），到達肚臍下的小腹區域。所以有關男性陽痿，或女性的子宮炎、子宮肌瘤、婦科病等問題，皆可考慮其為肝經的病變，再選擇相應的經脈做平衡。

16. 結合中醫理論的思路

對於臟腑病或全身性疾病的診斷與治療，往往較為棘手，在選用經脈的治療上，可結合中醫理論的思路，做為輔助思考，以提升治療效果。以下略舉幾個中醫理論的觀念做說明，讀者可自行舉一反三。但筆者還是要再次強調，這些只是輔助性的參考思路，不能喧賓奪主，治療上還是要以經脈平衡的核心思維做為治療主軸。

A.「心主神明」

中醫理論上，提到「心主神明」，若患者出現神志問題，可以將心經及心包經視為病經。

B.「培土生金法」的運用

如患者患有花粉症，若診斷以肺經為病經後，可參考應用「培土生金法」的治療思維。在平衡系統的選用上，可採用系統三的表裡經平衡法，選用手陽明大腸經做為平衡經脈，因其合穴曲池穴是屬於「金中之土」，五行相生關係中土能生金，所以該穴對於補金的效力佳，可加強肺系統宣發肅降的功能，此為「培土生金法」的運用。此外，透過曲池穴「金中之土」的土穴能量，亦可強化其腸胃功能。

C.「滋水涵木法」的運用

如由於膽火過旺，而產生眩暈、目黃、口苦、坐臥不寧等症狀時，若診斷為膽經堵塞，在選擇平衡經脈時，亦可加上「滋水涵木法」的治療思維。在平衡系統的選用上，可採用系統三的表裡經平衡法，選用足厥陰肝經做為平衡經脈，因其合穴曲泉穴的五行屬水，是屬於「木中之水」，而水能生木，水亦能剋火，藉由針刺曲泉穴的水穴，可平衡且滋潤屬木的膽經，此為「滋水涵木法」的運用。

D.「發則治肺，平時治腎」的咳喘治療原則

針對治療咳喘的問題，在中醫的治療上，有「發則治肺，平時治腎」的原則，其實這也是「急則治其標，緩則治其本」的做法。在咳喘的急性發作期，可以將肺經視為病經，而選取相應的平衡經脈治療；而在平日咳喘未發作時，則將腎經視為病經，選取相應的平衡經脈治療。

E.「腎病從脾論治」的治療原則

在中醫的治療上，有「腎病從脾論治」的觀點，此即「崇土制水法」的運用，可做為治

療腎病的參考。治療腎病，除了補腎之外，也需健脾，脾胃為臟腑氣機升降的樞紐，在治療臟腑疾病時，這個觀點可以列入思考。

F.心主脈，肺主皮，肝主筋，脾主肉，腎主骨

《黃帝內經・素問・宣明五氣》提及：「五臟所主：心主脈，肺主皮，肝主筋，脾主肉，腎主骨，是謂五主」，這段話說明五臟與人體組織的關聯，可做為治療上的參考。如出現全身性或多部位的筋病，由於「肝主筋」，且肝經連屬於肝臟，所以可將肝經視為病經，並選取相應的經脈平衡。但如果只是局部的筋傷，還是要以筋傷所在的經脈做為病經，再選取相應的經脈平衡，而不以上述之法治療。

G.病機思路

對於臟腑病或全身性疾病的診斷，有時不容易做出明確的診斷，在這種情況下，可參考《黃帝內經・素問・至真要大論》所提到的十九病機中，與五臟相關聯的部分，做為治療上的輔助參考思路。《黃帝內經・素問・至真要大論》云：「諸風掉眩，皆屬於肝；諸寒收引，皆屬於腎；諸氣膹鬱，皆屬於肺；諸濕腫滿，皆屬於脾……諸痛癢瘡，皆屬於心」。

在病機思路的提示下，可以幫助對臟腑病的診斷，以確認所病何經，再選用相應的平衡經脈。如皮膚癢瘡的問題，由於「諸痛癢瘡，皆屬於心」，所以可將心脈做為主要的病經，再選用相應的經脈加以平衡。

由於「肺主皮毛」、「諸痛癢瘡，皆屬於心」，所以在治療皮膚病的思維上，可以聯想到是肺經、心經、心包經出了問題。以上所述的病機思路，可做為臟腑病的輔助診斷思路，但在治療上，還是可以用三陰經或三陽經同扎。若是治療局部的皮膚病，針畢可輕拍局部周圍，引氣至患處。

中醫理論博大精深，無法一一論述，以上這種種的中醫理論中所提到的觀點，對於臟腑病的診斷及治療方法上，可以提供輔助性的參考思維。以「王氏臟腑全息針法」而言，由於同扎三陽經或三陰經，就可以平衡十二經脈，即使不參考這些中醫理論的觀點，依然可以達到良好的治療效果。但對某些特定的患者，在選用平衡經脈上，這些中醫理論的觀點，還是有其參考價值。

17. 結合刮痧療法

在董氏針法中，董公非常重視使用三稜針放血，董公認為只要患者有氣血瘀滯不通的症狀，無須考量患者是屬於寒熱虛實的體質皆可放血，放血後疾病才會好轉。且氣血瘀滯嚴重時，針藥的治療效果不佳，因為氣血閉塞不通，針藥便不能達到病所，無法發揮作用，必須先打通氣血循環，放出惡血，待氣血通暢後再採用針藥之法，針藥才能發揮其療效。

董公刺絡放血取穴多半遠離患處，正合「瀉絡遠針」之古法，與一般時下放血取局部「阿是穴」的做法不同。《黃帝內經・素問・針解》提到：「菀陳則除之者，出惡血也」，以三稜針或採血針刺絡放血，即可去除陳年瘀血、惡血，以通暢氣血循環。

然而在「王氏臟腑全息針法」中，筆者個人並不使用放血療法，但面對到一些沉痾痼疾，筆者會採用結合刮痧的方式，與放血的方式相較，也相對較無交叉感染與衛生的疑慮。

在一般狀況下，筆者無須結合刮痧療法，基本上使用「王氏臟腑全息針法」，並結合「王氏通氣破結針法」，再加上拍打引氣至患處，效果已經相當良好。

但如果針畢的療效仍未達理想時，才會在患處再加上刮痧治療，通常在該患處會有較為嚴重的筋結堵塞，刮痧時會有凹凸不平的疙瘩感。在刮痧後，筆者會拍照讓患者看其痧象，使患者瞭解為何扎針的療效較不理想，是因其經脈堵塞得非常嚴重，「冰凍三尺，非一日之寒」所致。

筆者經常告訴患者，筆者不僅是在治療他們目前所罹患的疾病或痛症而已，而是在治療該疾病或痛症的病史，這些問題的產生，都不是短期形成，而是經長期累積，最後到了臨界點而爆發，成為「壓倒駱駝的最後一根稻草」。

某些患者的肌肉或筋腱已經攣縮變形，而產生了許多疙瘩結節狀物，配合刮痧療法，可以達到較佳的治療效果，因為這已不僅是氣機堵塞的功能性障礙，而是已經產生實質結構性的病變。

就如同治療骨關節的問題，如果只是手指麻木的症狀，使用「王氏臟腑全息針法」，即可達到良效。但如果已經是骨關節病變，如因關節炎而骨頭腫大，想藉由針法，讓已經變形的骨頭回復原狀，基本上不太可能，最多只能減緩變形的速度。

18. 四診合參

傳統針法很重視「四診合參」，即透過望、聞、問、切等診斷方式，根據患者的情況，選用如八綱辨證、氣血津液辨證、臟腑辨證、經脈辨證……等辨證方式，在訂出治則與治療方法後，再選取針刺穴位施針治療。

但以「王氏臟腑全息針法」而言，治病強調的是調氣與平衡。所以在治療臟腑病上，即使辨證出的證型不同，治法還是相同，這也是一種「異病同治」的體現。如治療高血壓的患者，不管其原因是肝陽上亢還是腎氣虛所導致，治療的方法還是相同，這是因為「王氏臟腑全息針法」是站在平衡與調氣的高度，從根源處治療調理疾病，而不用尋枝摘葉。

雖說如此，但一般而言，筆者還是會四診合參，進行諸如舌診、脈診等檢查。診察的目的，主要是在於瞭解患者目前的臟腑狀況，及判斷治療的預後狀況是否良好，除了讓醫者的心中有底外，將所診斷及分析的結果告知患者，也可使其知道預後情況，以避免無謂的醫病糾紛。有些患者的治療療效不佳時，應再次診脈以確認患者是否脈象過於沉弱，存在著臟腑能量嚴重不足的情況。此外，若是患者的脈象若過於沉弱，在進行通氣破結時，刺激量也不宜過大，以避免患者暈針。

另一方面，臟腑病的診斷辨證，對於給予患者的醫囑上，也具有指導性的意義。如對於診斷為肝陽上亢的高血壓患者，可提醒患者不要喝酒，並要控制自己的情緒，常保持愉快的心情，多看些令人開懷的影片……等等；而對於診斷為腎氣虛的高血壓患者，則可提醒其要注意養氣，可藉由練習太極氣功或吐納調息，以增加自己的氣血能量，平日也可多按摩腰部，並在房事上要有所節制……等等。

捌

痛症的診斷與治療步驟練習

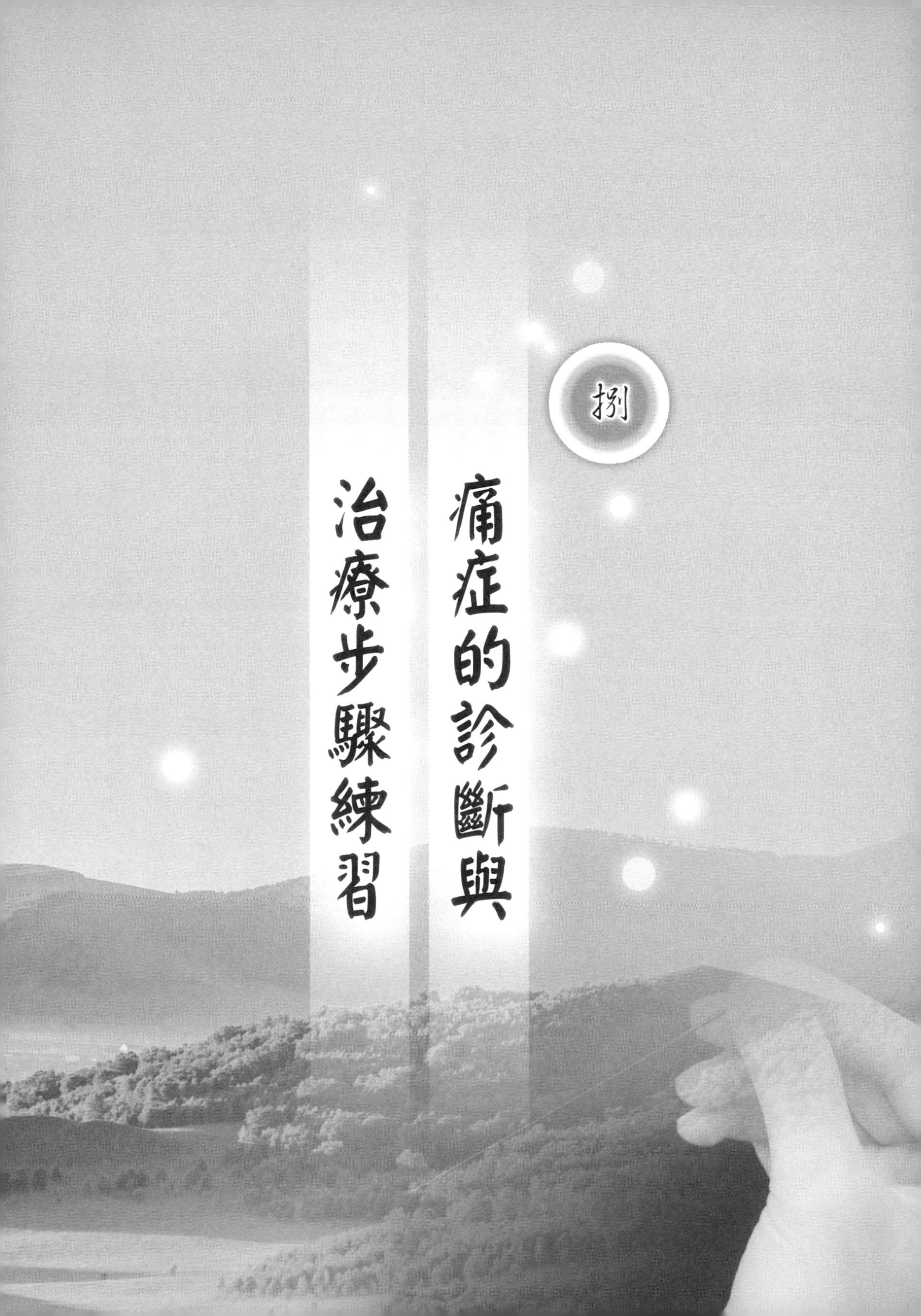

捌 痛症的診斷與治療步驟練習

對於接受過傳統針法訓練的醫者或讀者而言，若想要將「王氏臟腑全息針法」運用自如，首先要改變的是過去所習慣使用的診斷思路與辨證觀念。一般而言，在中醫學院或針灸書籍所教授的診斷辨證方法，是採取中醫的「八綱辨證」，即判斷疾病的「陰、陽、表、裡、寒、熱、虛、實」。

譚老師在譚氏平衡針法的課堂中，就特別強調對於針法在痛症治療上的診斷，並非採取「八綱辨證」的診斷法，而是要依據「經脈辨證」，要藉由經脈循行路線上所出現的症狀或痛症，以辨證疾病所牽涉到的範圍。

「八綱辨證」是中醫使用中藥治療時的辨證方法，但不適用於針法在痛症治療上的診斷。如患者就診時的主訴是左側腰痛，針法醫師的思維不能是以「八綱辨證」的診斷法，而診斷為腎陽虛、腎陰虛或腎氣虛，而是要依據「經脈辨證」的診斷法，而診斷為左側的膀胱經堵塞。

在本篇中，會以練習題的形式，引導讀者對於痛症診斷與治療的三步驟，進行深入的練習，以加強對「王氏臟腑全息針法」的理解與運用。

首先，舉一個例子來提供讀者做為診斷練習，患者的主訴：右膝外側疼痛。

◎ **步驟一**：首先要診斷疼痛的患處是在哪條或哪些經脈上？

診斷結果：根據疼痛部位，對照經脈循行的路線，診斷為右側足少陽膽經堵塞。

◎ **步驟二**：決定選用哪條或哪些經脈以做為平衡經脈。

「王氏臟腑全息針法」可使用系統一的同名經、或系統二的別經（臟腑別通）、或是系統三的表裡經、或是系統六的本經自治這四種平衡法，以上任何一種平衡法，都可以達到很好的效果。

要向讀者說明的是，在譚氏平衡針法的運用上，系統一和系統三是扎對側，即扎在健側上；而系統二和系統六則可扎健側或患側的任一側。然在「王氏臟腑全息針法」中，由於經常需搭配動氣針法的使用，在使用平衡法時，雖然系統二和系統六可扎任一側，但筆者通常還是以扎對側為主，即扎在健側上，也更符合「右病左治、左病右治」的治療原則。

此外，由於系統六的本經自治平衡法，就直接扎在對側本經的合穴倒馬上，不特別需要動腦筋，所以在以下的論述中，不針對系統六再做說明。在以下平衡法的練習上，只練習系統一到系統三，以加強讀者對於這三種平衡系統的熟練度。

以上例診斷為右側足少陽膽經堵塞而言，系統一到系統三的平衡經脈選取，如下所示：

系統一的同名經平衡法：左側手少陽三焦經

系統二的別經（臟腑別通）平衡法：任一側手少陰心經

系統三的表裡經平衡法：左側足厥陰肝經

◎**步驟三**：在選出相應平衡的經脈後，在該經脈上取穴。

系統一：左側三焦經天井及天井上A的合穴倒馬

系統二：任一側心經少海及少海下A的合穴倒馬

系統三：左側肝經曲泉、膝關的合穴倒馬

要向讀者特別強調的是，「王氏臟腑全息針法」在第三個步驟所採取的方式與穴位，與譚氏平衡針法不同，是以相應經脈的合穴倒馬來平衡，而不是採取譚針的穴位。以平衡的意義而言，「王氏臟腑全息針法」是屬於「信息全息平衡」，強調太極全息，及引導氣至患處，而不是採用譚針中四肢或軀幹「比例對應式的全息平衡」，所以不是扎在節段比例所對應的阿是反應點上。

筆者整理以下表格，以方便讀者檢索對照系統一到系統三的平衡法。

系統一：同名經平衡法

	手	足
太陽	小腸經	膀胱經
少陽	三焦經	膽經
陽明	大腸經	胃經
太陰	肺經	脾經
厥陰	心包經	肝經
少陰	心經	腎經

系統二：別經（臟腑別通）平衡法

手	足
手太陽小腸經	足太陰脾經
手少陽三焦經	足少陰腎經
手陽明大腸經	足厥陰肝經
手太陰肺經	足太陽膀胱經
手厥陰心包經	足陽明胃經
手少陰心經	足少陽膽經

系統三：表裡經平衡法

手	手太陽小腸經	手少陰心經
	手少陽三焦經	手厥陰心包經
	手陽明大腸經	手太陰肺經
足	足太陽膀胱經	足少陰腎經
	足少陽膽經	足厥陰肝經
	足陽明胃經	足太陰脾經

以下筆者就舉幾個痛症部位，做為讀者的練習題，當讀者熟練這種診斷模式之後，就能迅速做出判斷，並選用相應平衡經脈的合穴倒馬做為平衡。

病例一：左側腰痛

診斷及治療步驟如下：

1. 疼痛的患處是在哪條或哪些經脈上？
2. 需以哪條或哪些經脈平衡？
3. 取該平衡經脈的合穴倒馬。

◎首先要診斷疼痛的患處是在哪條或哪些經脈上？

◎接下來請依照系統一到系統三，將選用的相應平衡經脈及其合穴倒馬填入表格中。

答案如下：

病經：左側足太陽膀胱經

	以何經平衡	取穴
系統一		
系統二		
系統三		

	以何經平衡	取穴
系統一	手太陽小腸經	右側小海上 A1、A2 兩穴
系統二	手太陰肺經	任一側尺澤及尺澤下 A
系統三	足少陰腎經	右側陰谷及陰谷下 A

說明：在取穴上的A，代表相應平衡經脈上的阿是穴反應點，原則上在離合穴一點五寸到兩寸之間的筋結位置處扎針。

病例二：左外側臂痛

◎首先要診斷疼痛的患處是在哪條或哪些經脈上？

◎接下來請依照系統一到系統三，將選用的相應平衡經脈及其合穴倒馬填入表格中。

答案如下：

病經：左側足少陽膽經

	以何經平衡	取穴
系統一		
系統二		
系統三		

	以何經平衡	取穴
系統一	手少陽三焦經	右側天井及天井上 A
系統二	手少陰心經	任一側少海及少海下 A
系統三	足厥陰肝經	右側曲泉及膝關

病例三：左側腰痛＋左外側臀痛

◎首先要診斷疼痛的患處是在哪些經脈上？

◎接下來請依照系統一到系統三，將選用的相應平衡經脈及其合穴倒馬填入表格中。

答案如下：

病經：左側足太陽膀胱經＋左側足少陽膽經

	以何經平衡	取穴
系統一		
系統二		
系統三		

	以何經平衡	取穴
系統一	手太陽小腸經＋ 手少陽三焦經	右側小海上A1、A2兩穴＋ 右側天井及天井上A
系統二	手太陰肺經＋ 手少陰心經	任一側尺澤及尺澤下A ＋ 少海及少海下A（肺經及心經的穴位需在同側）
系統三	足少陰腎經＋ 足厥陰肝經	右側陰谷及陰谷下A＋ 右側曲泉及膝關

病例四：左側腰痛＋左外側臀痛＋左小腿外前側痛

◎首先要診斷疼痛的患處是在哪些經脈上？

◎接下來請依照系統一到系統三，將選用的相應平衡經脈及其合穴倒馬填入表格中。

答案如下：

病經：左側足太陽膀胱經＋左側足少陽膽經＋左側足陽明胃經

	以何經平衡	取穴
系統一		
系統二		
系統三		

	以何經平衡	取穴
系統一	手太陽小腸經+ 手少陽三焦經+ 手陽明大腸經	右側小海上 A1、A2 兩穴+ 右側天井及天井上 A+ 右側曲池及手三里
系統二	手太陰肺經+ 手少陰心經+ 手厥陰心包經	任一側尺澤及尺澤下 A+ 少海及少海下 A+ 曲澤及曲澤下 A（這三條經脈的穴位需在同側）
系統三	足少陰腎經+ 足厥陰肝經+ 足太陰脾經	右側陰谷及陰谷下 A+ 右側曲泉及膝關+ 右側陰陵泉及地機

病例五：右側頸肩痛

◎首先要診斷疼痛的患處是在哪些經脈上？

◎接下來請依照系統一到系統三，將選用的相應平衡經脈及其合穴倒馬填入表格中。

答案如下：

病經：右側手陽明大腸經＋右側手太陽小腸經＋右側手少陽三焦經＋右側足陽明胃經＋右側足太陽膀胱經＋右側足少陽膽經

	以何經平衡	取穴
系統一		
系統二		
系統三		

	以何經平衡	取穴
系統一	足陽明胃經+ 足太陽膀胱經+ 足少陽膽經	左側足三里及上巨虛+ 左側委中及合陽+ 左側陽陵泉及陽陵泉下 A ◆胃經可以平衡大腸經及胃經本經。 ◆膀胱經可以平衡小腸經及膀胱經本經。 ◆膽經可以平衡三焦經及膽經本經。
系統二	足厥陰肝經+ 足太陰脾經+ 足少陰腎經	左側曲泉及膝關+ 左側陰陵泉及地機+ 左側陰谷及陰谷下 A (由於也需平衡右側的足三陽經，所以只能扎左側) ◆肝經可以平衡大腸經及膽經。 ◆脾經可以平衡小腸經及胃經。 ◆腎經可以平衡三焦經及膀胱經。
系統三	手太陰肺經+ 手少陰心經+ 手厥陰心包經	左側尺澤及尺澤下 A+ 左側少海及少海下 A+ 左側曲澤及曲澤下 A ◆肺經可以平衡大腸經及膀胱經。 ◆心經可以平衡小腸經及膽經。 ◆心包經可以平衡三焦經及胃經。

以上為「王氏臟腑全息針法」治療痛症的三步驟，而在臟腑病的治療上，諸如高血壓、糖尿病、花粉症、焦慮壓力……等等問題，由於已經牽涉到全身功能性失調的問題，通常會以三陰經或三陽經同扎，再用動氣針法或輕拍患處的方式，將氣引至患處，或下腹部丹田處，以調節全身氣血能量的平衡。

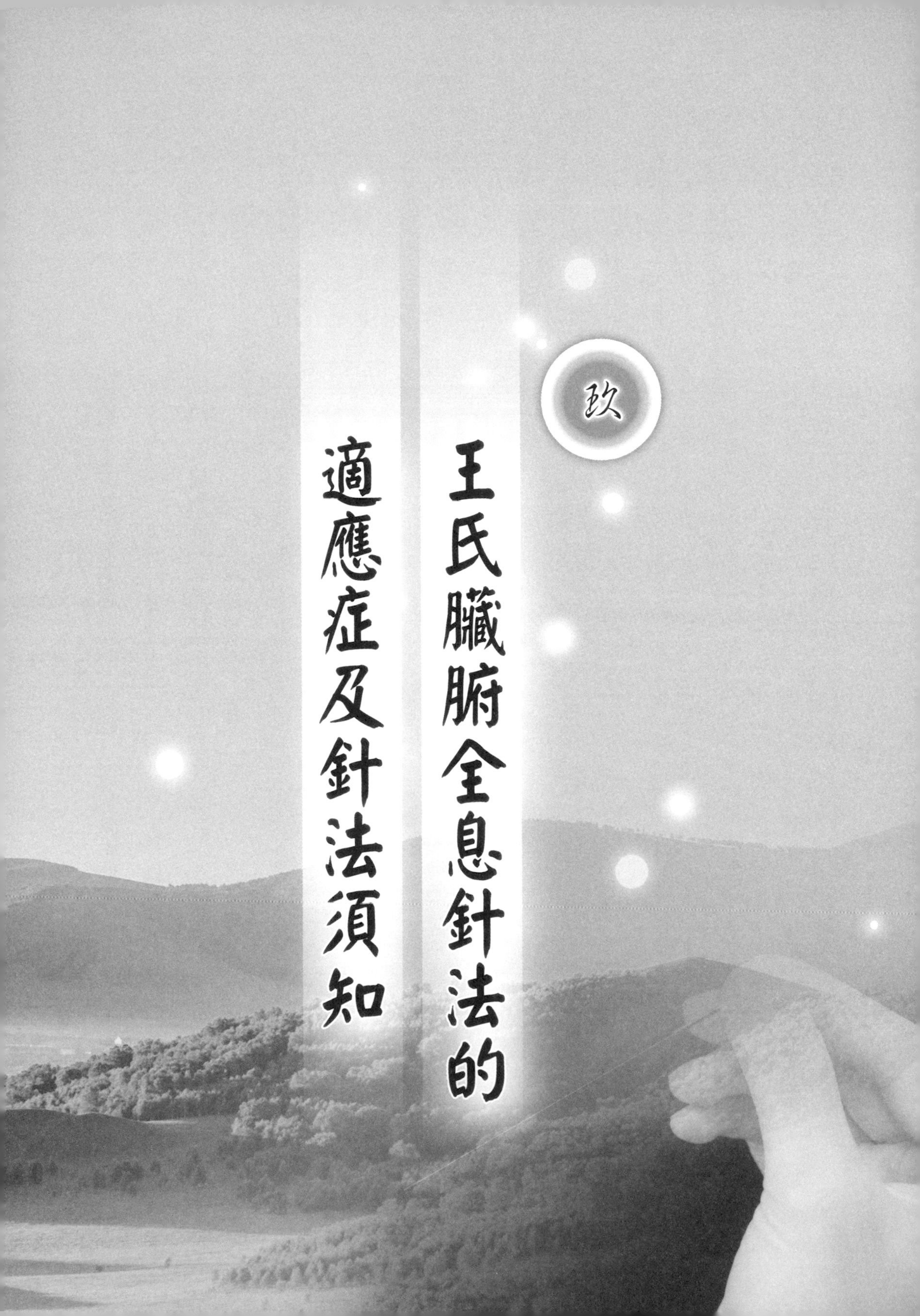

玖 王氏臟腑全息針法的適應症及針法須知

玖　王氏臟腑全息針法的適應症及針法須知

「王氏臟腑全息針法」可迅速治療一般痛症，且能通治臟腑病，其治療的範圍極廣。在本篇中，筆者會扼要地介紹「王氏臟腑全息針法」的適應症，並藉由一些痛症醫案與臟腑病醫案，加以說明其應用之法。此外，也會提醒讀者在操作此針法時的注意事項。

在傳統針法中，治療不同的病症，需採用不同的配穴組合，所以在一般坊間的針灸書籍中，都會介紹為何要選擇該穴位，與該穴位的主治功能如何……等等。由前文的論述中，讀者可知「王氏臟腑全息針法」是以合穴倒馬針為治療核心，並引氣至患處，只要經脈辨證正確的話，採取相應的平衡經脈即可達到治療療效。因此，在筆者的醫案中，不會特別解釋為何要這樣配穴，或這些穴位的主治功能。若對「王氏臟腑全息針法」的平衡法還不熟悉的讀者，可再複習本書第陸篇和第柒篇的內容。

由於本書的內容，力求淺顯易懂，讓即便是不具中醫針法基礎的讀者，在閱讀時都可容易理解，並能加以運用操作。因此，在本篇中的醫案敘述與分析說明，均不使用教科書式或學術論文式的論述。

此外，為了避免模糊焦點，下文中不特別分析說明患者的舌象和脈象。只會針對「王氏臟腑全息針法」在治療上的相關思路與操作重點，略作分析說明，以加強讀者對本針法在理論與操作上的理解。希望透過這些筆者實際的治療經驗及說明，可以激發讀者對本針法的信心，與提供讀者在治療上的思路辨析。

最後要說明的是，臟腑病通常為慢性病，或是患者的身體已成亞健康狀態，由於需要較長的療程，所以患者在治療上需有耐心，畢竟「冰凍三尺，非一日之寒」，除了鼓勵患者持續治療外，要求其堅持自我保健鍛鍊也是相當重要，在本書第拾篇的第二節〈保健功法〉中，筆者會列舉一些自我保健鍛鍊的方法以供參考。

一、王氏臟腑全息針法的適應症

以下略舉一些「王氏臟腑全息針法」適應症的例子，原則上，傳統針法可以治療的疾病範疇，「王氏臟腑全息針法」也都可以治療。希望透過以下醫案的說明，能幫助讀者更加深入瞭解「王氏臟腑全息針法」的理論與治療上的綜合思路。

◎「王氏臟腑全息針法」的適應症範疇

1、痛症：肩頸痛、腰背痛、頭痛、肘膝痛、腕踝痛、腹痛……等等。

2、臟腑病：高血壓、糖尿病、肥胖症、失眠、便祕、頻尿……等等。

3、五官病：眼睛紅、眼睛乾澀、鼻炎、鼻塞、耳鳴、花粉症……等等。

4、婦科病：尿道發炎、痛經、經前綜合症、更年期綜合症……等等。

5、情志病：憂鬱症、焦慮壓力……等等。

（一）痛症醫案

在臨床的痛症治療上，肩頸痛及腰臀痛佔有較高的比例，所以在本書的醫案中，會多列舉一些此類的案例。在每個案例中，筆者也會略作說明，以幫助讀者做延伸思考。

1. 偏頭痛

Harika R，三十六歲女性，來診時要治療右側偏頭痛，告知筆者已有十五年的偏頭痛病史，最近五天以來疼痛加劇。另有畏光和畏聲音、噁心反胃、頸椎僵硬疼痛等症狀。經過兩次左側膝陰六針的治療，再加上刮痧拔罐，第三次治療時，告知這幾天偏頭痛已不再犯。

說明：一般而言，偏頭痛所牽涉到的經脈為膽經與三焦經，但患者同時也伴有噁心反胃、頸椎僵硬等症狀，即意謂著胃經和膀胱經也出現了堵塞的狀況，因此採用膝陰六針的平衡法。由於患者的偏頭痛病史過久，堵塞過於嚴重，所以再輔以刮痧拔罐的治療。

2. 眼睛痛

Jenny H，四十歲女性，因工作勞累而左眼疼痛，她覺得似乎是快長針眼的感覺，由於「五臟六腑之精氣，皆上注於目」，眼睛疼痛很難辨證出是哪條經脈出問題，所以只能採取模糊辨證，扎右側的膝陰六針，並輕敲患者的左眼眶周圍，以引氣至患處，約一小時後起針，該患者告知左眼的疼痛感已基本消失。

說明：此案例即在說明，只要是屬於「王氏臟腑全息針法」的適應症，即使是在模糊辨證下，針畢引氣至患處後，依然能產生良好的療效。

3. 三叉神經痛

Andrew P，五十四歲男性，右臉頰至下巴區三叉神經痛已持續二十年，長期服用止痛劑，每天要吃九顆消炎止痛劑，來診時告知上週起疼痛加劇，疼痛指數10／10，輕碰臉頰下巴處，立即感到劇烈的疼痛，診斷為右側手陽明大腸經及足陽明胃經堵塞。考慮其痛在肌表，所以採取淺刺，輕觸左手肺經、心包經，探尋合穴附近的結節處，並在淺表處通氣破結，針畢其疼痛降至7／10。

在治療幾次後，輕按臉頰時已不感到疼痛，只有在重按臉頰時才感到疼痛。改扎左側大腸經的曲池合穴倒馬，以三寸針深刺透穴，療效亦佳。在治療一段時間後，重按臉頰時已不感到疼痛，但碰觸右側下排牙齒時感到疼痛。《黃帝內經‧靈樞‧經脈》云：「大腸手陽明之脈……其支者，從缺盆上頸貫頰，入下齒中」，此即說明手陽明大腸經的循行路線，經過下排牙齒。因此，針刺左側大腸經的曲池合穴倒馬，再加上考慮「以骨治骨」的治療思路，是故以三寸針貼骨縫進針，療效亦佳。治療三個月後，疼痛症狀基本消失。

說明：由於患者長期服用止痛劑，其自身修復能力及氣血能量不佳，所以在治療上需要花上較長的時間。通常通氣破結的位置，會在中部或沉部的位置，但如若患者的疼痛是在肌表淺層，就需要在淺部通氣破結。但隨著症狀的改變，痛症出現在不同的深淺層次，如在肌表、筋腱、肌肉或骨頭等不同的部位上，也要因應其病症的表現，而調整所使用的平衡系統，及針刺的角度與深度。

4. 下顎關節痛

Dean M，五十二歲男性，下顎肌肉緊繃，疼痛指數3／10，眼睛疲累指數3／10，頻尿一天小便二十四次，能量低弱。扎右側膝陰六針，經通氣破結後，輕拍其眼眶周圍，眼睛的疲累感立即舒緩，再輕拍下顎，患者頓覺下顎緊繃感消失。

說明：若患者出現多處痛症及症狀，可同扎三陰經或三陽經後，輕拍患處以引氣至患處，待一處的症狀消失或緩解之後，再輕拍下一個患處，將氣引至下一個患處。

5. 落枕

Rosie B，三十歲女性，落枕兩天，向右轉頸時會有放射性疼痛，以三寸針扎左側的肘陽六針後，頸項的僵硬疼痛立刻緩解，針畢患者感覺非常舒暢。

說明：一般而言，由於肩頸牽涉的經脈較多，所以落枕的問題，需要以三陽經或三陰經同扎，會達較理想的效果。此外，深刺透穴的效果更佳。

6. 肩頸痛

Terrence B，七十四歲男性，因搬重物傷到右側肩頸，就診時右側肩頸已疼痛兩個月，每天早上起來的疼痛指數8／10，就診時的疼痛指數6／10，肩頸的活動度尚佳，但感持續性的疼痛，筆者扎左側的肘陰六針，並行通氣破結針法後，右側的肩頸疼痛頓減為2／10。

說明：肩頸痛通常牽涉到諸多陽經，包括手三陽經及足三陽經，本例以肘陰六針治療，右病左治，效果良好。因牽涉的經脈多，必須要三陰經或三陽經同扎，才能達到較佳的效果。

7. 肩痛

Garrin J，五十七歲男性，患者因被樹枝絆倒後導致左肩受傷，經X光片檢查後，顯示骨頭沒有裂傷，然經數次治療後，療效依然反覆。在扎針的當下，效果都不錯，但療效卻無法持久。一兩天後左肩又再度疼痛，且無法向後伸展，筆者要他再去做深入的檢查，經超音波掃描後，發現左側肱二頭肌的肌腱脫落。

說明：以此例而言，如果只是肌肉、肌腱或韌帶的拉傷，治療效果應該會有顯效。但若是治療的療效反覆，就要找出原因，若是確認診斷及治療操作無誤，就要考慮患者是否有肌腱脫落或裂傷，或是有骨頭裂傷的可能性，需要要求患者再做進一步的檢查。

8. 肩痛

Kelci N，四十歲女性，告知筆者兩年前曾摔倒而傷到左肩，一年前專科醫生曾在其患部施打可體松的封閉神經針，但效果不佳。來筆者的診所就診時，筆者以三寸針深扎患者右側手陽明大腸經的曲池合穴倒馬，針畢輕拍患者左肩，引氣至患處，問她現在的感覺如何？她突然眼睛睜大看著筆者，驚呼太神奇了，疼痛完全消失。

說明：曲池一穴深刺透穴，可透刺大腸經、肺經、心包經、心經、三焦經、小腸經，而透過透刺這些穴位，又可平衡了胃經、脾經、肝經、腎經、膽經、膀胱經。深刺曲池一穴就可平衡十二經脈，且陽明經為多氣多血的經脈，所以曲池合穴倒馬的功效極大，其治療範圍極廣。

9. 肩前痛

Ross S，五十六歲男性，體態較肥胖，右側肩前肌肉拉傷，診斷為右側手陽明大腸經堵塞。以一寸半針扎患者左側手陽明大腸經的曲池合穴倒馬，疼痛稍減，筆者將患者的肘部肌肉往下壓，將針扎得更加深入，以加大刺激量，並詢問患者的感覺如何？患者告知疼痛大減。

說明：此案例為使用本經自治的平衡法，採右病左治，以左側的曲池合穴倒馬，治療右側肩前痛。若以一寸半針刺入，卻發現患者的肌肉或脂肪層較厚，針的長度不夠時，可將局部的肌肉往下壓，針就能扎得更加深入，以增加刺激量，而達到更佳的治療效果。

10. 肩臂痛

John M，七十四歲男性，罹患血癌並已接受化療，來筆者的診所治療左側的肩臂痛，疼痛指數7／10。診斷為左側手陽明大腸經及手少陽三焦經堵塞，筆者以三寸針扎右側大腸經及三焦經的合穴倒馬，左側的肩臂痛立刻緩解。

說明：患者雖有重大疾病史，但只要正氣不衰，療效仍佳。上述的合穴倒馬，是採用本經自治的對側平衡。

11. 肩臂痛

Garrin J，五十七歲男性，左側肩臂前側痛，疼痛指數8／10，手臂無法後展，診斷為左側手陽明大腸經堵塞，因為患者的體型較大，以三寸針扎右側大腸經的曲池合穴倒馬，扎在偏骨縫邊。針畢痛雖減但仍感疼痛，所以筆者在右側大腸經的曲池合穴倒馬旁，再加上一組曲池合穴倒馬，並扎在傳統穴位的曲池穴上，患者覺得痛緩，疼痛指數降至5／10。

說明：只要經脈的辨證診斷正確，治療時若未達理想效果，可在相應的平衡經脈旁，再加上一組合穴倒馬，以加強療效。以本案例而言，第一組曲池合穴倒馬，重點在調度較深藏的經氣；第二組曲池合穴倒馬，重點在協同第一組曲池合穴倒馬以加強療效，同時也是「以肉治肉」的體應原則應用。

12. 手肘痛

Brendon B，三十八歲男性，就診時告知由於左手手肘撞到門框，已疼痛約一個月，僅為局部疼痛，疼痛指數7／10，X光片顯示無骨折，經診察後診斷為左側手陽明大腸經堵塞。針刺右手兩組大腸經的曲池合穴倒馬，一組合穴倒馬採傳統穴位，另一組合穴倒馬則貼近骨縫邊針刺，針畢疼痛大為減輕，降至2／10。

說明：只要經脈的辨證診斷正確，一般而言，扎一組合穴倒馬就已足夠，視情況需要，也可在該相應的平衡經脈旁，再加上一組合穴倒馬，可更加強療效。以該患者而言，由於之前是撞到骨頭所造成的骨頭疼痛，所以第二組合穴倒馬可針刺在骨縫邊，以達到「以骨治骨」的療效。

13. 大拇指痛

Mark H，五十六歲男性，最近幾天因頻繁使用電鋸，導致右手大拇指魚際處疼痛，右手大拇指活動時也感到疼痛，疼痛指數6／10，診斷為右側手太陰肺經堵塞，採取系統三的表裡經平衡法，針刺左側大腸經的曲池合穴倒馬，針畢疼痛完全消失。

說明：對於手部及足部的局部痛症治療，譚氏平衡針法是採用手足對側對應扎法，即以手掌和腳掌對應，手指與腳趾對應。若手掌部位有痛症，即尋找對側腳掌比例對應之處扎針，反之亦然；若手指部位有痛症，即尋找對側腳趾比例對應之處扎針，反之亦然。

但以「王氏臟腑全息針法」而言，仍是按照「經脈辨證」判斷經脈堵塞所在，也依然是使用「王氏臟腑全息針法」的合穴倒馬針處理，重點是引氣至患處。以上例而言，治療右手大拇指魚際處疼痛，魚際處為肺經所循行，所以還是診斷為右側肺經堵塞，並找相應的經脈平衡。若是在掌部、手指或足部、腳趾等部位的疼痛，也是辨證出所病何經，再以相應的平衡經脈處理。為何「王氏臟腑全息針法」能有如此的效果？這是由於合穴倒馬針能量強大，且為「信息全息平衡」的緣故。

14. 手指痛

Masahiro H，二十五歲男性，就診時左側無名指疼痛，疼痛指數8／10，診斷為左側手少陽三焦經堵塞，筆者採取本經自治的平衡法，針刺其右側三焦經的天井合穴倒馬，患者覺得疼痛稍減，降至7／10。考慮手指痛為骨病，將針再扎得深一些，以達「以骨治骨」的療效，患者告知疼痛又減輕些，約降至6／10。筆者在右側三焦經的天井合穴倒馬旁，再加上一組合穴倒馬，針刺時感覺有阻滯感，行通氣破結針法後，針下的阻滯感消失，患者告知疼痛大減，約只剩2／10。

說明：在使用「王氏臟腑全息針法」後，若效果尚未滿意，在辨證正確的前提下，可將針扎得再深些，以調動更深藏的經氣；或將針尖略微提起後，再朝向不同的角度通氣破結；

或在該平衡的經脈旁，再加上一組合穴倒馬，以加強療效。

15. 手指麻木及腰痛

Jeremy E，五十二歲男性，患有左側小指麻木及右側腰痛。診斷為左側手太陽小腸經堵塞，及右側足太陽膀胱經堵塞。如果是病在同側，筆者會用另一側的小腸經來平衡。但由於是病在不同側，筆者先採用系統三的表裡經平衡法，以右側心經平衡左側小腸經，針畢引氣至左側小指，患者的小指麻木感消失，患者直呼神奇。接著再用系統二的別經平衡法，扎右側肺經的尺澤合穴倒馬後，引氣至右側腰部，患者的腰痛也是立即得到緩解。

說明：若同時有兩條經脈堵塞時，要先考慮是否可只扎一條相應的平衡經脈，即可平衡這兩條堵塞的經脈。以本案例而言，患者患有左側小腸經堵塞，及右側膀胱經堵塞。能平衡小腸經的經脈，有膀胱經、脾經、心經、小腸經；而能平衡膀胱經的經脈，有小腸經、肺經、腎經、膀胱經。其中有交集的部分是小腸經和膀胱經，但以扎小腸經平衡膀胱經而言，若扎在左側小腸經的小海合穴倒馬，雖有助於平衡右側的膀胱經，但卻不利於治療左側的小指麻木，因為在扎了左側小腸經的小海合穴倒馬後，就不方便以動氣針法活動左側的小指；同樣地，若扎在右側膀胱經的委中合穴倒馬，雖有助於平衡左側的小腸經，但卻不利於治療右側的腰痛，因為在扎了右側膀胱經的委中合穴倒馬後，就不方便以動氣針法活動腰部。

以該案例而言，在右側先後扎了心經和肺經，但以平衡的意義而言，兩條相應平衡的經脈，是採用不同的平衡法，這是屬於比較特殊的運用狀況。先採用系統三的表裡經平衡法，以右側心經平衡左側小腸經；接著再用系統二的別經平衡法，以右側肺經平衡右側膀胱經。由於系統二的別經平衡法可扎任一側，所以扎右側肺經，可平衡右側膀胱經。

16. 板機指

Otele P，七十五歲男性，患有左手中指板機指的痛症，已經痛了一年，整個手掌的手指，無法碰觸在一起，經西醫打了類固醇針的治療，起初幾星期尚且見效，但之後疼痛反而加劇。筆者診斷為左側手厥陰心包經堵塞，針刺其右側心包經的曲澤合穴倒馬後，左手的手指已較能合攏，接著在其右側心包經的曲澤合穴倒馬旁，再加上一組曲澤合穴倒馬，並做通氣破結後，患者左手的手指已能完全合攏，他感到非常開心。

說明：本案例是採用本經自治的平衡法，使用的是對側心包經的曲澤合穴倒馬。若是治療較為頑固性的痛症，可在原合穴倒馬旁，再加上一組合穴倒馬，以加強療效。

17. 腰背痛

Paku M，七十二歲男性，有股動脈血管瘤病史，在 2019 年十月動手術，於下腹部的動脈及兩側腹股溝的動脈，裝了三個動脈支架。但不久後，由於血塊瘀積而導致血管堵塞，在 2020 年七月到醫院住了二十天，以手術引流腹股溝血管內的堵塞之物。於 2020 年十一月來筆者的診所就診時，告知手術之後無法久坐，腰背十分疼痛，也無法走得太遠，每次只能走五十公尺。

經數次輪流以「肘陽六針」與「膝陰六針」治療後，患者告知已能連續行走超過兩百公尺，腰背已不痛，且能與妻子一起逛街參加聚會，對治療的效果甚為滿意。

說明：患者雖然年長且有手術史，但只要正氣不衰，療效仍佳。對於有臟腑病或特殊病史，又有痛症的情況下，原則上採三陰經或三陽經同扎，以「標本同治」，但重點是扎完針後，要輕拍引氣至患處。此外，若患者接受治療的間距較短，即回診的次數較頻繁，可以採肘陽六針、肘陰六針、膝陽六針、膝陰六針的輪替治療。

18. 腰痛

Jaydene H，二十六歲女性，極為怕針，因腰痛就診，檢測時前彎僅能達到四十度左右，診斷為雙側足太陽膀胱經堵塞。筆者要她不要看針，並迅速扎其右側手太陰肺經的尺澤合穴倒馬，再輕拍她的腰背，她立刻就能前彎到九十度，患者感到非常高興。

說明：本案例是採用系統二的別經（臟腑別通）平衡法，以肺經平衡雙側的膀胱經，對於極為怕針的患者，必須要做到精準辨證，並且盡量以最少的針數解決患者的問題。以該案例而言，由於患者的雙側膀胱經均堵塞，採用系統二的別經（臟腑別通）平衡法，除了可平衡雙側膀胱經外，也便於使用動氣針法以活動腰背，所以是最佳的選擇。

19. 腰臀痛

Maria H，六十四歲女性，患有雙側腰痛及臀部痛，診斷為雙側足太陽膀胱經及足少陽膽經堵塞。以三寸針扎左側大腸經的曲池合穴倒馬，針畢患者立即痛減。該患者回診時，告知只剩右側的臀部痛，診斷為右側足少陽膽經堵塞，以系統二的別經（臟腑別通）平衡法，扎左側手少陰心經的少海合穴倒馬，數秒內，患者就覺得疼痛大減。用兩針就有效果，就不用再扎其他針了。

說明：筆者經常以曲池合穴倒馬，治療肩痛、腰痛……等問題，以平衡法而言，似乎無法用大腸經平衡這些病經，如腰痛為膀胱經的問題，照理說無法以大腸經平衡膀胱經，但就是因為深刺透經的原理，所以能達到良好的療效。

20. 腰臀痛

Dwayne R，三十歲男性，患有左側腰臀痛，診斷為左側足太陽膀胱經及足少陽膽經堵塞，採用系統二的別經（臟腑別通）平衡法，以一寸半針扎右側肺經及心經的合穴倒馬，針畢臀痛的現象已改善，但仍有腰痛，經拍打引氣至患處，疼痛稍減，但在腰部與髖骨交接處仍感疼痛，經兩次通氣破結及拍打引氣後，疼痛略減但仍感覺不適，於是筆者以三寸針在右側肺經的尺澤合穴倒馬旁，再加針一組尺澤合穴倒馬，並將針深刺接近骨面，針畢疼痛消失。

說明：在「王氏臟腑全息針法」的使用上，雖然有時也可以採用「模糊辨證」的方式處理，即在牽涉到多條病經或臟腑病，且辨證不易的情況下，可以三陰經或三陽經同扎，引氣至患處，就可達到良效。但原則上，在可以明確辨證的情況下，盡量要做到「精準辨證」，以期達到最佳的療效。

以此例而言，在緩解臀部疼痛後，判斷腰部與髖骨交接處的疼痛，是病在膀胱經，此即「精準辨證」。若已明確辨證是病在何經，但在平衡治療後，效果仍未能滿意，則要考慮調整針刺的方向及深度，並確定做好通氣破結，及引氣至患處。若效果仍然不佳，則要改用長針刺激。以此例而言，病在膀胱經的骨縫邊，所以要針在骨邊或接近骨面，以符合「以骨治骨」的體應原則，治療上就能達到最佳的效果。

21. 腰臀痛

承先生，六十五歲男性，患有右側腰臀痛，診斷為右側足太陽膀胱經及足少陽膽經堵塞，筆者先扎左側小腸經的小海合穴倒馬以平衡膀胱經，並讓患者活動腰部，及拍打引氣至腰部後，患者的腰部疼痛立即緩解。再將針提至皮下，扎向三焦經方向的天井合穴倒馬後，拍打引氣至臀部，針畢患者的痛症問題都大為緩解，大讚神奇。

說明：此例就是「少針多刺」的體現，辨證好所病何經後，先平衡最疼痛的病經，待患者的主要痛症緩解後，再透過調整針刺的方向，刺向不同的經脈，以平衡另一條病經。在此例中，就是只扎兩針但平衡了兩條病經，這是更為進階的治療思維方式。

22. 尾骶骨痛

Judith F，六十二歲女性，尾骶骨痛，診斷為督脈堵塞。以三寸針扎右側大腸經的曲池合穴倒馬透刺小腸經，針畢患者覺得痛減。

說明：督脈被兩條膀胱經所夾，所以治療督脈痛症的方法，與治療膀胱經相同，重點是要輕拍引氣至督脈的患處。在本例中，以三寸針扎右側大腸經的曲池合穴倒馬透刺小腸經，而針刺手太陽小腸經可平衡足太陽膀胱經，亦可平衡督脈。

23. 下肢內側麻木

Mara J，三十四歲女性，兩個月前駕駛農用機車時翻覆，被重達三百公斤的農用機車壓在胸腹部及腳踝上，雖無骨折，但出現右側下肢內側麻木、右側內踝失去知覺、右側腳跟疼痛等症狀。自受傷後每天需服用止痛藥，甚至需以嗎啡鎮痛。筆者針刺左側肘陽六針，並輕拍其右側下肢，針畢患者告知右側下肢內側的麻木症狀已大為改善，右側內踝也開始有知覺，右側腳跟的疼痛也有所減緩。經六次治療後，所有的症狀基本消失。

說明：一般而言，若因受傷而失去知覺，通常是屬於神經受損的問題，而神經的修復需要較長的時間，以傳統針法的治療而言，治療效果通常會較為緩慢，但以使用「王氏臟腑全息針法」治療的本例而言，還是可以達到顯著的療效。

24. 下肢僵硬

Tracey B，五十九歲女性，患者已有三十年的高膽固醇病史，目前是屬於膽固醇高危險人群，四年前有心跳過速的狀況，三年前接受導管消融術治療，治療後並未好轉，且高膽固醇的狀況有加劇現象。

目前下肢十分僵硬，早晨起來難以行動，僵硬疼痛指數8／10，若坐著的時間超過五分鐘，起身時就會感到相當僵硬，筆者扎左側的肘陽六針後，拍打患者的腹股溝與下肢，並讓患者起來走動，患者驚訝自己居然可以行動自如。接著讓患者躺著休息半小時，治療結束時，患者告知平日她必須側臥，無法仰臥，否則背部會感到疼痛。但在今日的治療中，她居然可以在診療床躺上半個小時而不感到疼痛，實在太神奇了。兩天後患者回診，告知僵硬程度已大為改善，僵硬疼痛指數降至2／10。

說明：若患者有臟腑病的病史，再加上有痛症的狀況，原則上要三陰經或三陽經同扎，再拍打引氣至患處，並要制定一套針對該患者整體複合式的治療方案，除治療外，尚須結合食療、運動、赤腳踩草地……等自我保健鍛鍊之法，才能達到較為長效性的治療效果。

25. 膝蓋痛

Sonia W，五十二歲女性，於六週前做了右側人工膝蓋關節置換手術，膝蓋正中央有一道長長的手術刀疤，兩週前因跌倒又傷到右側膝蓋。就診時拄著兩根拐杖，行動相當緩慢，右側膝蓋疼痛指數8／10，連略抬起腳都感到十分疼痛，已服用強效止痛劑，但效果仍不佳。筆者用三寸針扎了左側大腸經的曲池合穴倒馬後，右側膝痛略微緩解，再加針另一組曲池合穴倒馬以加強療效，讓患者躺著休息，以紅外線熱燈溫熱其右側膝蓋，留針四十分鐘後，患者高興地說疼痛大為緩解，疼痛指數不到2／10。

說明：開過刀的患者，因有刀疤的緣故，極可能會有術後沾黏及組織硬結等狀況，扎完針後不一定立即有顯效，但還是一樣要輕拍患處以引氣至患處，等待身體氣血能量的自行修復。

26. 膝內側痛

Zachery B，三十五歲男性，患者於三年前因打球扭傷右側膝蓋的內側副韌帶，目前仍感疼痛，蹲姿時會感到劇烈疼痛。診斷為右側足厥陰肝經與足少陰腎經堵塞，選用系統二的別經平衡法，扎患者左側手陽明大腸經與手少陽三焦經的合穴倒馬，並輕拍患處，請患者做蹲姿測試，患者告知疼痛已大為緩解，針畢患者表示這三年來未曾感到如此輕鬆。

說明：即使是陳年舊傷，若患者平日並未固定服用止痛劑，接受本針法的治療後，通常還是有著令人滿意的治療效果。但若是患者長期服用止痛劑，由於患者的身體對止痛劑已產生依賴性，自身修復系統的能量就會大為減弱，治療的效果就會較差。

27. 脛骨痛

Ethan P，十六歲男性，右脛骨內側痛，診斷為病在右側足厥陰肝經，選用系統二的別經平衡法，針刺患者左側手陽明大腸經的曲池合穴倒馬，並貼骨進針，既平衡了肝經，也是符合「以骨治骨」的體應原則。

說明：治療骨關節病、脊椎病、骨刺、退化性關節炎等骨病，要貼骨進針或針尖輕抵骨面，但不可刮傷骨面。在「王氏臟腑全息針法」中，原則上每條經脈都可貼骨進針或扎至接近骨面。更適合貼骨進針的經脈，有大腸經、小腸經、心經、胃經、脾經等經脈上的合穴倒馬。

28. 腿脹

承先生，六十五歲男性，患有左側腿脹，診斷為左側足陽明胃經堵塞，以系統一的同名經平衡法，扎右側手陽明大腸經的曲池合穴倒馬，針畢患者直呼：「這真是太神了，效果這麼好不會有問題吧？」筆者回答他：「想要療效好，這不正是您來治療的目的嗎？若明白平衡的原理，治療的效果就應該這麼神。」

說明：只要辨證正確，且輔以動氣針法，或輕拍將氣引至患處，治療一般痛症的效果是立竿見影。

29. 小腿痛

Megan C，三十五歲女性，左側小腿肚已疼痛約十二年，疼痛指數6／10，疼痛反覆發作，時好時壞，近一個月來左側小腿肚的疼痛加劇，且為持續性疼痛。診斷為左側足太陽膀胱經堵塞，扎其右側肺經的尺澤合穴倒馬後，輕拍患者左側小腿，並請她來回走動，患者驚訝地問：「疼痛怎麼會消失了呢？」患者兩天後回診表示，在左側阿基里斯腱處還有些疼痛感，疼痛指數約3／10，不過整體的療效良好，她感到非常高興。筆者扎其左側肺經的尺澤合穴倒馬後，輕拍患者左側小腿，並請她來回走動，患者高興地問筆者：「我的疼痛為何消失了呢？」筆者開玩笑地說：「這是我的魔術 (Magic)。」患者說：「我喜歡你的魔術。」

說明：本例是採用系統二的別經（臟腑別通）平衡法，並輔以動氣針法，及輕拍將氣引至患處，治療效果立竿見影。該患者雖有十二年的小腿疼痛史，且疼痛指數高，但治療效果仍佳。一般而言，只要患者的能量尚佳，無其他臟腑病，且不是長期服用止痛劑的情況下，治療效果均佳。

該案例是採用系統二的別經（臟腑別通）平衡法，第一次扎右側肺經的尺澤合穴倒馬，第二次則扎左側肺經的尺澤合穴倒馬，扎任一側都有效果。

30. 腳掌外側痛

一位女性患者來診，因前兩日參加健行，導致右腳掌的外側勞損。就診前痛到流淚，疼痛指數8／10，診斷為右側足太陽膀胱經堵塞。採用系統一的同名經平衡法，扎左側手太陽小腸經的小海合穴倒馬，並請患者來回走動，患者走了幾步後，就告知筆者說她已經完全感覺不到疼痛。

說明：對急性痛症而言，即使疼痛指數高，但只要辨證正確，且患者沒有肌腱脫落、筋腱裂傷、骨頭裂傷等情況，治療效果均佳。

31. 腳底痛

David G，五十八歲男性，因右腳筋痛就診，有肺癌病史，做過部分肺葉切除，也患有腸疝問題，右腳筋痛的症狀診斷為右側足太陰脾經堵塞。在治療方法上，不採用譚針所使用的手足對側對應扎法，而是選用系統一的同名經平衡法，針刺左側手太陰肺經的尺澤合穴倒馬，貼著尺澤穴旁的大筋進針，選用此平衡法的原因，一方面考慮患處在脾經的循行路線上，另一方面則是可以此「以筋治筋」，針畢其疼痛頓減。

說明：以譚氏平衡針法而言，治療手部或足部的問題，會採用手足對側對應扎法。以「王氏臟腑全息針法」而言，仍是按照「經脈辨證」判斷病經之所在，也依然是使用「王氏臟腑全息針法」的合穴倒馬針處理，重點是引氣至患處。

患者有肺癌病史，且有右腳筋痛，患處在右側脾經的公孫穴周圍。筆者採用系統一的同名經平衡法，以肺經做為平衡經脈。且由於是腳筋的問題，將針貼著肺經合穴尺澤穴旁的大筋進針，可達「以筋治筋」的體應相應。

32. 腳踝內側及腳跟內側痛

Diswan S，六十九歲女性，左側腳踝內側及腳跟內側痛已超過四個月，感到持續性的刺痛感，疼痛指數8／10，無法正常地行走，在家須穿柔軟的拖鞋，走路時才能使疼痛略減。診斷為左側足太陰脾經與足少陰腎經堵塞，以系統二的別經（臟腑別通）平衡法，扎右側手太陽小腸經與手少陽三焦經的合穴倒馬，並輕拍其左側腳踝內側及腳跟內側，患者立刻覺得疼痛大為緩解。

說明：系統二的別經（臟腑別通）平衡法，以譚針而言，任一側皆可扎，但在「王氏臟腑全息針法」中，為了搭配動氣針法的使用，一般而言，還是以扎對側為主，也更符合「左病右治，右病左治」的治療原則。

33. 腳跟痛

Moya M，六十一歲女性，因踩到石塊而導致左腳腳跟痛。診斷為左側足少陰腎經與足太陽膀胱經堵塞，扎右側三焦經與小腸經的合穴倒馬，再輕拍其左腳跟，疼痛立即得到緩解。

說明：腳跟連到阿基里斯腱，而阿基里斯腱的內外兩側，分屬腎經和膀胱經，雖是一陰一陽，但可採用系統二的別經（臟腑別通）平衡法，以三焦經平衡腎經；而以系統一的同名經平衡法，以小腸經平衡膀胱經。雖然都是扎在同側手肘的陽經上，但在平衡的運用上，可以採用各自的平衡法，以平衡不同的經脈。

34. 阿基里斯腱裂傷（腳筋）

Michelle R，三十五歲女性，左腳阿基里斯腱裂傷，筆者起初用一寸半的針，扎右側肘陽六針，效果較為反覆，後改用三寸針深扎，針畢患者立刻覺得疼痛緩解許多。

另一位五十八歲女性患者 Karin W，也是左腳阿基里斯腱裂傷，在第二次治療時，筆者以四支三寸針在右側的小腸經上，扎了兩組小海合穴倒馬，針畢患者的疼痛立覺頓減。

說明：有些患者的能量較弱，或是有筋裂、骨裂等相對較為嚴重的問題，則要以三寸針深刺，以調動較為深藏的經氣做修復。也可三陰經或三陽經同扎，或在同一條經脈上扎兩組合穴倒馬，協同治療以加強療效。

35. 阿基里斯腱痛

Tony R，六十八歲男性，就診時告知左腳阿基里斯腱的外側疼痛，疼痛指數4／10，診斷為左側足太陽膀胱經堵塞。筆者扎患者右側的肺經尺澤合穴倒馬後，要求患者動一動左側腳踝，患者自覺疼痛大減，起針之後，雖然患者已不感到疼痛，但當按壓左側小腿時，患者還是感到相當疼痛，筆者告知患者其阿基里斯腱的問題，是因為小腿肌肉非常緊繃僵硬，而導致阿基里斯腱受其持續牽拉所致，所以在平時可透過按壓或拉筋伸展，以放鬆小腿肌肉。

說明：此例是運用系統二的別經（臟腑別通）平衡法，以肺經平衡膀胱經，雖然患者已自覺疼痛消失，但還是必須加以診察，以確認問題是否已完全解決。在第拾篇的第二節＜保健功法＞中，筆者會介紹運用脛骨壓小腿，以改善由於小腿氣血循環不良而導致的肌肉僵硬，或阿基里斯腱緊繃疼痛的問題。有些患者的跟骨痛，也是由於小腿腓腸肌緊繃而牽拉到阿基里斯腱，而後阿基里斯腱又牽拉到腳跟骨所致，所以重點一定要把小腿的肌肉放鬆。

36. 風濕性多肌痛症

Doreen C，七十五歲女性，就診時告知被西醫診斷為風濕性多肌痛症（Polymyalgia rheumatica），已疼痛五個月，覺得身體非常僵硬，移動困難，身體所有的大關節均感疼痛，手也不靈活，右側較左側嚴重，目前肩膀、手指及腳踝均感僵硬不適。她認為病症的起因，是由於先前的法律訴訟案件，而對其造成巨大的精神壓力所致，雖然訴訟已結束，但對於目前身體的僵硬狀況，感到相當沮喪。筆者要求該患者平日需練習放鬆，在心念上也要學習放下，在飲食上則需避免食用刺激性的油炸食物。

考慮患者的疼痛為全身性問題，先以三寸針扎左側大腸經的曲池合穴倒馬以透穴，由於大腸經為陽明經，是一條多氣多血的經脈，對活絡全身氣血較有幫助。接著扎左側的三焦經與小腸經的合穴倒馬，並輕拍其肩膀，患者的肩膀疼痛立即緩解，治療效果之佳，令她感到十分驚訝。接著又輕拍其腳踝，並請她活動腳踝，腳踝的疼痛也大減，她又再次驚呼。接著輕拍其手腕，拔伸一下手指，患者的手部也頓感靈活，患者直呼神奇。

說明：此例可具體地展現「王氏臟腑全息針法」的優勢，站在平衡調氣的高度，針畢引氣至患處，氣引到何處，就能改善該處氣血凝滯不通的症狀，可同時治療多條經脈堵塞不通的問題。以傳統針法而言，很難達到如此的效果。

（二）內科雜病與臟腑病醫案

「王氏臟腑全息針法」除了可治療一般痛症外，也可通治臟腑病。原則上，在傳統針法可以治療的疾病範疇內，「王氏臟腑全息針法」也都可以治療。在這一小節中，筆者會舉一些非以痛症為主要症狀的治療醫案做為說明。

內科雜病與臟腑病的症狀通常較多且較複雜，有時也會伴隨著疼痛症狀。一般而言，可以採用三陰經或三陽經同扎，輕拍患處以引氣至患處，或輔以動氣針法，並配合上其他的保健功法配套措施，以期達到最佳的療效。

在治療上，原則上以治療痛症為優先考量，因其較易看到成效，患者有信心後，再進一步緩解其他的症狀。

1. 眩暈

Krystal H，三十四歲女性，患有眩暈症狀已兩年，平均每星期發作一次，兩星期前發生嚴重眩暈，需要去看家庭醫師，嚴重時眩暈程度9／10，已做過CT掃描、MRI掃描、血液檢查，結果均顯示正常。針刺右側膝陰六針後，拍打引氣至肩膀及頭部，針畢患者感到相當放鬆，眩暈症狀消失。

說明：患者已做過CT和MRI掃描，及血液檢查，結果均顯示正常，可排除是由於腦部病變所導致的眩暈。在排除腦部病變的因素後，一般而言，治療眩暈等頭部問題，要考慮到可能是由於患者的肩膀太過緊繃僵硬，而導致氣血無法上達頭部，可同扎三陰經或三陽經，並在肩膀拍打引氣以疏通肩膀經脈。

除了治療外，也要找出肩膀太過緊繃僵硬的原因，如由於精神壓力大、經常熬夜、工作上持續使用肩部肌肉、辦公桌或書桌的高度不符合人體工學……等等，找出病因並提供解決方案，才能徹底根除問題。

2. 眩暈

Maree S，七十三歲女性，就診時告知這幾年有眩暈史，四肢也經常性抽筋，平均一星期要抽筋兩到三次，第一次治療時扎右側肘陽六針，三天後第二次治療時，告知自從上次治療後，就沒有再發生抽筋症狀，但仍有眩暈症狀，針刺右側膝陰六針，並輕拍頭部以引氣上行。一星期後第三次治療時，告知上星期完全沒有抽筋，眩暈現象也有改善。

說明：一般而言，眩暈症大多是由於氣血循環不良所致，該患者又有四肢經常性抽筋的症狀，這也是氣血循環不佳的問題。「王氏臟腑全息針法」對調整氣血循環不佳的問題效果良好，扎肘陽六針可平衡全身經脈，陽明經又是多氣多血的經脈，有補益氣血的功效。

3. 氣短

Anges O，六十七歲女性，就診時尋求減肥治療。該患者有八年胃酸上逆的病史，最近三個月以來症狀加劇，並且有氣短及呼吸沉重等症狀。同時伴有左腳大拇趾痛風一年半的病史，有紅腫現象及腳掌難以平放行走等問題。由於牽涉到多個臟腑及多條經脈，筆者扎其右側膝陰六針，並引氣至各患部。

第一次治療後，患者告知筆者，她覺得呼吸順暢許多。第三次來診時，她告知筆者其左腳大拇趾的痛風處相當疼痛，診斷為左側足太陰脾經堵塞，以三寸針扎其右側小腸經的小海合穴倒馬後，疼痛立刻消失。治療結束後，患者告知感覺呼吸非常順暢。三天後第四次來診時，患者告知其胃酸上逆症狀消失，呼吸相當順暢，左腳大拇趾的痛風症狀也幾乎消失。

說明：患者雖然是來做減肥治療，但其他的症狀比肥胖問題更為嚴重，所以先由這些相對緊急的症狀優先處理。這是一個全身性系統失調的問題，在提升氣血能量治療其他症狀的同時，也有助於其整體的氣血循環。經脈平衡後，患者的呼吸就順暢了。

患者左腳大拇趾的痛風疼痛，診斷為病在左側足太陰脾經，採用系統二的別經（臟腑別通）平衡法，扎右側手太陽小腸經的小海合穴倒馬，效果立竿見影。該病例也體現了「王氏臟腑全息針法」的標本同治，可同時處理痛症和臟腑病。

4. 壓力

Catherine R，四十四歲女性，就診時無精打采，非常疲累，講話氣若游絲，告知筆者最近因其父親住進安寧病房，導致她的壓力非常大，情緒非常低弱，又出現胸痛症狀，甚至出現手無法上舉的狀況。

筆者告知她這是壓力所致，扎了右側膝陰六針後，輕敲她的胸部膻中穴周圍及頭部，治療完後，她覺得非常輕鬆。三天後回診，人看起來精神許多，講話也較有元氣，胸部疼痛也較為緩解，第二次治療後，患者告知筆者，真是太神奇了，她覺得好輕鬆。

說明：中醫理論提到：「氣行則血行」、「氣滯則血瘀」，該患者由於壓力大，導致氣滯於胸部的膻中穴，膻中穴是「八會穴」之一，即「氣會膻中」。因此，扎右側「膝陰六針」後，輕敲她的胸部，引氣至膻中，可改善因氣滯所致的胸痛症狀。治療過程中，讓患者好好地充分休息睡上一覺，治療完後，就會覺得非常輕鬆。

5. 焦慮症

Sophie T，三十四歲女性，患者告知患有焦慮症和抑鬱症，最近又跟男友分手，感覺壓力很大，就診時臉部雙頰發紅，針刺右側膝陰六針，針畢患者覺得身心非常放鬆，且臉部發紅退散，筆者要她去鏡子前照一下，她也覺得很驚訝。

說明：臉部的毛細血管豐富，所以也容易呈現身體的生理或病理狀況，中醫提到「藏象學說」，即臟腑中有病，會在外在有所呈現。該患者當壓力一大時，臉部就很紅，此為虛熱或浮陽外越的表現，「王氏臟腑全息針法」透過平衡經脈而調暢氣血能量，可引氣歸元而使虛熱退散，壓力與躁熱會大為減輕，臉部的潮紅也會退散。

6. 口瘡

Heni S，四十一歲女性，一個月前發生車禍，導致頸椎第三節到第七節骨折，需戴護頸，有頸神經壓迫、失眠、流鼻水、乾咳、左腎痛、已便祕一星期加口瘡、非常疲累等症狀。針刺右側膝陰六針，治療一次後，精神較好，流鼻水及乾咳症狀消失，已有一次小量大便。治療第二次後，精神更佳，一天大便兩次，口瘡消失，患者自覺神奇。

說明：患者遭遇車禍而傷筋動骨，氣血循環不佳，也伴隨著諸多症狀，再加上已便祕一星期，身體會累積許多毒素而導致口瘡，使用「王氏臟腑全息針法」，提升氣血能量後，大便能夠通暢，毒素有排放的通道，口瘡自然會消失。

7. 花粉症

廖先生，五十四歲男性，來診時是因為意外受傷而傷到小腿，經數次治療後腿傷已經痊癒。患者又告知筆者，他患有花粉症已超過十年，近四年來加劇，在紐西蘭的十月到十一月期間，是花粉症的發病季節，他會有眼睛癢、過敏流鼻水、打噴嚏等症狀，且經常打噴嚏而導致流鼻血。筆者以肘陽六針左右側交替持續治療十餘次，在接受治療的期間，正好是介於十月到十一月之間，患者告知此次花粉症的症狀均非常輕微。

說明：花粉症在紐西蘭是常見的病症，一般的治療思路，可以用「培土生金法」，以強健脾胃功能為主。本案例中，藉由肘陽六針以提升臟腑能量，臟腑能量提升且經脈得到疏通後，花粉症的症狀自然可以得到緩解。

8. 下眼皮抽搐

Jan R，七十二歲女性，右下眼皮嚴重抽搐，一天至少會抽搐三十次以上，嚴重影響日常生活，診斷為右側足陽明胃經堵塞，但因為牽涉到眼睛周圍，筆者扎左側的膝陰六針，並輕敲患者右側眼眶及右臉頰的胃經區域。治療過程中，右下眼皮停止抽搐，隔三天回診時，高興地告知筆者，右下眼皮的抽搐狀況已經大為改善，大概好轉了四分之三。

說明：抽搐症狀一般與局部氣血虛弱及經脈堵塞有關，就如同小腿抽筋一樣，所以在治療上，以三陰經或三陽經同扎，提升氣血能量，並要輕拍或輕敲局部，引氣至患處，方能達到顯效。

9. 下唇震顫

Siva M，二十八歲男性，下唇右側震顫已一年，由先前的恐慌症誘發，西醫診斷為神經失調，為二十四小時持續性的震顫。診斷為右側足厥陰肝經堵塞，扎左側肝經的曲泉合穴倒馬，針畢患者自覺好了百分之六十。

說明：《黃帝內經・靈樞・經脈》云：「肝足厥陰之脈……其支者，從目系下頰裡，環唇內」，此即說明足厥陰肝經的循行路線，會經過嘴唇。「經脈所過，主治所及」，在經脈經過的路線上所產生的疾病，都可以視為該經脈的病變。因此，診斷為右側足厥陰肝經堵塞，扎左側肝經的曲泉合穴倒馬，此為本經自治的平衡法。此例亦說明必須熟悉經脈的循行路線，才能做到「精準辨證」。

10. 語言失調

Cameron C，二十三歲男性，一年半前曾因認知障礙，進入精神病院治療，長期打針及吃藥，造成他的部分記憶喪失，就診時有語言失調的障礙，說話時較緩慢，有時會不知道要用什麼適合的詞句表達，且說話時喉嚨有不舒適的堵塞感，這種症狀已經持續了三個月，患者另有全身疼痛感，及自覺其腳部存在著一種空洞感，似乎未能與身體有所連結。

筆者以右側膝陰六針治療，並先輕敲患者的喉嚨，接著輕敲患者的頭部，告知患者若敲到何處有疼痛感要告知，當敲到語言功能區時，患者表示有感覺傳感到他的喉嚨，針畢他的喉嚨不舒適感已消失，身體也較為放鬆，且開始感受到腳的存在，此外也感覺找回兒提時代的一些記憶及自信感。

三天後回診時，告知筆者他的腳部感覺漸漸回復，語言的表達也有所改善，專注力也較為提高。

說明：以此例而言，是以「王氏臟腑全息針法」結合頭部語言功能區的概念，進行輕拍或輕敲引氣，這種結合腦部功能區的輕拍引氣，雖不是屬於經脈平衡的思路，但筆者認為也值得深入研究，冀能對一些功能性障礙，或心理障礙的患者有所助益。

11. 失眠

Mark H，五十五歲男性，患有失眠已經有七年的病史，七年前發生車禍之後，就開始產生失眠的狀況，每天睡到清晨三、四點時，就會自然清醒，長期服用小劑量的安眠藥。患者就診時，告知除了失眠之外，並無其他症狀。

筆者告知該患者，他的失眠狀況牽涉到心理和生理兩方面，他的身體已經長期習慣於這種時間到了就要清醒的模式，所以要藉由生理去調整心理，以他的情形而言，需要加強自我鍛鍊的部分。筆者要求該患者每日要拍打腹部及做平甩功（甩手功），做平甩功的時候，要保持微笑及愉快的心情，並且要用麥袋熱敷肩膀，其作用在加強肩膀及頭部的血液循環。

此外，在睡覺之前要泡腳，可以引氣下行，讓氣血能量不要凝滯在腦部，泡腳後要做瑜珈的劈腿拉筋，其目的也是在於引氣下行。在此整體性的治療方案中，自我的鍛鍊佔了主軸的部分，以針法治療只是做為輔助的部分。筆者以膝陰六針左右側交替治療，並輕敲其頭部及肩頸，引氣至這些部位。患者回診時，告知睡眠時間已較長，即使醒來也較容易再入睡。

說明：慢性病的產生，「冰凍三尺，非一日之寒」，是患者長期以錯誤的方式使用身體所導致。想要有所改善，患者必須在身心方面，都要做好調整的準備，而醫者也要擬定一套整體複合式的治療方案，除了治療之外，也應包括對其飲食與生活型態的調整，並搭配保健功法的鍛鍊，才會有良好的效果。

12. 便祕

Joanna M，六十歲女性，便祕已有一段時間，最近平均一週僅有一次大便。扎右側膝陰六針，並要求患者要多吃香蕉、改吃糙米及按摩肚臍，兩天後來電感謝，告知已可順利大便，排便量竟然佔了馬桶一半的空間，她非常滿意治療的效果。

說明：治療患有長期便祕的患者，除扎針外，尚需結合食療與自我鍛鍊，才會有較理想的效果。從此案例中，可知扎針治療，只是治療的一部分，重點是要找出病因，設計出適合該患者的整體複合式的治療方案，才能得到最佳的效果。

13. 便祕

Lavinia M，七十七歲女性，原先因想減肥就診，在診察過程中，發現患者的下腹部腸道堆滿燥屎，有許多凹凸不平的感覺。患者告知目前平均五到六天才上一次大號，這種便祕現象已持續四年，先前做大腸鏡診察時，醫生告知她，她患有大腸憩室症 (Diverticulosis)，即腸道的消化道壁有許多囊袋，糞便容易卡在其中。

筆者告知該患者，保持排便的通暢，比減肥更應做為治療上的優先考量。筆者首先以右側膝陰六針治療，再輔以在腹部刮痧拔罐。第二次治療時，患者提及她也患有左臀坐骨神經痛，疼痛已超過半年，筆者針刺右側肘陽六針，並拍打引氣至左臀及腹部。在第四次治療時，患者告知其左臀坐骨神經痛已消失，且現在每隔兩天就上一次大號，對療效非常滿意。在第五次治療時，患者告知現在每天都可以上一次大號，極為驚訝治療效果之佳。筆者要求其繼續以麥袋熱敷下腹，與拍打下腹部丹田處以鞏固療效。

說明：本針法除了可迅速緩解疼痛外，在提升臟腑能量上，也頗具良效。本例患者患有四年的嚴重便祕，在治療三次後，就見到了顯效。對於較為嚴重及長期的病症，可視情況輔以刮痧、拔罐，並請患者時常以麥袋熱敷腹部，並按摩拍打腹部，以加強療效。

14. 夜間頻尿

Collen S，七十五歲女性，因頭痛及肩頸痛就診，扎右側膝陰六針，在第五次治療時，患者告知頭痛及肩頸痛已消失。此外，患者告知之前並未提及亦有夜間頻尿的症狀，該症狀已持續超過半年，每兩小時就需要上一次廁所，但在治療後，夜間頻尿的症狀也同時得到改善，現在已經可以一覺到天亮了。

說明：本針法是站在平衡調氣的高度，以平衡全身經脈及臟腑能量，可異病同治，同時調理痛症及臟腑功能失調的問題。

15. 耳鳴

Dianne W，六十二歲女性，因耳鳴症狀就診，告知六年前左耳聽力漸漸喪失，需配戴助聽器，四年前左耳開始出現耳鳴症狀。近三個月以來，不間斷的耳鳴現象加劇，耳鳴指數6／10，嚴重影響睡眠，並誘發她的焦慮症。診斷為左側手少陽三焦經、足少陽膽經、手太陽小腸經堵塞。因患者的體型較大，以三寸針針刺右側小腸經、三焦經的合穴倒馬，並在其左側肩膀及左側太陽穴處略微刮痧，針畢耳鳴減少，經五次治療後，耳鳴症狀基本消失。告知患者需避免壓力所造成的肩膀緊繃，否則容易使耳鳴症狀再次復發。

說明：一般的頭面問題，如花粉症、耳鳴等問題，除臟腑能量低弱或經脈堵塞外，與肩膀的緊繃僵硬也有很大的關係，肩膀緊繃僵硬則氣血不易上達頭面，就容易導致頭面的種種病症。因此，疏通肩膀的氣血極為重要，可要求患者在肩膀熱敷，或鍛鍊平甩功等功法，以加強治療療效。

16. 潮熱

Susan T，七十一歲女性，每日兩三次的面部潮熱，夜間的情況較為嚴重，潮熱症狀已有十年。扎右側膝陰六針，經四次治療後，潮熱症狀基本消失。

說明：只要患者的正氣不虛，且未長期服藥，即使是慢性病，以本針法施治後，依然可取得良好的療效。但還是要為患者規劃設計整體複合式的治療方案，以本案例而言，需建議患者要赤腳走草地、拍打丹田，以引氣下行。

二、使用王氏臟腑全息針法須知

1. 對於手部及足部的局部痛症治療，譚針是採用手足對側對應扎法，但以「王氏臟腑全息針法」而言，仍是按照「經脈辨證」判斷病經之所在，也依然是使用「王氏臟腑全息針法」的合穴倒馬針處理，重點是引氣至患處。如右腳的跟骨痛，診斷為右側的足太陽膀胱經、足少陰腎經堵塞，可用左側小腸經的小海合穴倒馬平衡膀胱經，和三焦經的天井合穴倒馬平衡腎經，效果也是立竿見影，不一定只能採用手足對側對應扎法。

2. 單純局部的扭挫傷，無關臟腑者，可扎單經或相應的經脈平衡，不用三陰經或三陽經同扎。但如果是牽涉到全身功能性問題，如高血壓、花粉症……等，則應三陰經或三陽經同扎，以肘陽六針、或肘陰六針、或膝陽六針、或膝陰六針，擇任一組合皆可調理平衡。

3. 原則上傳統針法能治療的疾病，也都在「王氏臟腑全息針法」的治療範疇內。以後天性疾病的治療效果較佳，但某些特殊病種，則不在治療範圍內，如長針眼、長疣等。

4. 結構性改變者，如關節已經病變而腫大變形，治療的效果較差。若是患者長期服用西藥，由於患者的身體對西藥已產生依賴性，自我修復的功能較差，所以治療效果也可能會較差。

5. 患者一定要做家庭作業，即患者的自我保健鍛鍊功法。如：平甩功、拍打肘膝及丹田、用脛骨壓小腿、吐納調息……等，有關患者的家庭作業，在第拾篇的第二節〈保健功法〉中，會有較深入的說明。

6. 患者接受治療時，要求一定要盡量放鬆，在治療過程中若能放鬆入眠，則治療的效果最好，氣血才能較有效地到達患處，以進行能量的修復。如果患者難以在治療過程中入眠，至少要保持放鬆，並做呼吸吐納。在治療時，需建議患者不要使用手機或閱讀書報，身體的能量才不會集中在頭部，除非是患者必須要看手機或閱讀才能放鬆。

7. 針刺足三陰經時，進針宜緩，以免針刺的刺激量過大，而導致起針後患者會因小腿疼痛，而出現短暫不良於行的情況。若針刺的刺激量較大，而造成局部過於疼痛，可略微按摩對側膝下及小腿處，以引氣平衡。若針刺在肘部的刺激量過大，患者反應針後肘部疼痛，也可按摩對側肘部，其理亦同。

8. 治療時，要結合董氏針法的動氣針法，如以肘陽六針治療肩頸，針畢要患者活動肩頸，以引氣至患處；醫者亦可輕拍患處，以引氣至該部位，對堵塞處的氣血能量進行修復。

9. 扎針是調動患者自身的能量來為其修復，若患者的能量特別低弱，脈沉弱且面色萎黃無光澤，可搭配中藥調理，以縮短其療程。

10. 在確認診斷及操作均無誤的前提下，若治療效果不佳者，要調整針刺的位置、角度、深度，可朝骨縫邊深扎，以達最佳的治療效果。

11. 在針畢緩解患者疼痛後，若要改變患者體位，如要讓他們躺著或趴著，可將針提至皮下，待患者躺好或趴好後，再將針扎入，這樣可避免因患者改變體位，而使針受到牽拉，令患者感到疼痛不適。

12. 若在使用「王氏通氣破結針法」時，發現患者的筋結或氣結處非常黏滯，這是提示了經脈堵塞已久，預後較為不良，治療的療程會較長，需要求患者確實搭配保健功法的鍛鍊。

13. 若患者需進行一週超過三次的密集式扎針治療，則需在肘陽六針、肘陰六針、膝陽六針、膝陰六針這幾種組合中輪流選用，不能總是固定扎在一處，需要讓局部的氣血能量能適當地恢復。

14. 「王氏臟腑全息針法」不採用放血療法，但可適度地結合刮痧療法的使用。

15. 有些患者的問題，是牽涉到居家環境的風水問題，及心理的狀況，這些病因問題要先解決，才能得到有效的根治。這個部分在第拾篇〈養生之道與保健功法〉中，會再加以深入的說明。

16. 在診斷時要結合望、聞、問、切四診合參，如果懷疑患者可能有潛在的內臟隱患，如面色呈現不正常的暗黑無澤，在確認診斷及操作方法均無誤的前提下，若對該患者已做了三次治療後，均無任何改善，則要請患者去做身體檢查，可能有臟腑器官病變的潛在問題。

17. 針刺部位的選擇，要考慮到患者的實際狀況，如患者有左側中風，又有兩側下肢水腫等症狀，則需扎在右上肢，應避免扎在患部。

18. 少數患者對針刺的反應較差，任何針法的治療效果均不顯著，這是屬於個人體質的問題，在臨床上也有少數患者是屬於這種類型。

19. 疼痛的症狀只是疾病的外在表現之一，筆者經常告訴患者，筆者不僅是在治療患者的該疼痛症狀，而是在治療其疾病史，如何檢視患者的痛症已被治癒，可藉由以下三種標準而做出判斷。若患者完全符合以下三個條件，則代表已經復原，可以結束治療。

A. 患者自覺疼痛感消失。

B. 醫者以正常的力道按壓患者的患處時，患者不感到特別疼痛。

C. 可在患處刮痧、拔罐確認，刮痧、拔罐後的顏色，未出現暗紅色或紫黑色的痧點或團塊。

20. 某些患者的體質較為敏感或容易緊張，不管是接受什麼針法治療，都容易暈針，若患者發生暈針的情況，需迅速將所有的針出針，讓患者平躺，喝溫水或人參水補氣，若患者已暈厥，需立刻以指甲掐其人中穴使其甦醒。對該類型的患者而言，須採用仰躺的扎針體位，以避免暈針。

21. 要同時改善影響療效的因素，如有些患者患有腰痛，若其腹部過大，腹部的重量會持續牽拉腰背部，自然會引起腰痛，如果不減輕體重，療效自然也是不佳。同樣地，過於肥胖者的任何疼痛或症狀，可能都與其肥胖因素有關，所以也必須要求該患者減肥。

22. 雖然「王氏臟腑全息針法」的安全係數高，但對於孕婦還是必須慎用，治療時手法宜輕，禁止使用強刺激手法。

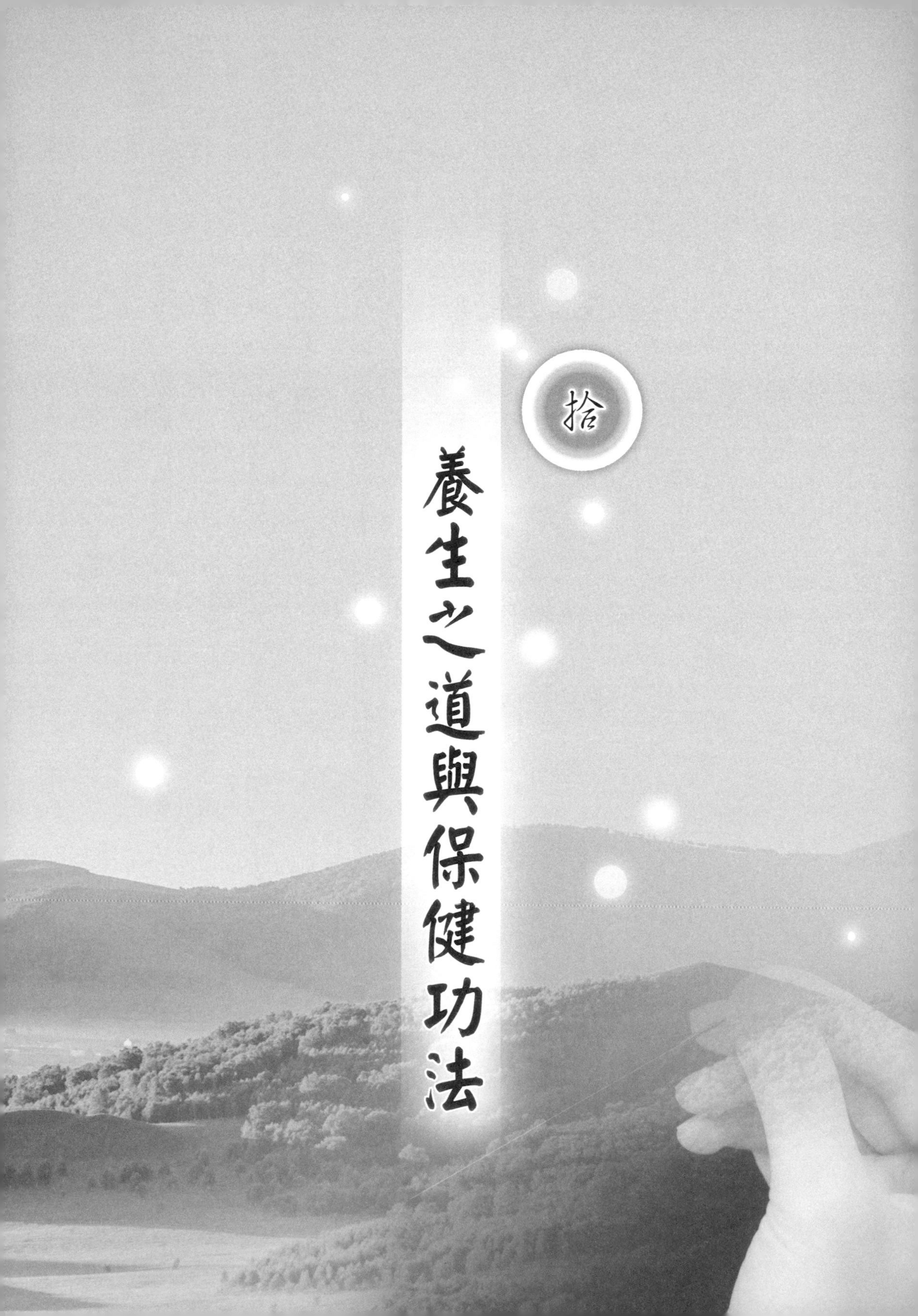

拾

養生之道與保健功法

拾

養生之道與保健功法

養生保健的理論及方法很多，各家各有所長，在本篇中只是提出一些筆者認為較為重要的觀念。此外，也與讀者分享筆者平日囑咐患者所需鍛鍊的保健功法。這些保健功法，可配合「王氏臟腑全息針法」的治療，做為整體複合式的治療方案及配套措施，對疾病的療癒，可產生更加理想的效果。

俗話說：「三分治，七分養」，所強調的就是養生的重要性，有病看醫生，平日靠保養，若能重視養生之法，強化自身免疫力，不但可「預防勝於治療」，即使生病也較易康復。

在諸多養生觀念及保健功法當中，重點是要能實踐，否則都只會淪為理論上的空談。在現今忙碌的生活步調中，空暇時間相當有限，讀者可以選擇幾項自己覺得可以做、願意做也做得來的功法，每天撥出時間，堅持做自我鍛鍊，堅持不懈自會看到成效。

《黃帝內經・素問・上古天真論》：「上古之人，其知道者，法於陰陽，和於術數，食飲有節，起居有常，不妄作勞，故能形與神俱，而盡終其天年，度百歲乃去。今時之人不然也，以酒為漿，以妄為常，醉以入房，以欲竭其精，以耗散其真，不知持滿，不時御神，務快其心，逆於生樂，起居無節，故半百而衰也。」

這一段話說的是，古代體悟大道之人，能夠順應天地陰陽自然的變化，並透過養生術數以調和身心，如：氣功、導引、自我推拿、針灸、食療……等養生術數之法。在飲食上能有所節制，生活作息有正常的規律，且勞逸與房事均能適度，所以身體與精神的狀態俱佳，得以安養天年，超過百歲才離開人世。而現在的人就不是如此，飲酒無度且生活顛倒錯亂，甚至酒醉行房，使得腎精枯竭，真氣耗散，又不知如何修煉精氣神，只求一時的快意，起居作息毫無規律節制，違背養生之道，所以到了五十歲就已經垂垂老矣。

《黃帝內經》的這段話頗值得我們深思，若能體悟與遵循自然之道的生活，就能夠長壽以盡其天年；若只求一時的快意，在各方面耗盡精氣神，就會導致百病叢生，且容易早衰。

在《黃帝內經》中所提示教導的養生觀點，就是「法於陰陽，和於術數」，這是養生保健的最高指導原則，即順應自然界的變化規律，以符合陰陽和諧之道的養生之法，過著規律的起居生活。

如隨著四季的變化而適當地加減衣被，或調整起床與就寢的時間。並順應自然與寒暑交替的陰陽變化規律，採取相應的養生保健方法，以進行調養鍛鍊，如合理飲食、規律生活、適量運動、戒菸限酒、勞逸適度、適當休息……等等。陰陽和諧是養生的根本之道，注重精氣神的調養，方能「治未病」。人會生病即是不遵循養生之道，過度使用與濫用自己的身體所致。

在本篇中的重點，即強調要如何在平日做好養生保健，增強自體免疫力，而這些方式也是筆者時常建議患者鍛鍊的回家作業。

筆者經常告訴患者，治療是患者與醫者之間的合作過程，醫者扮演好自己專業的角色，但患者也要用心盡到自己的責任，如此才能達到理想的療效。患者需遵循醫囑，包括鍛鍊保健功法、調整飲食習慣及生活態度，做好身心的調理，氣血能量才能增強。自身的氣血能量增強後，再配合針藥的調理，當然療效就會大為提升。醫者只是幫助者，扎針是透過經脈的調理，將患者的自身能量做到相對程度的提升，亦即藉由患者自身的能量來療癒其疾病。

對於一些慢性病的患者，堅持自我保健及持續地進行鍛鍊是復原的關鍵，針法的治療，只能當作是輔助的部分。唯有患者願意調整自己的觀念、生活態度，及花時間進行鍛鍊保健，身體才能得到調整而自癒，醫者的治療，只是在幫助及加速這個過程而已。

真正的醫者，應不僅是在治「病」，而是在治「病人」，重要的是療癒患病的這個「人」。因此，整體性的治療才是根本之道。而在整體性的治療上，就牽涉到「身、心、靈」整體的調整，然而在現今的醫療系統中，僅較著重在「身」的部分，且治療的方法，大部分就是給患者吃藥，而不是為患者制定身、心、靈的整體治療方案。

以下，就針對筆者平日給患者自我保健與鍛鍊功法的建議，提供給讀者做為參考，這些方法不但適用於患者，也適合所有想要強化自身免疫力的讀者。

一、身心靈的調整

（一）飲食習慣的調整

英文有句話說：「You are what you eat」，中文譯為「人如其食」，若譯為白話就是「你吃什麼，你就是什麼」。健康是吃出來的，身體不會說謊，會如實地呈現原貌。你今天給你的身體吃什麼樣的食物，你就會得到什麼樣的健康狀況。

《黃帝內經・素問・上古天真論》提及健康的其中一項基本條件，就是「食飲有節」，在飲食上要能有所「節制」，不可失去「節度」，有些人喜歡吃油炸物，吃完後口乾舌燥，再配上大杯冷飲，雖然一時會感到相當舒暢，但這種飲食習慣，卻也會埋下日後罹患癌症或其他重大疾病的禍根。

以下是筆者經常建議患者，在飲食上的三大調整，提供給讀者做參考。

1. 改用素食三個月，不吃三白

對於許多臟腑病的問題，筆者通常會要求患者食用素食三個月，或至少要盡量少吃肉，並改吃糙米，不吃「三白」，「三白」即白糖、白米、白麵條。藉由調整飲食習慣，讓大量的植物纖維清理腸道，不但能減輕身體負擔，也可以清理宿便。

2. 不吃或少吃冰品、少喝冷飲

現代人的身體狀況，普遍存在著寒濕的問題，這可說是一種文明病。其主因是來自於吃了太多冰品，及喝了太多冷飲。大街小巷隨處可見泡沫紅茶店、手搖飲料店、茶飲店，每天喝下這些冷飲的結果，就是在戕害身體的陽氣。此外，現代人的家中或辦公室，普遍都有安裝空調冷氣，每天吹冷氣的結果，也是造成身體的陽氣能量受損。

《黃帝內經・素問・生氣通天論》提到：「陽氣者，若天與日，失其所則折壽而不彰」。這一段話說的是，陽氣正如同天上的太陽，對大地有著護衛及溫煦的功用，若失去太陽，則大地將成一片陰寒之象。而人體內若失去陽氣的護衛及溫煦，則會影響到臟腑功能而折損壽命。

當代名老中醫李可先生曾提及，在他的患者中，罹患陽虛寒濕證的人十之八九，而陰虛火熱證的人則百不見一二。可見在現代的生活型態及飲食習慣下，會嚴重戕害身體的陽氣，導致現代人的體內普遍存在著陽虛與寒濕的問題。每喝一杯冷飲下肚，身體就要調度多少的陽氣能量去暖胃，在長期耗損陽氣的能量下，寒濕就會累積在體內，而造成各種怪病，甚至會導致罹患癌症，與折損壽命。

此外，冷飲中的白糖，對身體的健康也是有著極大的傷害。若真的無法不吃冰品、不喝冷飲，至少要盡量少吃冰品、少喝冷飲，若是不從根本性的病因問題解決，針灸或服用中藥都只是治標而不治本。

曾有一位三十歲的女性患者就診，自訴已罹患憂鬱症十五年，已看過不少心理醫生及專科醫生，然而均無效果。該患者就診時，臉色偏白，脈沉弱。問診時，筆者詢問她當天氣變為陰冷時，憂鬱症是否加劇，患者告知其憂鬱症不受季節或天候的影響。筆者又詢問其家庭關係如何，回答家庭關係良好。最後問其是否喜歡喝冷飲與吃冰品，回答非常喜歡。

筆者告知她，這就是問題所在。腸胃就像是一個炒菜鍋，而身體的陽氣就如同爐灶的火一般，即使是在鍋子中放了許多有營養的食物，但若是爐灶的火很小，就無法煮熟鍋中的食物，也就意謂著無法提供身體所需要的能量和養份。

原本爐灶的火已經很小，若再加上常喝冷飲，更是雪上加霜，會造成一片陰霾之象，也難怪會產生憂鬱症。筆者問她十五年來，妳看了這麼多的心理醫生、專科醫生，他們有詢問過妳的飲食狀況嗎？她說沒有，醫生專家們只給她不同的抗憂鬱藥。

筆者囑咐該患者不可再喝冷飲，並要常用麥袋溫熱腹部，可經常喝些熱紅糖薑湯，再搭配服用溫熱中下焦的中藥，經過五次的治療後，她的憂鬱症就痊癒了。

從此案例的說明，應該可以打破一般人認為中醫的治療療效會比西醫緩慢的觀念。西醫的專家治了十五年，讓患者吃了十五年抗憂鬱症的西藥，然而其憂鬱症並沒有得到改善，而筆者只治療五次，就治好了該患者的憂鬱症。筆者並非要說明筆者的醫術有多高明，只是在強調唯有找出病因，且陰陽辨證必須正確，才能產生良好的療效。

此一案例即說明了探求病因的重要性，不是一聽到患者有憂鬱症，就馬上思考哪個方劑可以治療憂鬱症，若不探求病因，則可能會造成誤治。在本案例中，患者的病因是因其喜歡喝冷飲、吃冰品，而造成陽氣的虛衰所致。因此，若不禁止其喝冷飲、吃冰品，疾病也不可能得到根治。

因此，中醫在治療憂鬱症上，不必然都需使用「逍遙散」或「加味逍遙散」等疏肝理氣的方劑。若是因陽氣不足所導致的憂鬱症，則必須使用溫陽藥來扶陽，如四逆湯加平胃散之類的方劑。學中醫最怕用西醫的思維來治病，一遇到憂鬱症患者，就只會想到要用「逍遙散」或「加味逍遙散」，但若不先辨識陰陽，治療的效果可能會很有限。這是因為在治療患者時，缺乏陰陽辨證與整體思維的觀念，對患者的病因及體質的認識不足所致。此案例是由於長期喝冷飲、吃冰品，所導致的陽氣虛衰，所以要採取「寒者熱之」、「以陽治陰」的治療原則，而不是惑於「憂鬱症」的病名，而開出錯誤的處方。

3. 不吃或少吃油炸食物、垃圾食品、甜食

油炸食物、垃圾食品、甜食可說是許多人的最愛，但卻也是健康的殺手。想要得到健康，就必須要「忌口」。這些食品偶爾吃一下還無妨，但若是經常食用這類的食品，不斷戕害自己的健康與免疫力，將來必定要付出慘痛的代價。

有一位中年男性患者，因感到眼球有灼熱感就診，筆者診斷該患者因工作壓力而導致肝氣鬱滯，鬱久化火，虛火上炎而導致眼睛灼熱。中醫理論提及「肝開竅於目」，所以筆者開立「加味逍遙散」加「復元活血湯」，患者服用後，如廁大號多次，眼球灼熱感消失。該方劑中未用到一味眼科用藥，但效果極佳，這是在陰陽辨證後所開立的處方，不是單純考慮到眼睛的問題。此即筆者經常對患者所說的，「中醫是治你這個人，而不僅是在治你這個病」。

筆者囑咐他不可吃蔥蒜、不可喝酒，也不可吃刺激性的食物及油炸物，結果該患者二十天後又來就診，這次變成另一個眼球感到灼熱，筆者問他有沒有吃油炸物，他說昨天吃了烤雞，筆者告知他雞肉的屬性為偏熱性，油炸後會更加燥熱，火性上炎，而引發他眼球灼熱的

症狀。因此，治療後務必要忌口，否則還會復發。

若是體質偏燥熱的人，尤其不能吃油炸物，一吃就會上火。有些人是屬於「上熱下寒」的體質，這種體質的人，一吃燥熱食物、油炸物、黑胡椒、麻油……等食物，很容易就會產生口乾舌燥、喉嚨痛等上火症狀。上火後就會想喝冷飲，喝了冷飲後又會造成腹部不適，這是因其體質原本就下焦虛寒之故，喝了冷飲後，雖然會使上焦的燥熱略減，但冷飲的寒涼之性會傷到脾胃。所以根本之道，是不要吃油炸物及容易會導致上火的食物。

（二）生活方式及心態的調整

1. 規律的生活

前文已提及《黃帝內經‧素問‧上古天真論》云：「其知道者，法於陰陽，和於術數，食飲有節，起居有常，不妄作勞」，能夠順應天地陰陽自然的變化，以各種養生方法調和身心，並且要有規律的飲食與生活作息，不太過勞累，身心才能得到安頓。

「起居有常」即符合陰陽之道，晚上屬陰，是屬於陽要入陰的時段，但如果熬夜不睡覺，陽氣入不了陰，自然就得不到修復，久而久之身體就會出問題。

就如同萬物生長的道理一樣，古人云：「瑞雪兆豐年」，冬天若能下大雪，大地的陽氣及生機，就會被封藏深埋在土中休養蓄積，一些病蟲害也都會被消滅，則預示著來年農作物的收成會很好。但若是該年的冬天是暖冬，則代表陽氣外洩，不能得到封藏，病蟲害也沒有被消滅，自然來年的陽氣不足，不但會造成農作物生長不佳，也會產生許多病蟲害的問題。同理，夜間是陽氣要被封藏的時段，若陽氣不能得到封藏，還在不斷地往外洩，久而久之，身體自然會陽氣虛衰而多疾病。

此外，許多人有吃宵夜的習慣，這是由於習慣於夜生活的生活型態之故。不但不能「起居有常」，也沒有「食飲有節」，這也會導致罹患肝癌和大腸癌的風險增高。其實這存在著因果連帶關係，熬夜不但傷肝，且熬夜時也會肚子餓，就需要吃宵夜，胃中有食物，不但胃要工作，肝臟也要工作，因為需要分泌膽汁以幫助消化，長此以往，自然肝、胃都會受損。

在晚上九點到十一點之間的亥時，人體經脈走的是三焦經，三焦包括上焦、中焦和下焦，是六腑中最大的腑，包含胸腔及腹腔，是氣血津液運行至五臟六腑的途徑。三焦若能通暢，體內水液及氣機的運行，則能暢順無阻；反之，便會導致氣化功能失調與水道不通，而影響各個臟腑間的調節機能，可能會導致臟腑的病變。

由於三焦經可通達臟腑百脈，所以如果能在亥時睡眠，臟腑百脈就可得到休養生息，對身體及美容十分有益，所以在這個時段若能就寢，就是在睡「美容覺」。對於現代人而言，不太可能在晚上九點之前即可就寢，但最好在十一點前就能上床休息，若超過晚上十一點還不睡覺，則不利於臟腑機能及臉部美容，就算動美容手術，也是治標而不治本。

在晚上十一點到凌晨一點之間的子時，人體經脈走的是膽經，若在此時不睡覺，膽就無法休息，膽經需要在深層睡眠下，才能有效地進行代謝，但若在膽經的時辰不睡覺，毒素就無法被有效的排除，所以膽經毒素的堵塞堆積，也是現代人常見的問題。而在凌晨一點到凌晨三點之間的丑時，人體經脈走的是肝經，若在此時不睡覺，肝就無法休息。當然，對身體的損害就更加嚴重了，等於是在透支壽命。這就是《黃帝內經》所說的：「逆於生樂，起居無節，故半百而衰也。」

紐西蘭人的生活相對單純，大部分的商店在下午五點之後就已關門，許多人在晚上八、九點時就寢，此即「起居有常」的生活。在台灣的生活，即使無法這麼早就能休息，最好在晚上十一點之前就要休息。過度的透支身體，都是在耗掉腎精與真氣，是補不回來的。

2. 保持身心的愉悅平和

現代人由於生活步調快，且又承受著各種生活的壓力，諸如經濟、房貸、家庭關係、考試等，而產生各種焦慮、壓力、躁鬱等心理問題。而累積的心理問題，也會導致各種身心失調的疾病。

有一位八十三歲的老太太來治療失眠，她說自從她今年退休之後，就開始失眠，而且也有夜間頻尿的狀況，每兩個小時就需要起來上一次廁所，筆者診了老太太的脈象，左右手都是弦數脈。老太太告知筆者，她在退休前是公司主管，生活步調非常忙碌，而且在睡前都會觀看益智性的猜謎節目。筆者半開玩笑地告知老太太，也許她再去找一個工作做，失眠就會不藥而癒。

筆者向老太太分析她的狀況，由於她長期擔任主管的工作，使她的頭腦相當忙碌，退休後身心一時尚未適應，所以要慢慢學習適應及享受退休生活。此外，睡覺前是屬於陽要入陰的階段，不宜觀看益智性的猜謎節目，會導致腦波過於亢奮而無法入眠，可以聽一些輕柔音樂，為休息做準備。她的脈象弦數與她的年紀並不太符合，這也是代表身體緊繃，陽氣無法內斂的狀況，建議她要學習放鬆並享受慢活，失眠症狀自然會有所改善，這是一個心理影響生理的例子，也是屬於情志病。

筆者也建議她晚餐後不喝茶飲，再加上拍打丹田，以強化下腹部的血液循環，可改善夜間頻尿的狀況。此外，也建議其以赤腳走草地及睡前泡腳等方式引氣下行，以改善失眠症狀。在治療上，筆者除了扎針治療外，也要她服用加味逍遙散方劑，一星期後回診，告知筆者，她已經能連續睡上三個半到四個小時，而不用起來上廁所。

另外一位中年女性患者，在治療腰痛後仍感疼痛，筆者詢問其飲食與生活起居，患者表示一切如常，也無搬重物或房事等情事，但平常會不自覺地收縮腰背肌以做自我保護，這是由於下意識的心理壓力所致。

因此，筆者要該患者平常提早上班，以免由於趕時間而加劇精神緊張。此外，每天也要空出時間練習太極氣功，且要配合呼吸，並保持微笑，使身心均能放鬆，平日也要培養休閒興趣以怡情養性。這個例子即在說明「心理影響生理」、「治病必求其本」，患者若是平日容易緊張且經常繃緊肌肉，就要教導其如何放鬆與放下。

平日的生活中，盡量讓內心保持平和，但也要能適時且適度地釋放壓力，才有益於身心健康。有些患者在扎完針之後，眼淚就會不自覺地流出來，這並不是因為扎針扎得痛，而是由於壓力情緒得以釋放的緣故。筆者會告知患者，能哭出來是好事，才不會將情緒壓抑在內心，而導致更多身心失調的問題。

當人的情緒過度激動或過度壓抑時，就會傷到臟腑。即中醫所說的：「怒傷肝，喜傷心，憂思傷脾，悲傷肺，恐傷腎」。情緒對健康的影響甚大，所有的負面情緒，如委屈、傷心、壓力等全都累積在身體裡，日積月累下，可能一個小感冒就會成為「壓倒駱駝的最後一根稻草」，而誘發重症。

有一個人曾身患重病，在經歷瀕死的過程後，他開始認真思考自己的人生意義，最後他總結了兩條生活守則。「守則一，別為芝麻小事耗力氣；守則二，所有的事情都是芝麻小事。」這是在歷經生死大關之後才有的澈悟，無須為了滿足各種物慾，在生活中拚個你死我活，而耗盡生命能量。若能看淡凡情，物慾自然降低，也不會為了外在的人事物境，而影響自己的情緒，這才是真正懂得養生的人。

（三）提升精神能量

前文提及現代人有許多心理壓力，這些壓力可透過適當的休閒活動或運動，而得到抒發。

但當面臨到更大的情緒壓力時，這些方法就不一定有效，這些突發的事件，往往會讓人深陷其中而痛苦不堪。

因此，最好在平日就能找到與自己有緣的信仰法門進行修煉。佛家提到人世間有「惑、業、苦」的「流轉門」，「惑」就是指煩惱無明，人會經常面臨到許多煩惱，如貪心的煩惱、瞋心的煩惱、邪見的煩惱……等，而這些煩惱會誘使我們造下身、口、意的種種罪「業」。造了業就會受到「苦」果，受苦後又會生出更多的煩惱，再開啟另一輪的惡性循環。

人會產生許多無明，都是由於小我的自私與分裂意識而來，而無法與上帝、諸佛菩薩或聖靈產生連結，佛法當中教導眾生「勤修戒定慧，息滅貪瞋癡」，要化掉心中的貪、瞋、癡三毒，唯有在平日不斷練習戒定慧，停止怨天尤人，並透過不斷地慈悲喜捨，以學習及感恩之心，面對種種人、事、物的順、逆境，才能脫離「惑、業、苦」的「流轉門」。

當一個人有信仰時，常能禱告、冥思，較容易與上天產生連結，與上帝或是諸佛菩薩、聖靈同在，就不會感到孤獨無助。藉由佛菩薩或聖靈的加持，及自身在心性上的修持，方能將自身業識中的負面能量，轉化為正面的高能量。

（四）改善居家風水氣場

筆者在紐西蘭執業中醫多年，發現患者的病因，除了有生理、心理上的問題外，對某些患者再加以詳細地詢問後，發現他們的問題，和居家的風水環境也有很大的關係，如居住在密不通風的地下室，或家中過於陰暗潮濕。

這些問題都不是僅靠扎針或服用中藥，就可以完全解決的，必須要找到病因，需先解決風水失調的病因問題，才有辦法直截根源，做到徹底斷根。古代中醫告誡子弟：「汝若要學醫，功夫在醫外」，即在說明醫者要對疾病有全面的認識，也包括要瞭解疾病發生的真正原因，不是只會讀醫書及開藥方而已。

有一位患者因憂鬱症找筆者就醫時，筆者詢問該患者是否是住在老舊的房子，房子的周圍有很多大樹，家中通風不良且濕氣很重?她驚訝地說：「你怎麼會知道，是不是有去過我家?」筆者當然沒去過她家，也不是有什麼神通，只是聞到她的衣服上，有一股很重的濕氣及霉味，好像是從陳舊的祖母級衣櫃中拿出來穿的。

衣服的濕氣重，即提示著家中的衣櫃，及居住的環境都很潮濕，在這樣的環境中居住，日子一久，難免就容易產生身心失調的問題，這就是屬於風水病。將濕氣重的衣服穿在身上，會讓不好的能量直接接接觸身體，對健康極為不利。

筆者給患者三個解決方案：

方案一：換房子

方案二：把房子周圍的樹修剪鋸低

方案三：換房間睡

她說第一種和第二種方案的費用太高，她只能做到第三種。筆者除了請她換房間外，另外建議她要經常使用壁爐生火，讓家中保持溫暖乾燥，及使用除濕機除濕，尤其是臥房及衣櫃一定要保持乾燥。也建議她要經常到戶外曬太陽，衣服、棉被也要經常拿到陽光下曝曬，以去除濕氣與霉味。此外，也要將牆壁的顏色重新上漆，由冷色系的天空藍改成暖色系，並在房間內擺放鹽燈，以增加溫暖度與除濕除穢。

所以，治病不僅只是給患者中藥或扎針治療，也包括要瞭解患者居家環境所造成的風水影響。

另一個例子，有一位七歲的印度女孩來就診時，女孩的父親說，幾個月前搬來此地居住後，女孩才開始有皮膚的濕疹問題，筆者進一步詢問的結果，才知道他們目前是住在沒有對外窗的地下室，濕氣很重且通風不良，筆者告訴他們如果情況許可的話，必須要趕快搬走。如果暫時不能搬走，一定要用除濕機及空氣清淨機，以改善濕氣重及空氣循環不良的問題。這些居家風水問題如果不先改善處理，再怎麼扎針、吃藥都無法根治病因。

許多疾病的發生和居家風水的煞氣有關，居家風水煞氣，包括實質型的煞氣和心理暗示型的煞氣。實質型的煞氣，如戶外煞氣有天斬煞、壁刀的風切問題……等；室內煞氣有壁癌、樑壓床頭、床頭後有窗、廁沖床、味煞、聲煞……等。心理暗示型的煞氣，則包括棺材煞、藥罐煞……等。這些居家內外風水上的煞氣，都易導致居住者的身心失調，所以這些問題也要進行調理，以趨吉避凶，才能得到身心康寧。有興趣瞭解居家風水與疾病產生的關聯，與相應的化煞調理之法，可以參閱筆者的著作《學風水斷疾病，一本就上手》。

二、保健功法

很多人會花錢買豪車、豪宅、高檔家具，或是收藏品，如：公仔、玉石……等等，對豪車、收藏品等物品極為珍視，稍有損傷就感到心痛無比。對於愛車的保養上，除了在平日會加最潔淨的汽油及機油外，一到保養的里程數，就會讓愛車進場做大保養。

反觀對上天及父母所賜予的寶貴身體，卻拚命地縱情肆意揮霍，未能加以善待保養。在

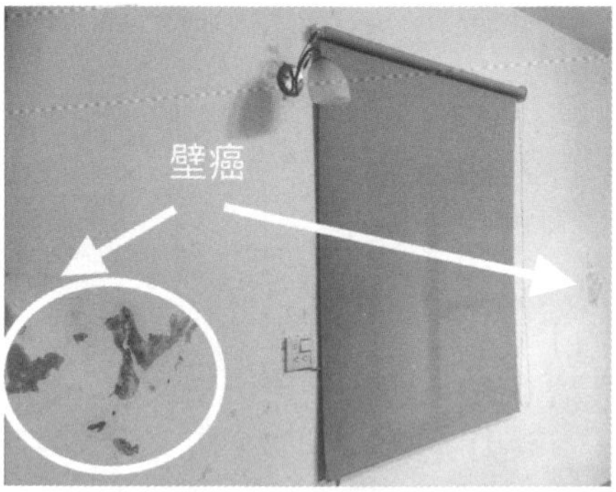

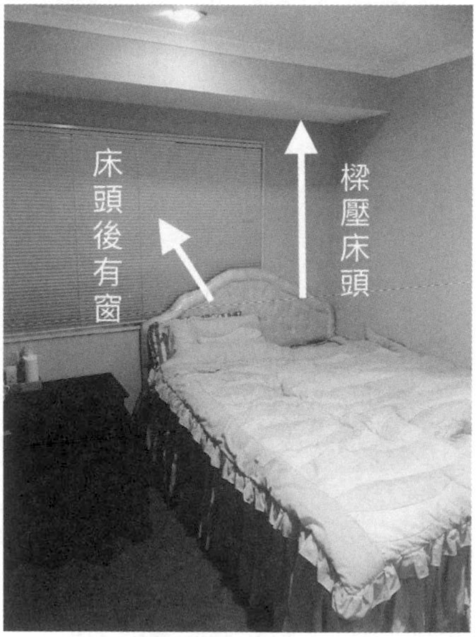

飲食上無所節制，大魚大肉地吃，任由油膩的脂肪塞滿血管。玩到深夜還不休息，仍通宵續攤、喝酒、打牌、唱 KTV。直到身體操到爆之後，進了醫院才知道事態嚴重，但往往為時已晚。

「有病看醫生，平日重養生」、「今天不養生，明天養醫生；今天不保健，明天養醫院」，許多人平日不重視養生保健，不愛惜自己的身體，在不當的使用下，最後身體不堪負荷而生病，生病後病急亂投醫，甚至花了大把的錢財，購買許多號稱能治療癌症或其他重症的藥品及保健品，最後弄得傾家蕩產，還是回天乏術。而有些人生病後，家人為了照顧患者而身心俱疲，有句俗話說：「一人中風，全家發瘋」，實在是道盡患病後，家人需要長期照護患者的辛酸與悲哀。

若能每天花個半小時，選幾樣保健功法，確實地實踐鍛鍊，再加上堅持正確的養生觀念，善待自己的身心靈，這就是最好的養生投資。除了在前文第伍篇的第三節〈按摩合穴的功效〉中所提到的，可多按摩這些肘膝周圍的合穴外，還可以練習實踐以下的保健功法。這些功法可做為治療上的配套措施，藉由患者平日的保健鍛鍊，以加速復原及加強其自身的免疫力。

每一項保健功法的操作時間，都在十到二十分鐘左右。由於現代人的生活步調匆忙，閒暇時間也很有限，所以讀者只需選擇適合自己的一兩項保健功法練習即可，但重點是需要堅持實踐。筆者常向患者說「Doing something is better than doing nothing.」，有做總比沒做好。當然，若自己的時間較為彈性，每天可重複做幾次，或操練不同的養生功法，效果當然會更加理想。可製作一張養生保健表格，將所要操練的功法寫在表格上，今天有執行的話就打勾，並請家人或朋友見證簽名以做為監督，這樣可能較有辦法長期堅持，才不會虎頭蛇尾，而不了了之。

1. 平甩功

筆者經常會要求患者要做平甩功（甩手功）的鍛鍊，若是由於肩膀肌肉緊繃僵硬，所導致的肩頸痠痛或頭面部症狀，都可透過平甩功及搭配麥袋熱敷肩膀，以鬆解肩頸肌肉。當肩膀肌肉較為放鬆之後，氣血就容易上行至頭面部，許多頭面部症狀，如失眠、頭痛……等問題，就能得到改善。

有一位男性患者因下顎關節緊繃就診，他的工作為馬術師，要經常進行賽馬比賽，由於壓力的關係，經常習慣性的咬緊牙關，肩膀也是非常僵硬，晚上睡覺時又有磨牙的習慣，所以導致下顎關節長期緊繃。筆者要求他要經常做平甩功，晚上睡前要多按摩下顎並熱敷肩膀及下顎。

網路上已經有許多介紹平甩功的影片，筆者就不多加贅述，但要提醒讀者的是，在做平甩功時，身心都要放鬆，面帶微笑，並在意念上與天地連結，才能達到最好的效果。如果只是將它當作是工作進行操練，面無表情且身體僵硬，可能無法得到理想的效果。

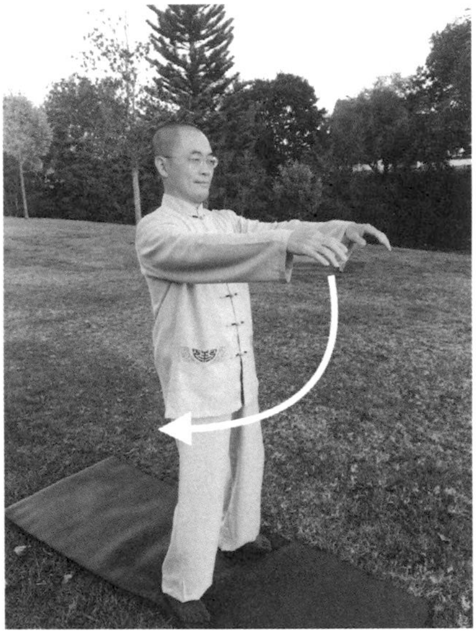

平甩功

2. 輕柔刮痧或拍打肘膝、腋下

平日也可在四肢、肚腹、背部輕柔地刮痧，針對體質強健且氣血能量充足的人，刮痧手法可稍微重些，刮痧後通常會立覺舒暢。若能量不足或年老體弱之人，刮痧手法則需輕柔，不要求需要刮痧出現痧象，刮痧後也可能會出現頭暈、疲倦等現象。氣血能量不足的患者，刮痧後需要休息，視情況可吃些補氣之物，如人參、黃耆、枸杞……等，均有所助益。

刮痧的作用，在於清理因氣機不暢而瘀積在身體底層的毒素，就如同流水雖然不斷地流動，但底部深層的淤沙、爛泥巴、石頭、垃圾，依然滯留在河床上，必須要攪動河水並挖掘底層，才能使這些長期堆積的淤積物浮至水面，並被流動的河水帶走。

有些氣血較弱之人，在刮痧的過程中，一開始不容易出痧，隔幾天再刮痧時，痧象漸出，隨後再刮痧時，痧象大出到最後痧象減少；而有些體質強健但痧象較重之人，刮痧後的痧象，可見許多暗紅色或紫色瘀點，浮現在皮膚表面，甚至會出現紫色小團塊。一般而言，當出痧時，痧象會停留三到五天，然後會淡化消失。一開始刮痧時的疼痛感會較強烈，之後隨著毒素減少時，刮痧的疼痛感就會大為減輕，這是一種加速身體新陳代謝的好方法。

筆者有時也會使用刮痧之法幫患者解除疼痛，有一位患者就診時，有偏頭痛、失眠、眩暈、肩膀痛等症狀。試想，若看西醫，要吃多少不同的西藥加止痛藥，但筆者只在該患者的肩頸刮痧，短短幾分鐘後，患者頓感舒暢，其症狀大為改善。該患者因其肩頸氣血循環不良，而使肩頸肌肉僵硬，導致血管被壓迫，血液無法順利上達頭部，透過刮痧疏通後，氣行則血行，氣滯血瘀的現象得到疏通，自然所有症狀就能得到緩解。

除了刮痧外，也可在肘膝、腋下等關節部位，進行適度地拍打。關節處如同是出入的關卡一般，為氣血容易堵塞之處，所以可在肘膝、腋下關節做適度的拍打，此即「拍痧法」。在拍打過程中，可能會覺得有刺痛感，痧象出來時，會有暗紅色或紫色瘀點，有時甚至會出現紫色團塊。拍打力道要適中，無須太重，能出痧即可。要注意的是，此法孕婦慎用。

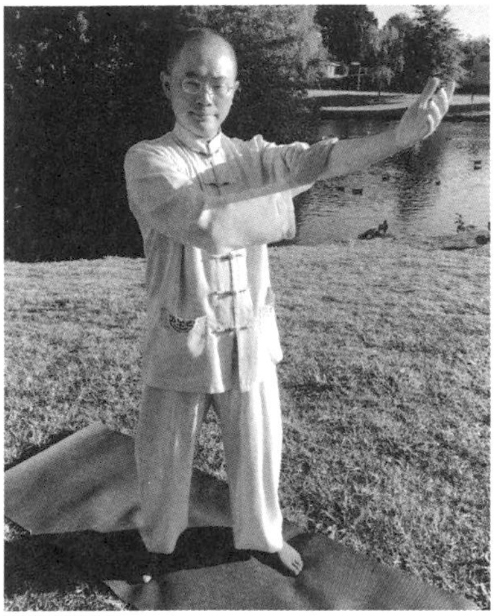

拍打手肘

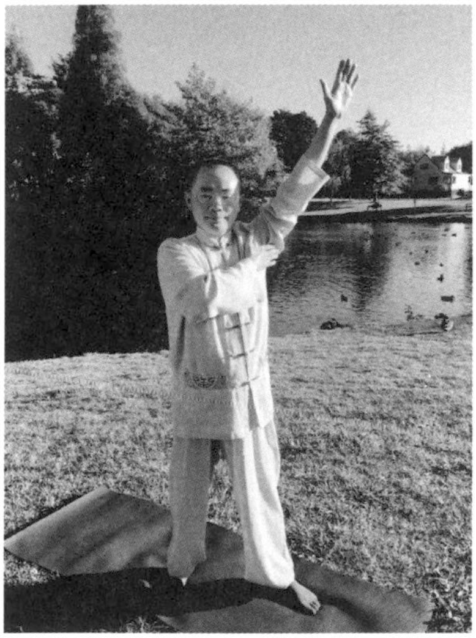

拍打腋下

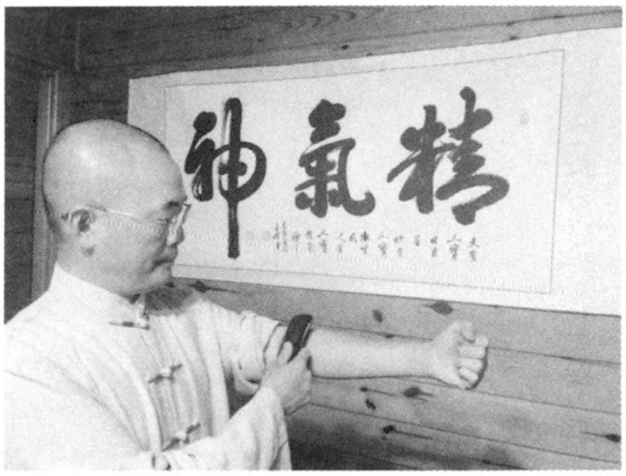

手肘刮痧

3. 拍打丹田

除了拍打肘膝、腋下的位置外，下腹部丹田也是一個非常適合拍打的位置，以養生保健法而言，拍打的力道不宜過重，拍打的區域，在肚臍下的下腹部。讀者要注意的是，吃飽飯後不宜拍打，孕婦不可拍打。

丹田是下腹部的能量中心，道家練氣有「氣沉丹田」、「氣聚丹田」、「意守丹田」等說法。拍打丹田可強化下腹部的臟腑功能，有舒筋活絡、加強氣血循環等功能，也有助於婦科及生殖泌尿系統等問題。此外，也有益於腸道蠕動、緩解精神壓力、幫助瘦身減肥及加強免疫力等，可說是好處極多。

這是一種簡易的養生功法，不會受限於場地或時間，可採取站姿、坐姿、仰臥、甚至走路散步時也可拍打。不過拍打時會發出聲響，最好是選擇在室外空間，以不會影響旁人的觀感為原則。若不方便拍打，則可改以按摩的方式進行。

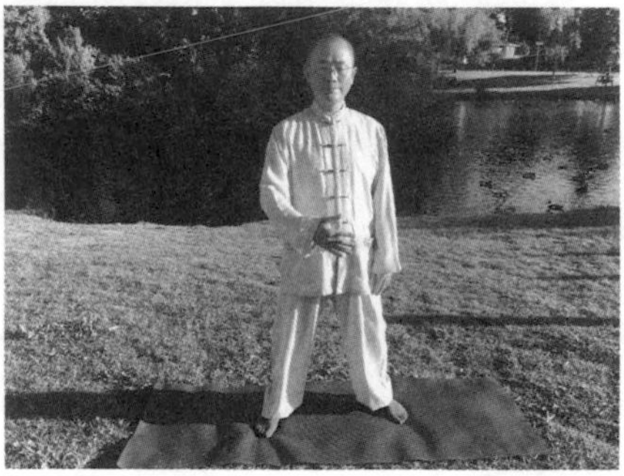

拍打丹田

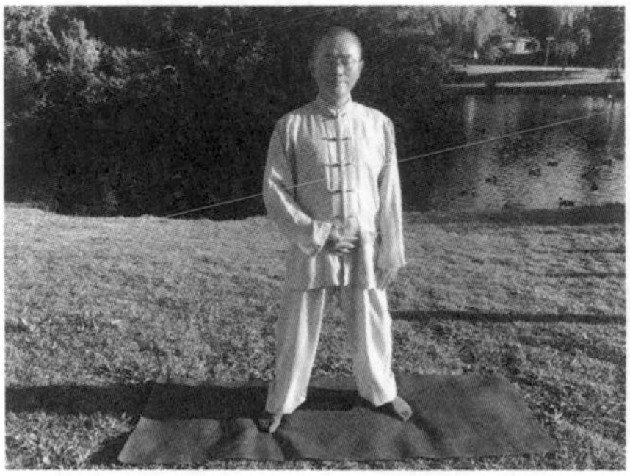

拍打丹田

4. 以脛骨壓小腿或按摩小腿

筆者經常會要求患者要以脛骨壓小腿，目的在增強下肢的氣血循環，操作方法如下：

A. 先屈右膝，呈跪姿，再將左腿的脛骨置於右腿的小腿肚上。

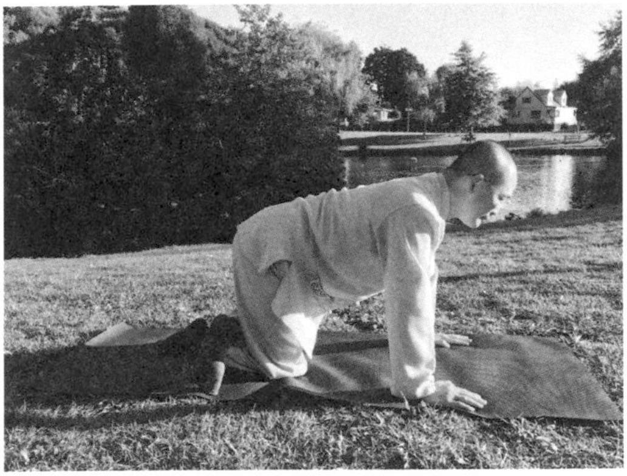

B. 握住雙拳，置於兩膝蓋旁，以控制身體的重量。

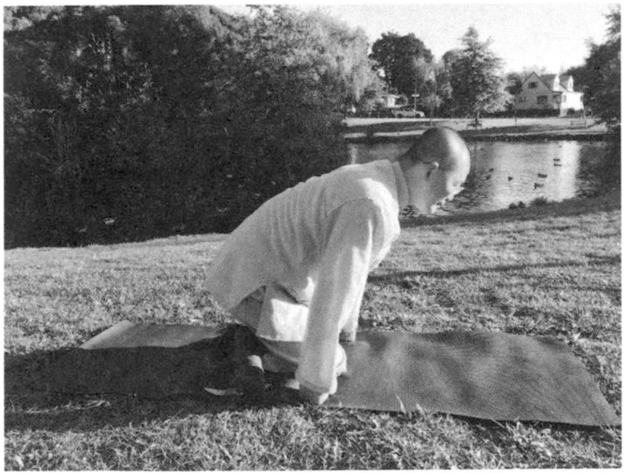

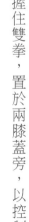

C. 將身體的重量透過臀部壓在左腿上，則左腿的脛骨會直接加壓在右腿的小腿肚上，右腿的小腿肚通常會感到非常疼痛，若是沒有太大的感覺，則要調整左腿脛骨的角度，有痛感才是代表壓得到位。

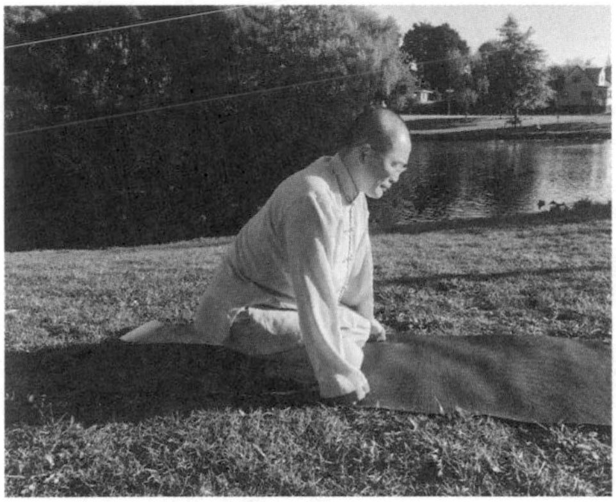

D. 藉由雙拳控制身體往下壓的力道，若是右腿太痛，則雙拳應將身體略微撐住；若是疼痛感不大，則可放鬆拳頭，讓身體的重量直接下壓在右腿小腿肚上。

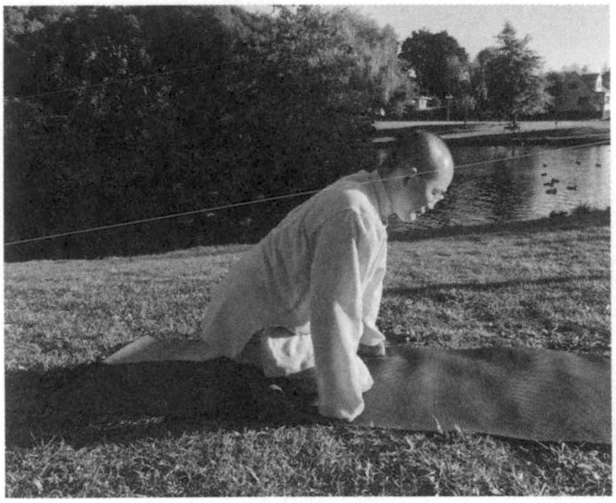

E. 將左腿脛骨由右膝的後方開始下壓，再慢慢地將左腿脛骨依序往下移動。在下壓過程中，慢慢吸吐，每個區段維持半分鐘，也可改變按壓角度，全面刺激右側足三陰經與膀胱經，由右側膝蓋的後方，依序下移至阿基里斯腱（腳筋）的位置。

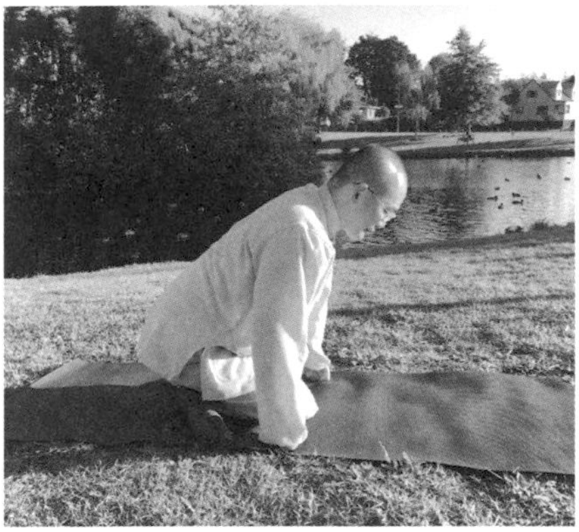

F. 換邊進行，改以右腿的脛骨置於左腿的小腿肚上，依前法進行。

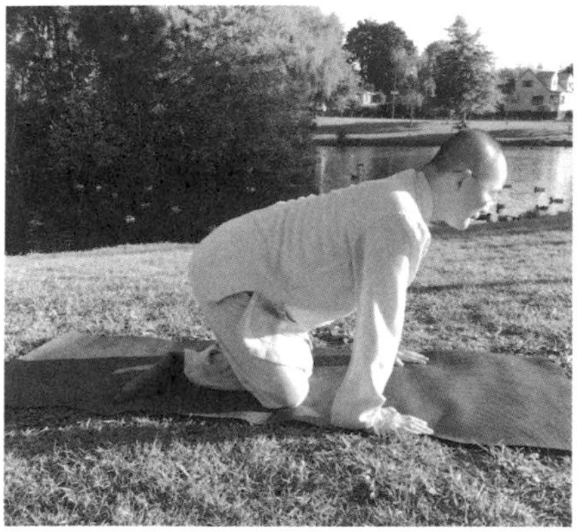

以脛骨壓小腿或按摩小腿，這個方法可以採用不同的角度，按壓到足三陰經及膀胱經。疏通小腿的氣血循環，對血液的回流起到相當重要的關鍵。有一說法提到，小腿是人體的第二個心臟，因為小腿肚的肌肉，會像幫浦一樣，協助將血液運送到全身各處。由於人是直立的動物，血液由心臟打出後，會隨著重力往下流，但要回流到心臟進行循環並不容易，必須要能抗重力，所以在小腿肚這個區域的血液循環及肌力，就相當重要。

以脛骨壓小腿，可以非常全面且深層地鬆解緊繃的小腿肚，以疏通人體的氣血循環，中醫提到「氣行則血行」，人體的氣血循環流暢，自然氣血充足且新陳代謝良好。但如果小腿肚的血液循環不好，血液不能順暢地輸送到心臟，則循環全身的血液流量也會減少，就會形成代謝緩慢、毒素累積，惡性循環下，會導致氣血能量不足與氣滯血瘀，而產生各種病痛。

以脛骨壓小腿，可疏通足三陰經和膀胱經，自然可以調理這些經脈氣血堵塞及能量不足的問題，時常按壓小腿，可改善腸胃問題、肝氣鬱滯、腎氣不足、腰痠背痛、腰肌勞損、腿痛、肩膀痛、頭痛……等症狀。

臨床治療上，阿基里斯腱疼痛的問題，通常也是因為小腿肌肉長期緊繃，而導致牽拉到阿基里斯腱所致，以脛骨壓小腿，可有效地放鬆緊繃的小腿肌肉，而緩解阿基里斯腱的疼痛。

有些患者的跟骨痛，也是由於小腿腓腸肌緊繃而牽拉到阿基里斯腱，而後阿基里斯腱又牽拉到腳跟骨所致，所以重點一定要把小腿的肌肉放鬆。

在壓腿時，要配合呼吸吐納法，往下壓時，需吐氣以減緩疼痛，人在吐氣時就是身體較為放鬆時。下壓時吐氣，而脛骨稍上提時吸氣，要反覆往下壓及放鬆的動作。臀部可坐在另一條腿上，以增加下壓的力道，並用雙拳撐住身體的重量，以調節下壓的力道。

有些患者的膝蓋有問題，無法跪在地上，不方便操作脛骨壓小腿的方法，則可坐在地上或椅子上，將膝蓋略微打彎，按摩膝下足三陰經、膀胱經及骨縫處。

5. 吐納調息

人沒有食物和水，可能還能存活幾天，但若是沒有氧氣，可能只能活幾分鐘，可見氧氣及呼吸對生命的重要性。中醫提到「氣行則血行，氣滯則血瘀」、「氣為血之帥，血為氣之母」，氣能帶動身體中的血液循環，而氣是透過呼吸而進入體內。呼吸方式，簡單的分類，可分為「肩式呼吸」、「胸式呼吸」、「腹式呼吸」。

「肩式呼吸」是最沒有效率的呼吸法，通常是人在情緒緊張時的呼吸方式，會呈現肩膀聳動、呼吸急促；而「胸式呼吸」則是一般人的呼吸方式，但是效率還是不夠良好，許多氧氣並未被充分的利用，吸入後立即又被排出。而「腹式呼吸」，即「丹田呼吸法」，這是高效的呼吸方式，可增強全身的氣血能量，也可緩解緊張壓力。

「丹田呼吸法」有多種吐納呼吸的方式，筆者一般是建議患者採用自然的吐納呼吸方式，以緩和均勻微細的氣息吸吐，千萬不要急促的大口吸氣，會導致頭部脹痛。練習時先吐氣，不要求全部吐盡，以舒適為原則；吐氣後再吸氣，也不用吸到極限，同樣地，也是以舒適為原則；吸氣後再屏氣凝神，也不用秉住呼吸到極限，一切都是以自然舒適為原則。對一般人而言，這種方法最簡易，有利於持續地練習，並且可隨時隨地的

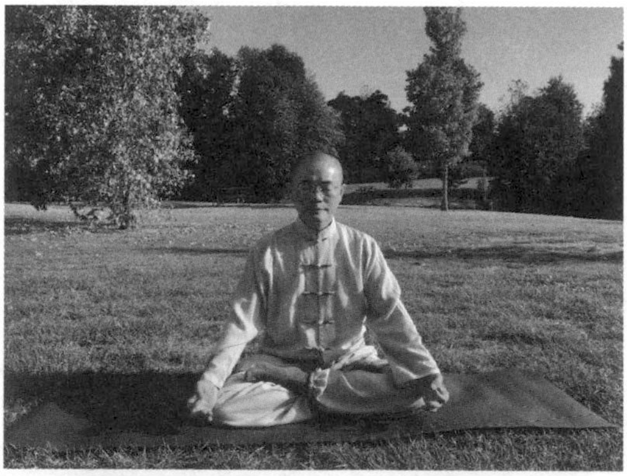

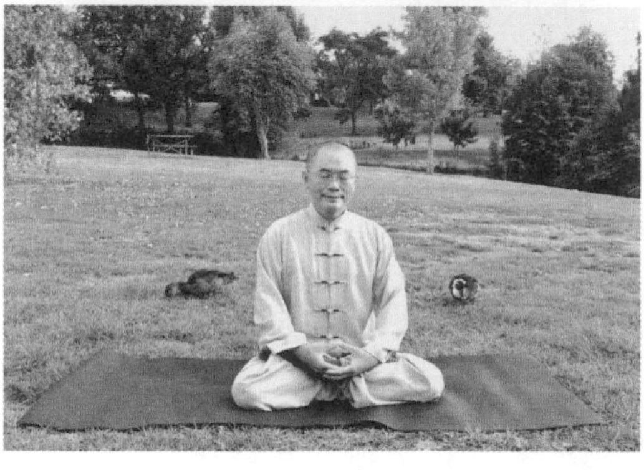

吐納調息

練習。在銀行排隊、在咖啡廳等人，隨時隨地都可以練習，不會因為等待而感到枯燥無聊浪費時間，當然最好是在空氣良好的地方練習。

6. 赤腳踩草地

現代的都市人，住在公寓大樓中，且總是穿著鞋子，很少有與大地直接接觸的機會，也因而衍生了許多文明病，有人甚至認為膠底鞋是世上最凶險的發明，因其阻絕了人體與大地連結的緣故。

赤腳踩在地上，就是在接地氣，這是一種來自大地療癒力量的自然療法，會令人覺得身心舒暢，身體可吸收大地的負離子，以中和體內多餘的正離子。

負離子對人體的助益甚大，森林中或瀑布旁的空氣相當清新，是因為這些地點有許多負離子的緣故。我們也許無法經常接近森林或瀑布，但每天可花個二十分鐘，到鄰近的公園散步一下。透過赤腳踩在草地上，可改善時差、過敏發炎、身體疼痛、容易疲勞等症狀。也可紓解精神壓力、增進睡眠品質、促進血液循環而增加免疫力。

在天氣良好時，可多在草地上赤腳行走，同時也將頭腦放空，配合上輕鬆的深呼吸，走個十五到二十分鐘，對健康就能有所助益。需要注意的是，不要在清晨時分，草地上還有著寒涼的露水時就去踩草地；也不要在晚上氣溫較低，或冬天氣候寒涼時，赤腳行走草地，會容易造成陰寒之氣侵入體內，反而會不利健康。赤腳行走時，要選擇鬆軟、平整的土壤地或草地，並要注意地面上有無玻璃、釘子、小石頭等物品，以免造成腳底受傷。

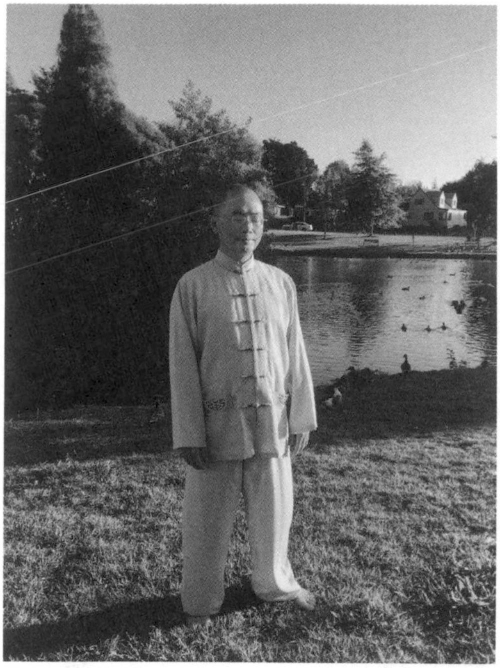

赤腳踩在草地上

7. 用麥袋熱敷

有許多人喜歡喝冷飲，而造成脾胃虛寒。而有些人是屬於「上熱下寒」的體質，容易口乾舌燥，但也常拉肚子，或大便不成形。讀者可以摸摸自己的肚子，感受一下腹部的溫度，如果不是溫暖的感覺，反而是涼涼的感覺，那就是代表下焦虛寒。通常會有頻尿、下肢腿冷、容易腹痛、嚴重經痛、婦科疾病、尿道發炎、不孕……等症狀。

針對這些症狀，除了以中醫治療外，也可使用麥袋在肚臍或下腹部熱敷，這也是筆者經常建議患者使用的保健方法。在上述的諸多症狀中，只要患者的腹部摸起來是涼的，都可以使用麥袋熱敷的方式，即使是如尿道發炎看起來像是熱證的病症，都可以使用此法。

西醫在治療尿道發炎時，會以抗生素治療炎症，但抗生素是寒涼藥，許多患者在服用後，經常會感到腸胃不適，其原因是由於這類患者的腸胃及下腹部，原本已經虛寒，再服用抗生素後會更加虛寒，尿道發炎的病情，也會反覆發作而無法斷根，甚至有可能會進一步的惡化，這是因為傷了元氣之故。

中醫辨證要先辨識疾病的陰陽屬性，許多婦女的尿道炎，是屬於下焦虛寒所造成的「真寒假熱」現象，所以千萬不要被疾病的表象所迷惑，也不可被西醫的診斷病名牽著鼻子走。若患者被西醫診斷為「炎症」，而中醫也跟著西醫的診斷，以寒涼藥治療「炎症」，這就是忘了中醫的根本，只是一個半調子的中醫。中醫診斷在望、聞、問、切四診合參後，若診斷為下焦虛寒，即使患者是被西醫診斷為尿道發炎的「炎症」，仍要以溫暖下焦、引氣歸元的中藥方劑治療，這才是正確的治法。

許多上班族，由於長時間需要在辦公桌前工作、打電腦，時常會感到肩頸痠痛，也可以使用麥袋熱敷肩頸，以促進肩頸及頭部的血液循環。

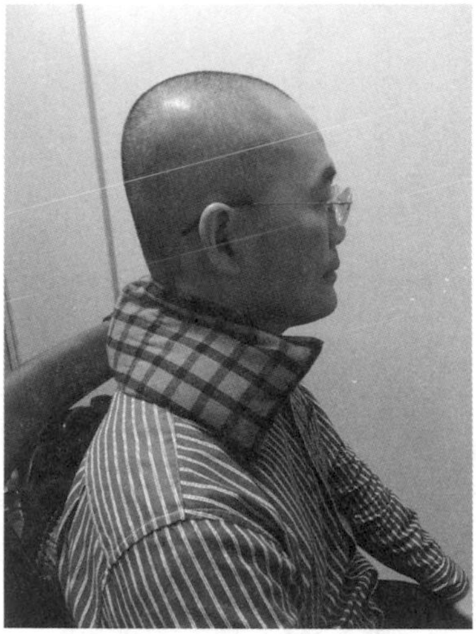

以麥袋熱敷肩頸

8. 棍棒按摩肚臍

肚臍的能量相當強大，肚臍也是先天能量和後天經脈能量連接的樞紐。胎兒在母親的子宮中，就是藉著肚臍來接收母體的養份。在針法中，也有臍針療法，藉由在肚臍的臍壁上扎針可治百病，可見這個位置的重要性。

在養生保健的功法上，可用棍棒按摩肚臍，以圓頭端頂住肚臍，長棍的另一端頂住牆角，棍棒才不會因滑動而造成危險，用身體的重力去壓棍棒的圓頭處，壓的時候要配合吐納呼吸。按壓時由嘴巴吐氣，當略微放鬆時則由鼻子吸氣，反覆這個動作。將棍棒沿著肚臍周圍順時鐘按壓一圈，如果有出現壓痛點的地方，則需按壓久一些。

肚臍周圍的痛點處，即為氣血不通之處，中醫上說：「通則不痛，痛則不通」，按摩肚臍周圍也有助於推動燥屎，讓腸道常保清淨。俗話說：「若要長生，腸中常清；若要不死，腸中無屎」，養成每天排便的習慣，即保持腸道的清潔極為重要，若宿便堆積不去，會導致將原本應排出體外的毒素，又吸收回體內，對健康的影響甚大。

在筆者的診療過程中，會用觸診的方式，按壓檢查患者的肚腹，若感覺有如長條形或如羊屎般的結塊，此即為宿便。除了可使用「王氏臟腑全息針法」治療調理外，亦可視患者的體質採取「通下」的瀉法，如使用科學中藥平胃散加復元活血湯加少許大黃以瀉下通便；對於精神不佳的患者，可加黃耆建中湯以補氣；對於能量極為不足或陽虛的患者，需先溫補氣血，待能量充足後，才可使用瀉下之法。

讀者要注意的是，剛吃飽飯後，不可使用棍棒按摩肚臍法。此外，孕婦禁用此法。

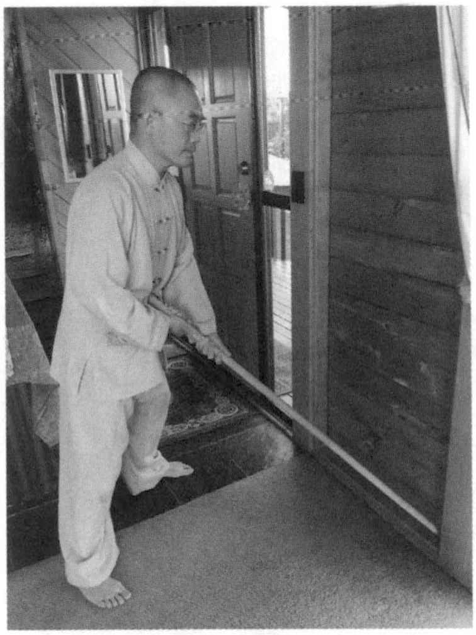

以棍棒按摩肚臍

9. 柔和的運動

柔和的運動，如走路、瑜珈、太極……等，均有助於氣血循環，這些運動對各年齡層都有好處，尤其是更適合四十歲以上的人群。運動以微微出汗為原則，不可大汗淋漓，出大汗則容易氣虛。中醫有句話說：「氣隨津脫」，汗流太多，代表津液流失，氣也會隨著津液脫出。因此，最好是小汗為佳，流小汗有助於毛細孔開合，即中醫所說的「調和營衛」。

中醫有一個桂枝湯證的服藥法，如果是外感風寒的患者，有汗出、惡風、發熱、舌苔白、不口渴、脈浮緩等症狀，若經診斷為風寒表虛證，一般會開立桂枝湯治療。患者除了服用桂枝湯的湯藥外，在服藥後要喝熱粥及蓋上被子，取粥的熱力讓身體微微發汗，微汗發出後，病就好了。但重點是不能大汗淋漓，如果大汗淋漓，病反而不會好，因為不但會「氣隨津脫」，而且也無法達到「調和營衛」的效果。以上即說明稍微發汗對人體有益，大汗淋漓則不利於身體健康。

在養生運動的選擇上，以緩和輕柔、能意氣相隨者最佳，筆者通常會建議做「太極氣功十八式」，這種功法不分男女老幼都可以做，而且非常簡單，有興趣的讀者，可上網路搜尋相關教學影片。

如果可空出較多時間操練養生功法，可以先將「太極氣功十八式」做為暖身，再來做瑜珈伸展，就比較不會受傷，另外也建議喜歡靜坐的讀者，先做完太極、瑜珈後再來打坐，效果會更好。若只著重盤腿打坐，而沒有配合一些動功，則容易會產生下肢氣血循環不良的症狀。對於經常頸肩痠痛的人，可以做瑜珈的兔子式、肩立式、犁鋤式；而經常腰痠背痛的人，可選擇瑜珈的貓式、眼鏡蛇式來做伸展。

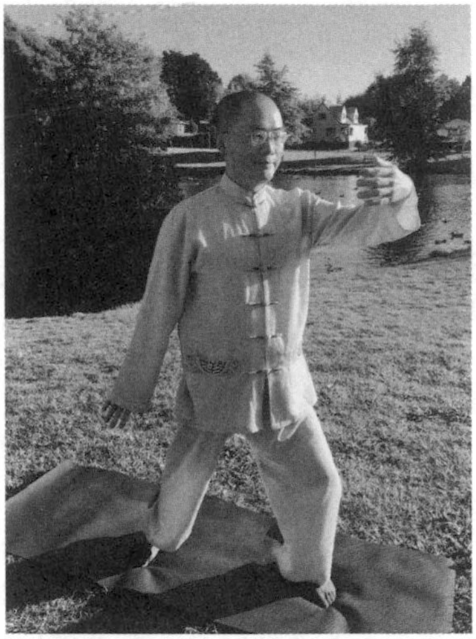

太極氣功的馬步雲手

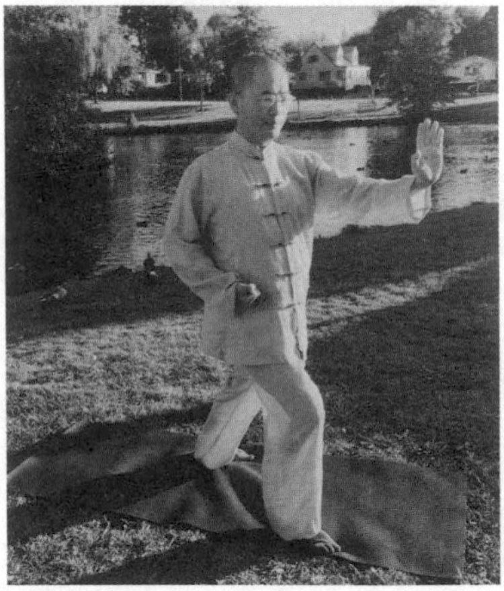

太極氣功的轉腰推掌

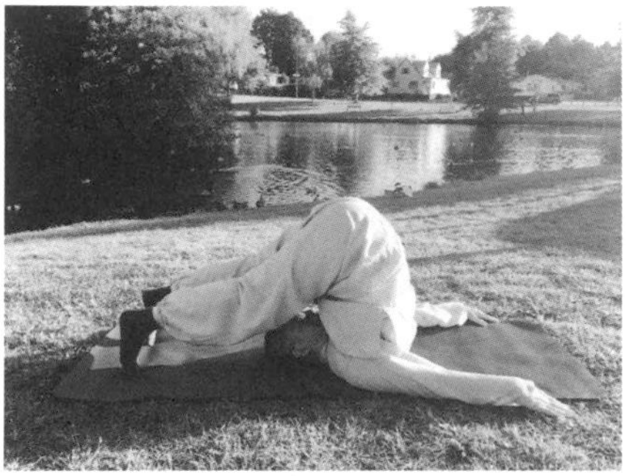

犁鋤式

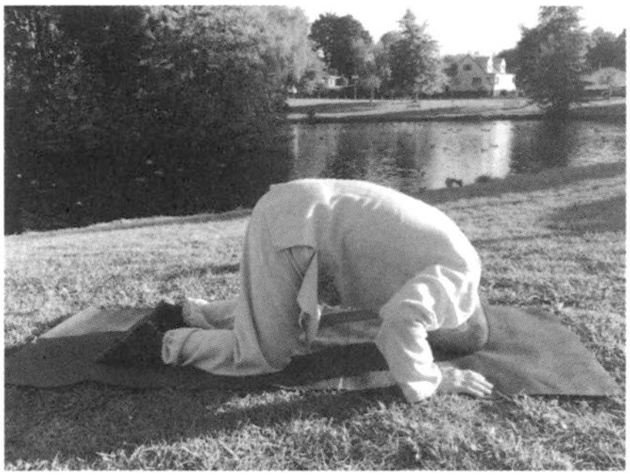

兔子式

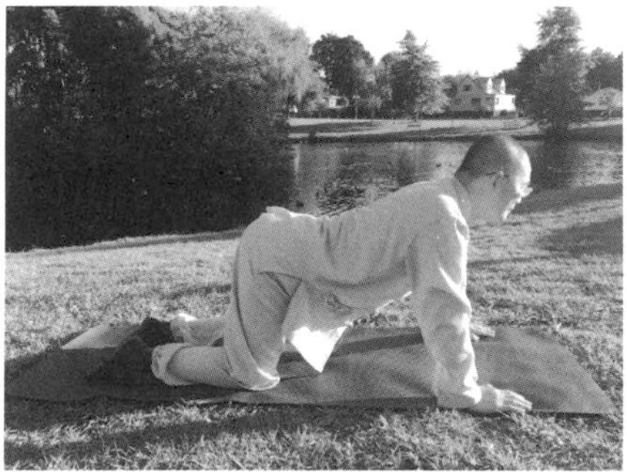

貓式

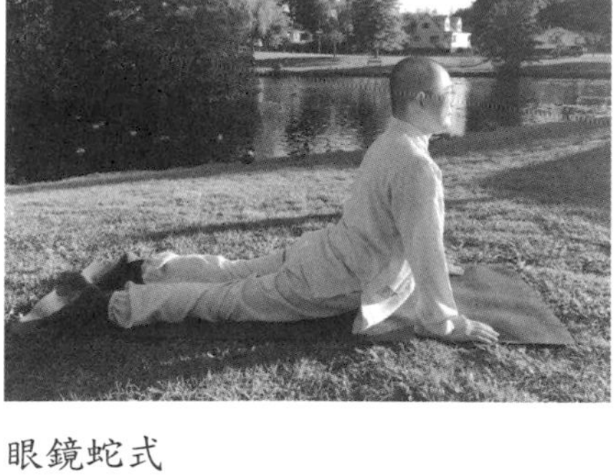

眼鏡蛇式

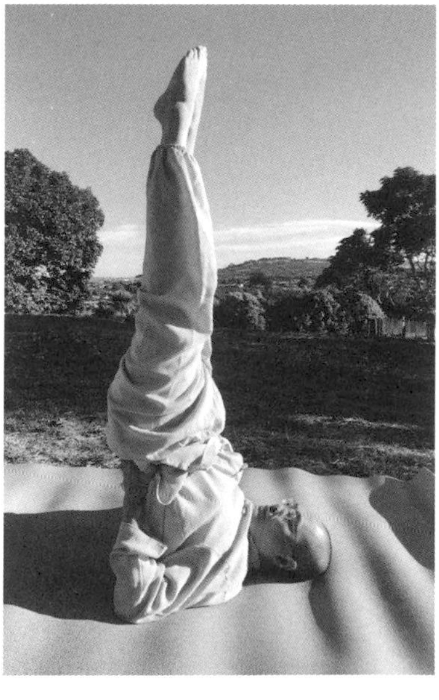

肩立式

瑜珈的養生功法，以簡單能達伸展效果的姿勢即可，如分腿前彎式或扭背式的動作，以伸展肌肉軟組織，無須選用難度高的體位法，重點是在做該瑜珈姿勢時，要配合正確的呼吸法。

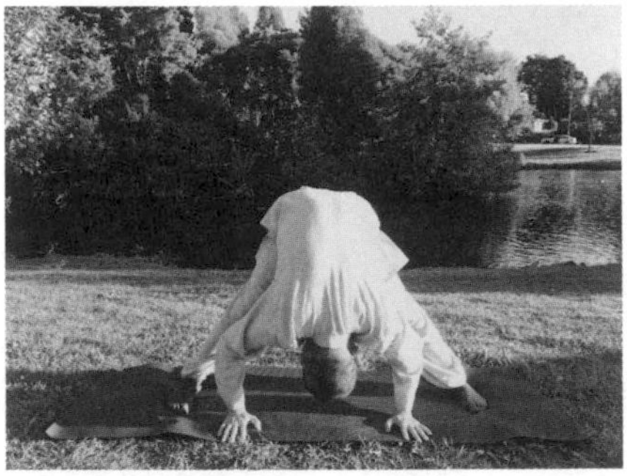

分腿前彎式

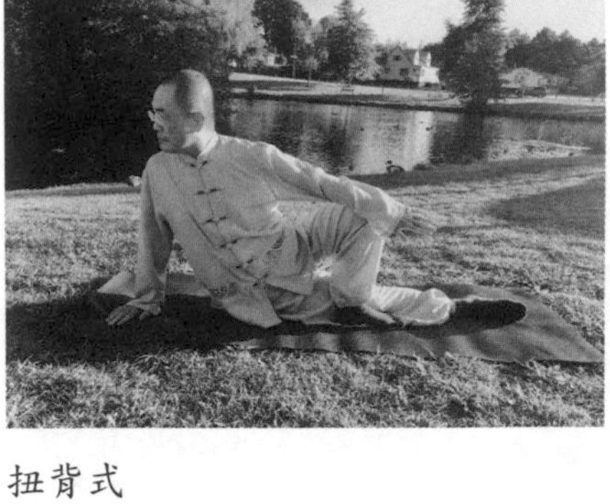

扭背式

做伸展拉筋時需吐氣，因為吐氣時身體是處於放鬆的狀態，做伸展拉筋的動作較不會受傷。有些人做瑜珈受傷的原因，除了是由於沒有暖身外，就是因為沒有配合呼吸吐納而硬做伸展拉筋所致。有些沒經驗的瑜珈老師，甚至會硬壓學員而導致學員受傷，這都是由於不按理法操作而產生的運動傷害。

以上已經介紹了許多可以鍛鍊的保健功法，讀者可選擇其中一兩項堅持鍛鍊即可。筆者通常只會建議患者練習兩三種簡單的功法，最重要的是要能持之以恆，不然學得再多而不實際操練，也只是知識理論，對強化身體的免疫力並沒有幫助。

拾壹 結論

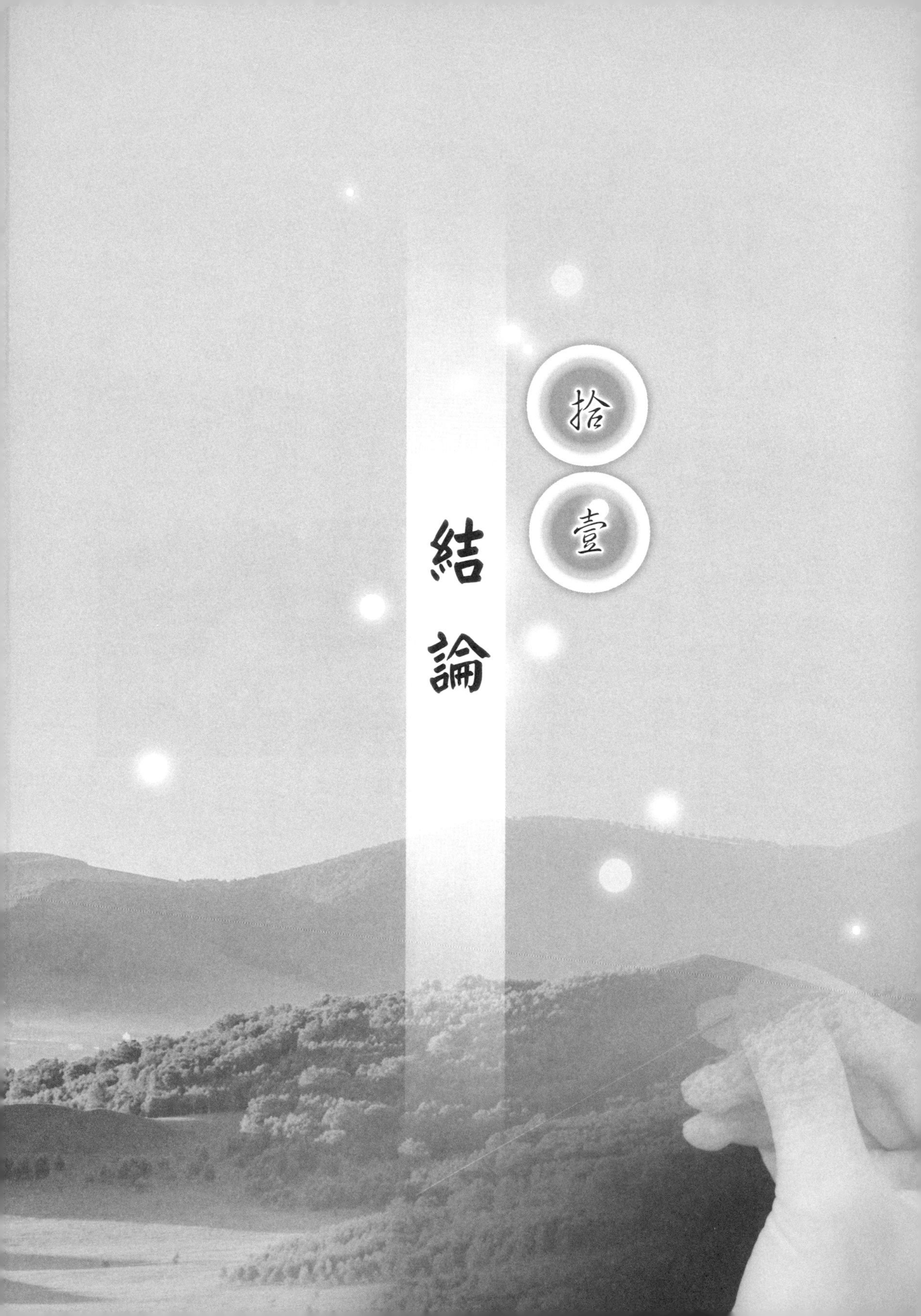

拾壹　結論

漢朝醫聖張仲景先生在其著作《傷寒雜病論》的序文中提到：「怪當今居世之士，曾不留神醫藥，精究方術，上以療君親之疾，下以救貧賤之厄，中以保身長全，以養其生。但競逐榮勢，企踵權豪，孜孜汲汲，惟名利是務，崇飾其末，忽棄其本，華其外而悴其內，皮之不存，毛將安附焉。卒然遭邪風之氣，嬰非常之疾，患及禍至，而方震慄，降志屈節，欽望巫祝，告窮歸天，束手受敗，賚百年之壽命，持至貴之重器，委付凡醫，恣其所措，咄嗟嗚呼！」

醫聖張仲景先生的這一段話，就是在說明當時的讀書人，不明白學醫可以「上以療君親之疾，下以救貧賤之厄，中以保身長全，以養其生」，只想要攀附權貴追逐名利，而不願意研究醫藥方術之道。但當身體出了嚴重毛病時，才嚇得不知所措，而病急亂投醫，甚至找巫醫或是庸醫處理，真是令人感到悲嘆！

但真想學醫，要學習什麼法門？要向哪位老師學習？這也是一個必須要思索的問題。筆者記得在二十年前左右，筆者還在台灣擔任高中國文老師時，想系統性地學習中醫的理論及針法，根本不知道要去哪裡學，後來經友人介紹，有老師在台中做中醫教學，因此筆者每個星期日早上五點在高雄坐統聯巴士，九點多抵達台中朝馬站，再走路到老師的家學習。下午五點再從台中返回高雄，如此持續了約一年的時間。後來又前往中國學習針刀技術，再到北京參加國際針灸醫師考試。移民紐西蘭之後，到紐西蘭中醫學院(NZCCM)，正式學習了四年的中醫及針灸，回想一路上的中醫學習，可說是充滿著各種刻苦的挑戰，這期間購買了數百本中醫及針灸的書籍，也花費了不少學費參加各種針法學習班，不斷地充實研究著中醫各領域的學問知識，慨嘆中醫實在是博大精深，學無止境。

現今這個世代的網路管道盛行，對有志學習針法者而言，想學習一門針法已非難事。在目前針灸界較通行的各種法門中，有傳統針法、腹針、臍針、頭皮針、腕踝針、譚氏平衡針、董氏奇針……等等，各有其特殊的針法理論及操作特點。

雖說治病的方法越多越好，但人的生命時間與精力都有限，若想要在針法上有所精通，最好還是擇一與自己相契合的法門專精，日久薰習，不斷地體悟實踐，並與師父的心意相通契應，才能有所成就，爐火純青而臻於至善。

「王氏臟腑全息針法」，雖是筆者所發明，但其中也有著許多針灸前輩的智慧結晶，筆者對這些針灸前輩大師，懷著景仰感激之情，「哲人日已遠，典型在夙昔」，針灸前輩大師們雖已仙逝，但他們的風範，與為針灸界及世人所做的貢獻，實令人銘感於心。筆者除了效法學習他們的精神及意志力外，也希望藉由這套針法的傳播，能造福更多人。

讀者若想深入研究「王氏臟腑全息針法」，也可多研讀與體悟在傳統針法、譚氏平衡針法、董氏針法中，與本針法相關的理論精義。且需對這些針灸大師前輩們，在針法學理與方法所做的貢獻心存感激，切不可自滿於只用這簡單六穴就可治療全身問題，而不願意再深入地去體悟思索研究相關的理論精義。若只知道這幾個穴位，而對相關的針法及經脈要義一概不知，也僅算是個針刺匠，而非大醫者之所為。唯有深刻地修習基本功法，才能對這套「王氏臟腑全息針法」產生深厚的信心，且將其發揮至極致。

「藝高人膽大」，唯有「藝高」，人才會「膽大」，而這其中的「信心」，佔了極大的因素，若對本針法有信心，在治療過程中，遇到瓶頸或治療效果不佳的情況下，可再反覆研讀本書，找出原因，就能更上一層樓。而若遇到瓶頸或治療效果不佳的情況下，就開始懷疑這套針法的效用，而急於改用別種針法方式，或又趕忙在疼痛處再加上幾針，那只能說是與本針法無緣。

「信心」對於學習任何一門新的針法，都是至關重要的因素。若學習者下定決心要學習本針法，在平日的針法治療中，則需以本針法的理論做為治療的核心思維，也要嚴格遵守本針法的操作法則。

在治療疾病時，若一方面想使用本針法的方法，但一方面又不斷地想到在傳統針法或是哪種特殊針法中，有哪些「經驗穴」可以治療該疾病，如此三心二意，終究還是難以領悟本針法的精髓，這是因為無法放下過去的知見所致。有時反而是沒有針法基礎的學習者，可學習得更快，這是因其沒有先入為主的觀念，在老師的教導下，見到立竿見影的治療成效後，就會歡喜地「信受奉行」。

想對本針法深入學習的讀者，也可在 Youtube 上搜尋「王氏臟腑全息針法」，可找到筆者所製作的影片，可與本書做互相參照。祈願這套針法，能幫助世上身陷疾病痛苦之人離苦得樂，得身心康寧。

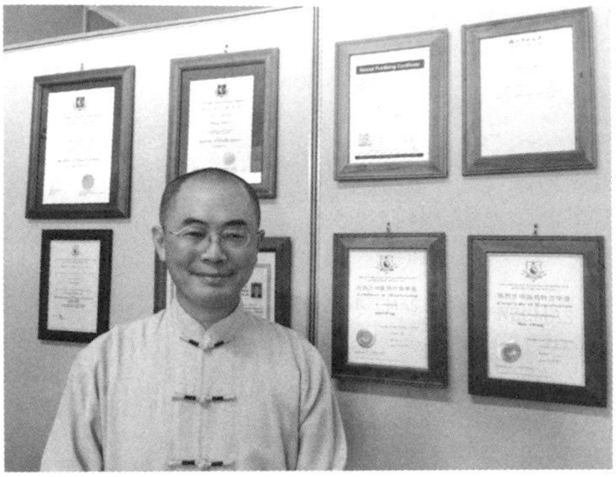

王老師聯繫方式：

電話：64-220622155（紐西蘭）

email:pukekoheacupuncture@yahoo.co.nz

email:eric_acupuncture@yahoo.com.tw

website:www.pukekoheacupuncture.co.nz

附錄、常見問題Q&A

1.使用「王氏臟腑全息針法」是否講究扎針順序？

使用「王氏臟腑全息針法」時，不需講究扎針順序，以患者的體位、穿著及個別狀況決定扎針部位。

2.使用「王氏臟腑全息針法」是否講究補瀉手法？

使用「王氏臟腑全息針法」時，不需講究補瀉手法，也不用講究迎隨逆經順經，也不用飛、啄、燒山火、透天涼……等特殊針法。但對痛症的治療，強調要做到通氣破結。

3.使用「王氏臟腑全息針法」是否需要結合放血療法？

使用「王氏臟腑全息針法」時，不使用放血療法，因為衛生安全的考量，以避免交叉感染，但可結合刮痧、拔罐以做為輔助療法。

4.為何「王氏臟腑全息針法」的倒馬針法只用兩針？

在使用「王氏臟腑全息針法」時，因為有合穴能量之故，合穴倒馬針通常只要扎兩針，就會產生良好的療效。有時需同扎兩三條經脈，若一條經脈就要扎三針，總體的針數會太多。

若只需扎一條經脈做平衡，筆者通常只會扎兩針，若有需要的話，可將針尖略微提起，朝向其他的角度針刺，進行通氣破結即可；或在該平衡經脈旁，再另加一組合穴倒馬以協同治療。

此外，一組合穴倒馬固定扎兩針，針數永遠是偶數，可清楚地掌握針數，以避免忘記起針，或因患者改變體位，而導致針掉在地上未能發現等狀況。

5. 在肘陽六針、肘陰六針、膝陽六針、膝陰六針等組合中，哪種組合最好用？

每一種組合均可使用，但筆者平日較偏好使用肘陽六針的組合，因為更有利於操作通氣破結針法，亦可深刺，且能讓患者以動氣針法活動患部；筆者也常使用膝陰六針，一般是使用在治療臟腑病，無需使用動氣針法時。

扎肘陰六針深刺時，易刺激到正中神經，恐會引起麻電的不悅感；扎膝陽六針時，患者需要採取側躺的姿勢，如果患者仰躺時，則不易扎其膀胱經的委中合穴倒馬。

6.在肘陽六針、肘陰六針、膝陽六針、膝陰六針等組合中，如何決定在什麼情況下，要選擇哪種組合？

一般而言，筆者經常會使用肘陽六針，以方便結合動氣針法。不過，還是要依據患者的實際狀況而決定，需檢視疼痛部位是在上肢或下肢，是在單側或雙側，如患者有雙側手臂疼痛的症狀，就要選用下肢的膝陽六針或膝陰六針治療。又如需考慮患者的衣著狀況，如患者就診時若穿著緊身牛仔褲，則以扎上肢為原則。

此外，要考慮到患者的體位，需選擇臥姿或坐姿，及是否要使用動氣針法。若患者有腰痛，而醫者想結合動氣針法，則應扎上肢。否則，扎了下肢後，患者就無法走動與活動腰部。若患者有暈針傾向，則應採仰躺的仰臥體位扎針。

若是患者能量低弱，除了要治療痛症外，同時也需要提升其氣血能量，則可考慮扎手足三陽經，因為三陽經包括陽明經，陽明經為多氣多血的經脈。若是治療婦科病，則可以膝陰六針為主，這是由於肝經繞陰器的緣故。肥胖的患者亦適合扎膝陰六針，若診療床不大，選擇膝陰六針，患者躺在診療床上，雙手較不會產生侷促感。

7.什麼時候需要採取長針深扎？

一般筆者是使用 0.25×40 mm 的針，即一寸半的針。但在以下三種情況下，會使用 0.30×70 mm 的針，即以三寸針深刺。第一種情形是患者較肥胖，肌肉較豐厚；第二種情形是想達到透刺效果；第三種情形是在患者的經脈中部層次，並未探測到氣結、筋結。

8.哪種類型的患者需深刺 ？

久病、氣結較深、體型較大或能量略低的患者均可深刺。但若能量太低者則不宜深刺，以免造成暈針。

深刺時除了要避免暈針外，若要改變患者姿勢時，要先將針提至皮下淺表處，讓患者改變姿勢後，再將針重新刺入，並要避免扎到骨頭。

9.如何避免在使用通氣破結針法時扎到骨頭？

扎針時要注意針下的感覺，通氣破結要通破的是筋結或氣結等軟組織，扎在軟組織上的感覺，不同於骨頭硬梆梆的感覺。進針探刺時的動作不可過大，針下感覺有硬物時，要辨識清楚，不可冒然提刺。

10.如何決定拍打引氣的位置，及拍打的力度？

對於痛症的拍打，是輕拍或輕敲患處，以輕拍為原則，不可大力拍打，而且是在患處沒有傷口的前提下進行拍打。若患處有傷口，則可在離傷口五公分以上的位置處進行拍打。

若患者有搔癢症狀，如花粉症有眼睛癢、鼻子癢……等症狀，可輕敲眼眶、眉毛與鼻子，將氣引至患處。

若是如高血壓、糖尿病等屬於全身性失調的疾病，患處並沒有特定的位置，則可輕拍肚臍或丹田，引氣歸元即可，身體會做自我修復，就如同我們每天吃下食物，也無須告知身體該將養份送至何處，身體會自行調節。

11.針畢患處不痛了，是不是表示已經痊癒了？

扎完針即使疼痛感消失，並不代表問題全好了，要鼓勵患者要根治問題，不只是治痛症，最好要能斷除病根，才不易復發，不要只看到冰山的頂部，也要瞭解冰山的底部有多大。

筆者檢測治癒痛症的標準如下：第一，患者自覺疼痛感消失；第二，以正常的力道按壓患處時，患者不感到特別疼痛；第三，在患處局部刮痧或拔罐的痧象正常。符合以上三個條件，即代表已經痊癒，可結束治療。

12. 使用「王氏臟腑全息針法」時，是否可結合其他的輔助療法？

筆者並不反對結合使用其他如刮痧、拔罐之類的輔助療法，但若在學習本針法的初期階段，最好只專注且單一地運用本針法的理論與操作法，才能對本針法的理論及應用有較透澈的理解，否則什麼治療方法都用，最後還是不瞭解到底是哪種治療方法起到效用。專一地運用本針法，方能領悟「王氏臟腑全息針法」的精髓，也才能產生信心。待熟悉本針法後，若因為某些原因，需要再加上其他的輔助方法時，也不會混淆治療上的主軸。

13. 使用「王氏臟腑全息針法」時，是否可結合其他的針法或穴位？

每種針法若能學到極致，治療的效果應該都會不錯，學習者初期可以廣泛地學習各種針法知識，但重點是最後要選擇一門專精，一門深入，日久薰習。使用「王氏臟腑全息針法」時，不可結合其他的針法，否則會造成治療思路上的混亂。

使用針法的自信感，是來自於對針法理論充分且深入的認識與體悟，掌握之後就會產生自信感，才不會一下子使用這種針法，一下子又使用別種針法，反而會「鼯鼠五技而窮」。

操作「王氏臟腑全息針法」時，不要加上其他的穴位，必須堅持以合穴倒馬針不斷地實踐體會，才能真正精通領悟本針法的精髓。

14. 如何判斷在治療效果不如預期時，到底是患者的問題，還是醫者自身技術的問題？

當治療效果不佳時，首先要再次確認診斷與所選取的治療平衡經脈無誤。若上述均無問題，就要調整針刺的角度與深度，再配合「王氏通氣破結針法」，針刺時，要確認氣結及筋結的範圍及其阻滯程度，確實做到通破氣結。

此外，要再次確認患者的疾病史，如若換過人工膝蓋關節，局部的手術疤痕會阻斷經氣的運行，可能會影響療效。又如患者的身體有結構性的改變，如關節已經病變腫大變形，治療效果會較差。若是患者長期服用西藥，由於其身體已經對西藥產生依賴性，自我修復的功能較差，所以治療效果可能會較差。此外，患者的人格特質亦會影響療效，若患者容易抱怨不友善，或是特別緊張，治療過程中無法放鬆，療效可能也會不佳。

唯有對「王氏臟腑全息針法」的信心十足，方能將此法運用自如，而臻於至善。若治療的成效仍不佳，則要找出潛在病因，方能達到良好的療效。

15. 當已經瞭解同扎三陰經或三陽經可平衡全身經脈時，為何還要熟悉掌握譚氏平衡針法、董氏針法、傳統針法與「王氏臟腑全息針法」相關的理論呢？

若能熟悉這些理論精要，方能對本針法深具信心，在治療疑難雜症的患者時，才不會慌亂，即使面對療效不佳的狀況時，也較易找到解決之道。熟悉平衡法，是為了提升「精準辨證」的功力，在面對某些較嚴重的患者上，可在選取的平衡經脈旁，再多加一組合穴倒馬，以提升療效。而在治療簡單的病症中，則不需要同扎三陰經或三陽經，不只是可以省針，也代表了對經脈平衡的精確掌握。

只要能真誠地尊敬所學，就能得到更多靈感的啟發，與良好的回饋。

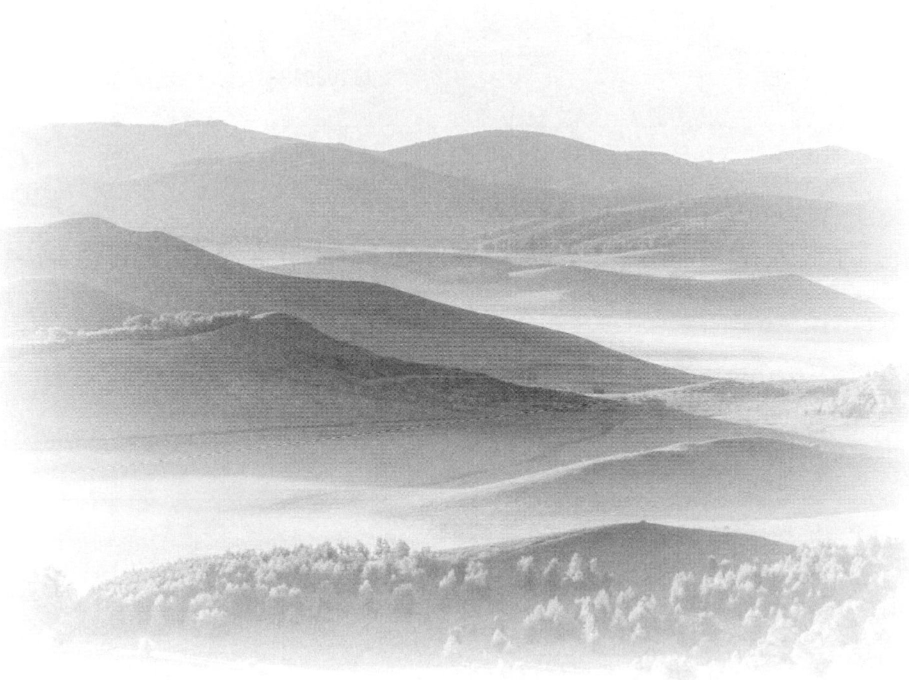

國家圖書館出版品預行編目（CIP）資料

六穴治百病，一本就上手：王氏臟腑全息針法的理論與應用 / 王信宜著 . -- 第一版 . -- 臺北市 ： 樂果文化事業有限公司出版 ： 紅螞蟻圖書有限公司發行 , 2023.01
面 ； 公分 . --（ 樂健康 ； 26）
ISBN 978-957-9036-47-4（ 平裝 ）

1.CST: 針灸

413.91 111020138

樂健康 26

六穴治百病，一本就上手：王氏臟腑全息針法的理論與應用

作者 ／ 王信宜
總編輯 ／ 何南輝
行銷企劃 ／ 黃文秀
封面設計 ／ 引子設計
內頁設計 ／ 沙海潛行

出版 ／ 樂果文化事業有限公司
讀者服務專線 ／ （02）2795-3656
劃撥帳號 ／ 50118837 號 樂果文化事業有限公司
印刷廠 ／ 卡樂彩色製版印刷有限公司
總經銷 ／ 紅螞蟻圖書有限公司
地址 ／ 台北市內湖區舊宗路二段 121 巷 19 號（紅螞蟻資訊大樓）
電話 ／ （02）2795-3656
傳真 ／ （02）2795-4100

2023 年 1 月第一版 定價／ 320 元 ISBN 978-957-9036-47-4